U0307939

中老年中医药养生宝典

主　编　胡　波　姜兴鹏　李勇华

副主编　杨　昆　冉　茜　胡江华

编　委（以姓氏笔画为序）

　　　　王　薇　刘　霞　杨梦琳　张运辉

周雪峰　黄玉静　蒋　谷

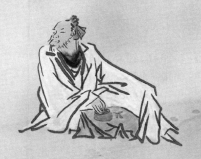

全国百佳图书出版单位

中国中医药出版社

·北京·

图书在版编目（CIP）数据

中老年中医药养生宝典 / 胡波，姜兴鹏，李勇华主编 . —北京：中国中医药出版社，2021.11（2022.6 重印）

ISBN 978-7-5132-6623-9

Ⅰ . ①中… Ⅱ . ①胡… ②姜… ③李… Ⅲ . ①中年人—养生（中医） ②老年人—养生（中医） Ⅳ . ① R212

中国版本图书馆 CIP 数据核字（2021）第 003986 号

中国中医药出版社出版

北京经济技术开发区科创十三街 31 号院二区 8 号楼
邮政编码　100176
传真　010-64405721
三河市同力彩印有限公司印刷
各地新华书店经销

开本 880×1230　1/32　印张 13.75　字数 274 千字
2021 年 11 月第 1 版　2022 年 6 月第 2 次印刷
书号　ISBN 978-7-5132-6623-9

定价　60.00 元
网址　www.cptcm.com

服 务 热 线　010-64405510
购 书 热 线　010-89535836
维 权 打 假　010-64405753

微信服务号　zgzyycbs
微商城网址　https://kdt.im/LIdUGr
官 方 微 博　http://e.weibo.com/cptcm
天猫旗舰店网址　https://zgzyycbs.tmall.com

如有印装质量问题请与本社出版部联系（010-64405510）

编写说明

    我国是当今世界上老年人口最多的国家，2019 年底已有 60 岁及以上老年人口 2.54 亿。国家卫生健康委员会老龄健康司发布的《关于建立完善老年健康服务体系的指导意见》指出，要"加强健康教育"，包括"加强中医药健康养生养老文化宣传"和"老年大学和老年教育机构要将健康教育纳入课程体系和教学内容"等，要"努力提高老年人健康水平，实现健康老龄化，建设健康中国"。

    本书的三位主编多年来担任老年大学的中医药养生保健班的教学任务，自编《中老年中医药养生与保健》教材，经过 5 年教学使用与不断修订，充分听取众多老年学员的意见，充实完善相关养生保健的知识，在此基础上编写而成《中老年中医药养生宝典》，供老年大学教学以及广大中老年朋友自学中医药养生保健知识使用，使中医药养生保健为健康中国服务。

    本书注重搭建完整的中医理论架构，体现中医药特色，兼顾现代调护的养生保健经验，主要分为两部分：上篇中医养生理论与方法，主要涉及中医养生保健概论、阴阳五行学说、藏象学说、精气血津液理论以及发病和衰老的原因与机制，并介绍中老年常用养生保健方法，包括食疗、针灸、拔罐、推拿、中医辨识体质等。下篇重点介绍 17 种中老年常见疾病的临床表现、中医防治措施及养生保健常识，以达到防病、治病及养生保健的目的。

本书的出版，承蒙中国中医药出版社、重庆三峡医药高等专科学校和重庆市万州老年大学大力支持，在此表示衷心感谢。

由于作者能力和水平有限，遗漏、错误和不足之处恐难避免，敬请专家学者、各位学员、广大读者批评斧正。

编者

2021 年 2 月

目　录

上篇　中医养生理论与方法

下篇　常见疾病防治与养生保健

中医养生理论与方法

上篇

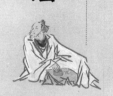

第一章 绪论

第一节 中医养生保健的特点

当前，人们对健康的期望值越来越高，医学模式也从过去的以治疗为主转变成现在的以预防保健为主，而中医的养生保健理念正好切合当代人的健康需求。中医养生保健的功效得到了广大人民群众的充分认可和肯定。中医养生保健学说，内容极为丰富，独具特色，是中华文化宝库中的瑰宝。

一、中医养生保健文化的特点

（一）防重于治、未老养生的治未病思想

中医经典著作《黄帝内经》中就提出"不治已病治未病"的观点，提示人们从没有得病的时候开始，就要注意养生，才能保健防衰，防病于未然。金元时期的名医朱丹溪也说："与其救疗于有疾之后，不若摄养于无疾之先。"

人不可能长生不老，也不可能返老还童，但是防止未老先衰、尽量延长生命是可以办到的。这种预防为主的养生思想告诉人们，必须自幼注意养生，平时注意养生，尤其在生命的转折关头，更应高度重视养生。如能持之以恒，即可防衰抗老，预防疾病的发生、发展。这种防病抗衰思想与中国文化中的忧患意识一脉相承，《易经·系辞下》云："安而不忘危，存而不忘亡，治而不忘乱。"这种注重矛盾转化、防微杜

渐的辩证哲学思想是中国古代哲学的精髓。

（二）天人合一、形神一体的整体观

中国传统哲学十分强调自然界是一个普遍联系着的整体，因而提出天人相应、天人感应等思想，认为天地万物不是孤立存在的，它们之间都是相互联系、相互影响、相互作用、相互依存的。中医养生文化亦体现了这种思想。

中医养生学主张"上知天文，下知地理，中知人事，可以长久"。这里明确地把天文、地理、人事作为一个整体看待。人生活在自然界，又生存在人类社会之中，不能脱离社会群体而生存。影响健康和疾病的因素，既有生物因素，又有社会和心理的因素。中医养生学从人与自然、人与社会的关系中去理解和认识人体的健康和疾病，十分重视自然环境和心理因素的作用，并贯穿在病因分析、诊断治疗以及保健预防的各个环节。同时，中医学认为人体本身也是一个有机整体，从而把人的五脏与五体、九窍、五声、五音、五志、五液、五味等联系起来，组成五个系统，在此基础上又根据脏腑的表里关系、经络的连属关系，把全身各处都联系起来。

（三）注意调整阴阳的平衡观

《素问·至真要大论》说："谨察阴阳所在而调之，以平为期。"在人体正常生理状态下，阴阳保持相对平衡。如果出现一方偏衰，或一方偏亢，就会使人体正常的生理功能紊乱，出现病理状态。人之养生，无论是饮食起居、精神调摄、自我锻炼、服用药物，都离不开保持阴阳协调、平衡的宗旨。人的衰老，或为阴虚，或为阳虚，或阴阳俱虚。阴虚则阳亢，

阳虚则阴盛。故防治衰老，贵在调和阴阳，使阴平阳秘，精神乃治。这反映了中国传统文化注重对称、强调平衡和对立统一的哲学根底。

（四）动静结合的恒动观

《易经》认为事物是变化的，变化是有规律的。《吕氏春秋·尽数》说："流水不腐，户枢不蠹。"自然界的物质是不断运动和变化着的，只有运动，才能发生变化；只有运动，才能产生万物。中医学认为，人的生命活动，从出生、成长发育到死亡的全部过程，始终贯穿着一系列内部矛盾运动，这种运动就是升降出入。《素问·六微旨大论》指出："高下相召，升降相因，而变作矣。"生命运动的过程就是新陈代谢的过程，如果人体的升降出入运动发生障碍就是患病。所以中医养生学非常重视用运动变化的观点来指导防病治病。只有保持经常运动，才能增进健康，预防疾病，以求延年益寿。

中国哲学亦有"主静"说。《道德经》说："不欲以静""清静为天下正。"中国的道家、佛家思想都是主静的，佛家的坐禅、道家的气功都对中国文化影响巨大。中国养生学也受此影响，发展成养生、修身理论，还吸收了道家气功的精髓，发展为医学气功。这里的"静"不是绝对的静止，而是另一种形式的运动。运动是绝对的，静止是相对的。动静结合，相辅相成，是养生保健之大旨。

（五）养生方法中的辩证观

中医学的诊疗体系充分体现了中国传统文化的整体观和辩证观这一特色。中医养生强调因时、因地、因人的三因制宜，强调养生保健要根据时令、地域和个人的体质、性别、年龄的不同，而采取相应的方法。人是自然界的一部分，与自然界有着密切的联系，人必须认识自然、顺应自然、适应自然，同时根据个体的阴阳盛衰情况进行调摄，达到健康长寿的目的。这充分体现了中医学能正确处理原则性和灵活性之间的辩证关系，中医学将这一原则概括为"知常达变"。

中医养生理论突出辨证施治，即辨别人体表现出来的各种征象，分析致病原因、性质和发展趋势，结合具体情况来确定疾病性质，全面制订治疗法则，施行整体的治疗方法。根据不同年龄、体质、季节及所患疾病的性质来选择有关锻炼项目，采取适当的锻炼方法，以提高锻炼身体的效果。

二、中医养生保健文化的生命观

生命是人的生长发育中一系列不可逆转的量变和质变过程，有开始就必定有终结。生、长、壮、老、死是生命现象的自然规律。中医养生学的生命观，是对人体生命全过程中的天年、寿夭、衰老等现象及其规律的认识。养生的宗旨，不是追求"长生不老""返老还童"，而是"却病益寿""尽享天年"。

（一）天年

《黄帝内经》把人的自然寿命称为"天年"，是指人应该活到的岁数，也就是人在完全理想的生存状态下，精气没有任何额外损耗时，生命自然延续所获得的寿命。《灵枢·天年》以每十岁为一个阶段，分别记述了五脏、形体及其功能之盛衰，认为到了"百岁，五脏皆虚，神气皆去，形骸独居而终矣"。《素问·上古天真论》指出，只要重视养生，就可以"形与神俱，而尽终其天年，度百岁乃去"。

中医学认为，天年的长短取决于先天之精。人在出生之后，每时每刻都在消耗先天之精。如果受到如疾病、情绪波动等不正常的扰动时，先天之精还会额外消耗。当先天之精消耗殆尽的时刻，就是人死亡的时刻。所以，先天之精足，则"天年"长；先天之精少而弱，则"天年"短。

（二）寿夭

寿夭，均指人的年龄而言，具有人为规定性。《养性延命录》说："人生大期，百年为限。"人若能活到百岁而寿终正寝，是尽终天年，乃是正常的寿命；不足百岁，则为"早衰""夭寿"。综合古代的认识，中医养生学将寿夭定义为："寿"指人的年龄超过80岁；"夭"指人的年龄不足60岁，也就是未老而亡。

"寿"的年龄界定在历史上有变化，有以60岁为寿、80岁为寿、100岁为寿的不同。考虑到当前我国人口的平均寿命已达70岁以上，并且世界卫生组织（WHO）认为90岁以上才属于长寿老人，因此，符合我国情况的"寿"的标准应为80岁。

"夭"即"夭折"，指人未成年而死亡。从实际考虑，现代社会之人，寿命达到60岁的"老"境，一般较为正常和容易。年龄未到60岁而死，多为非正常情况的暴毙、猝死，与"夭"之短命的意义相合。因此，中医养生学从实际出发，将"夭"的年龄界定为60岁以下。

（三）衰老

衰老，指人从盛壮期之后直至死亡，由于五脏功能衰退而必然经历的规律性生命退化过程。"衰"指身体功能减弱或退化，"老"指年龄增大。《黄帝内经太素·阴阳大论》言："若人能修道察同，去损益之病，则阴阳气和，无诸衰老，寿命无穷，与天地同极也。"现代医学认为，衰老是一个过程，而不是一个疾病，尽管不可否认的是，这个过程中伴随着疾病风险的增高，甚至就伴随着疾病；同时衰老是可干预的。这与中医学的"夫道者能却老而全形""形与神俱，而尽终其天年，度百岁乃去"等观点是十分吻合的。

应当指出的是，寿命超过120岁的人，到目前为止，毕竟是少数。有关人类最高寿限是个比较复杂的问题，它与人先天禀赋的强弱，以及后天调养、地域环境、居住条件、医疗条件、预防措施等因素有关。尽管人的先天条件是无法改变的，但是，我们可以通过改变后天条件来保持健康，使人人都能"尽终其天年"。

第二节　中医养生保健的基本内容

随着社会的发展、科学的进步和人民生活水平的不断提高，中医药养生保健越来越受到社会的重视。其基本内容可以概括为中医养生理论和中医养生实践两部分。

一、中医养生理论的基本内容

同中医学理论主要来源于对医疗经验的总结一样，中医养生保健理论也来自古人的生活实践。在千百年的生活和与大自然的斗争中，我国古人"仰观天文，俯察地理，中知人事"，形成了以阴阳对立统一为基础，以五行生克制化、动态平衡为理念，以预防保健、健康长寿为目的的中医养生理论。

（一）顺应自然

《道德经》曰："人法地，地法天，天法道，道法自然。"这里的"自"指自己，即事物本身；"然"的意思是"这样、如此"。草木春生、夏长、秋收、冬藏，动物随其本性和环境的变化而活动——它们本身一直就是这样，所以叫作自然。人却不这样，好自作主张，而如果这个主张违背了自然，便不符合"道"，那就迟早要遭殃。顺应自然，就是人应该顺从四时气候的变化，适应外界环境，使人与自然环境协调，这是养生所要遵循的基本原则。

（二）调摄精神

"身体健康"与"心理健康"有着内在的必然联系，心理健康才能保证身体健康。一个人只有始终保持良好的精神状态，才能宁静平和，才不会招致各种疾病。历史上的百岁寿星都得益于心理健康。《素问·上古天真论》在总结百岁长寿经验时指出，上古之人所以"春秋皆度百岁而动作不衰"，主要是因为他们"内无思想之患，以恬愉为务"。《中庸》指出："修身以道，修道以仁。"又说："大德……必得其寿。"孟子主张"不动心""寡欲"以养生。唐代大医学家、养生家孙思邈一生淡泊名利，精神乐观，品德高尚，70岁时写下医学巨著《备急千金要方》，寿至101岁。因此，注意精神上的修养，保持精神安定乐观，可以增强内在的抗病能力。如果喜怒无常，就会引起体内阴阳气血失调，内脏功能紊乱，出现这样或那样的疾病。

（三）保养正气

传统中医认为，只要五脏元真（真气）充实，营卫通畅（指人的周身内外气血流畅），正气存内，则抗病力强，邪不可干，人即能有和谐健康的身体。因此四季养生保健的根本宗旨在于"内养正气，外慎邪气"。"内养正气"是中医养生的最为根本的要旨，任何一种中医养生之术的最终目的都是为了保养正气。保养正气就是要保养机体的精、气、神。人体诸气得保，人体脏腑气血的功能也就得到保障，即"五脏元真通畅，人即安和"。

（四）饮食有节

所谓饮食有节，是指饮食要有节制，要讲究吃的科学和方法。要注意饮食的量和进食的时间。《素问·上古天真论》中说："饮食有节……故能形与神俱，而尽终其天年，度百岁乃去。"《备急千金要方》卷第二十七亦云："饱食过多则结聚积，渴饮过多则成痰癖。"这些都说明了节制饮食对人体的重要意义。

（五）房室有度

适度的房室生活，是调和阴阳的重要手段。《遵生八笺·延年却病笺》云："黄帝曰：一阴一阳之谓道，偏阴偏阳之谓疾。阴阳不和，若春无秋，若冬无夏，因而和之，是谓圣度。圣人不绝和合之道，但贵于闭密，以守天真也。"孙思邈在《备急千金要方·房中补益》言："男不可无女，女不可无男。无女则意动，意动则神劳，神劳则损寿，若念真正无可思者，则大佳长生也，然而万无一有，强抑闭之，难持易失，使人漏精、尿浊，以致鬼交之病，损一而当百也。"以上是指房事不可绝，也不可纵，应男女相合，阴阳相交，维持平衡。

（六）防治兼顾

重视预防疾病，即"不治已病治未病"的思想，认为防胜于治，是中医学的又一大特色。所谓"治未病"，包括未病先防和既病防变两个方面。在未发病之前，进行调养，以预防为主。在得病之后，应当尽早医治，防止疾病发展和传变。这充分体现了中医防病治病的主动性，其科学内涵和当今医学界倡导的"预防为主"思想有异曲同工之妙。

二、中医养生实践的基本内容

中医养生保健是在中医基础理论指导下的实践。中医养生术的门类众多，有适合个人锻炼的养生功法，如导引术、太极拳、八段锦、五禽戏、易筋经等；也有适合临床使用的药膳、食疗、针灸、推拿等养生保健方法，其大类大体包括中医食疗养生保健、针灸养生保健、推拿养生保健、中医体质养生保健等，本书将在以后的章节中具体介绍。

第三节　中老年生理病理特点及养生指导

一、中年生理病理特点

中年是指从 45 岁到 60 岁这段时期。

（一）生理和心理特点

《灵枢·天年》云："人生……四十岁，五脏六腑十二经脉皆大盛以平定，腠理始疏，荣华颓落，发颇斑白，平盛不摇，故好坐。五十岁，肝气始衰，肝叶始薄，胆汁始灭，目始不明。"这段论述概括了中年人的生理、心理特点。中年是生命历程的转折点，生命活动开始由盛转衰。

由于中年人肩负重担，工作中又常常不注意劳逸结合，不及时调理身体，使脏腑负担过重，病邪乘虚而入。发病初期，多为浅表之病或易治愈之病，但由于思想麻痹，对小小毛病不以为然，病邪逐渐由表入里，滞留于脏腑之内。正如《素问·痹论》所说："五脏皆有合，病久而不去者，内舍于其合也。故骨痹不已，复感于邪，内舍于肾。筋痹不已，复感于邪，内舍于肝。"里病不及时治疗，或久治不愈，逐渐形成慢性疾患。需要指出的是，由于患者思想上麻痹大意，认为慢性病不是一下子能治好的，而暂时又似乎无碍于大局，因而疏于治疗，甚至放弃治疗。然而，积累到了一定的时候，慢性疾患恶化，甚或危及生命，患者才大吃一惊，而此时医者往往也束手无策。这样的例子屡见不鲜。因此，中年保健问题要引起患者与医者的重视。

《素问·阴阳应象大论》曰:"年四十,而阴气自半也。"研究表明,人在30岁以后,大约每增加一岁,机体功能减退1%。中年是心理成熟阶段,情绪多趋于稳定,但是随着脏腑生理功能的变化,心理也有相应的变化。有些人对生理上逐步老化缺乏应有的认识和理解,常有不同程度的疑病倾向。中年又是"多事之秋",要承担来自社会、工作、家庭等多方面的压力,心理负担沉重。嗜欲、操劳、思虑过度是让人早衰的重要原因,也是许多老年慢性病的起因。《景岳全书·中兴论》强调:"故人于中年左右,当大为修理一番,则再振根基,尚余强半。"说明中年的养生保健至关重要。如果调理得当,就可以保持旺盛的精力,预防老年病的发生,防止早衰,延年益寿。

(二)养生指导

1. 精神少虑

中年是承上启下的年龄,肩负社会、家庭的重担,加上现实生活中的诸多矛盾,易使思想情绪陷入抑郁、焦虑、紧张的状态。长此以往,必然耗伤精气,损害心神,早衰多病。《养性延命录》强调"壮不竞时""静神灭想",就是要求中年人要精神畅达乐观,不要为琐事过分劳神,不要强求名利、患得患失。

中年人的精神调摄,应注意合理用脑,有意识地发展心智,培养良好的性格,寻找事业的精神支柱。在工作、学习之余,可以听音乐、看电视,与子女嬉笑谈心,共享天伦之乐。也可以浇花养鱼、作画习字、美化仪容仪表,使自己的装束趋向年轻化，以振奋精神，增添生活乐趣。或者宁心静坐、百事不思半小时，使大脑得到充分休息，使自己跳出紧张的思虑氛围，生活在愉悦舒缓、充满活力的环境里。

当忧虑焦躁、情绪不佳时，可对亲朋好友倾吐自己的苦闷，或适当参加文体活动，把焦虑情绪和聚集于体内的负能量释放出来，缓解心理上的压力。在社会实践中，要养成有利于社会和个性发展的性格，这对中年人调整神经系统功能，防止早衰是极为重要的。

2. 切勿过劳

中年人年富力强，而常被委以重任，又担负着赡养老人、抚养子女和安排家庭生活等多项工作，要注意避免长期"超负荷运转"，防止过度劳累，积劳成疾。

在充分保证营养的前提下，要善于科学合理地安排工作，学会休息。合理地调节工作节奏，可谓是积极的休息方式。对于繁多的事务，有节奏、有步骤地逐一完成。

要根据具体情况，调整生活节律。要善于忙里偷闲，利用各种机会进行适当的运动。如做工间操、爬楼梯、骑车、走路、室内踱步等；利用等车、坐车时间，做一些叩齿、咽津、提肛等锻炼。也可以采用脑力劳动与体力劳动交替，或改变一下工作的姿势，如坐与站立交替等。

体育锻炼、文娱活动同样是积极的休息方式，如太极拳、八段锦、五禽戏等中国传统健身功法以及游泳、登高、对弈、垂钓等运动休闲方式，既可以怡情养性，又可以锻炼身体，如能持之以恒，必受益无穷。睡眠是重要的休息方式，中年人必须保证足够的睡眠时间，不可因工作繁忙而经常熬夜，切忌通宵达旦地工作。

3. 节制房事

人到中年，体力下降，加之工作紧张，家务繁忙，故应节制房事。如果房事频繁，势必使身体过分消耗，损伤肾气。中年人应根据个人的实际情况，相应减少行房次数，以适应人体脏腑功能。《泰定养生主论》指出："三十者，八日一施泄；四十者，十六日一施泄。其人弱者，更宜慎之""人年五十者，精力将衰，大法当二十日一施泄。"这是经验之谈，可以参考。

二、老年生理病理特点

人于 60 岁以后进入老年期。

（一）生理和心理特点

老年人的生理特点，首先是各脏腑功能日渐衰退，特别是肝、肾功能。《灵枢·天年》有"六十岁，心气始衰，苦忧悲，血气懈惰，故好卧；七十岁，脾气虚，皮肤枯；八十岁，肺气衰，魄离，故言善误……"之说，说明了衰老的自然规律。《素问病机气宜保命集》说，老年人"精耗血衰，血气凝泣（涩）""形体伤惫……百骸疏漏，风邪易乘"，虽然所指的年龄不是那么明确，但也说明了随着年岁的增长，人体的脏腑功能更为脆弱。

其次，老年人的生理特点表现为脏腑气血、精神等生理机能的自然衰退，机体调控阴阳平衡的能力降低。一方面，人体的卫外能力日渐减弱，容易感受风寒等六淫外邪而患病，另一方面，人体内属阴的静守能力渐减，故睡眠短，大便难，这也是由于老年人脏腑器官功能衰退所致。

第三，因退休后社会角色、社会地位的改变，或开始体弱多病，势必限制老人的社会活动。狭小的生活圈子导致孤陋寡闻，从而带来心理上的变化，常出现孤独垂暮、忧郁多疑、烦躁易怒等心理状态。由于适应环境及自我调控能力下降，若遇不良环境和刺激因素，易于诱发多种疾病，较难恢复。因此，老年保健应注意这些特点，有益于祛病延年。

正因为上述的生理特点，所以老年人的表病往往兼夹里证。另外，老年人阳衰阴虚，所以在病理上往往阴阳证交错在一起，并且容易互相转化。再者，老年人气血两虚，精气衰竭，缺乏足够的滋养，容易造成经络阻塞不通，易痿、易痛。这些都是病理上的特点。

（二）养生指导

1. 知足谦和，老而不怠

《寿世保元·延年良箴》说："积善有功，常存阴德，可以延年。"又说："谦和辞让，敬人持己，可以延年。"《遵生八笺·延年却病笺》强调："知足不辱，知止不殆。"劝诫老年人明理智，存敬戒，生活知足无嗜欲。

老年人应做到人老心不老，退休不怠惰，热爱生活，保持自信，勤于用脑，进取不止。经常读书看报、学习各种专业知识和技能。根据自己的身体健康状况，多做好事，充分发挥余热，为社会做出新的贡献。如此则可减慢身体的衰退，领略工作、学习的乐趣，寓保健于学习、贡献之中。处世宜豁达宽宏，谦让和善，从容冷静地处理各种矛盾，从而保持家庭和睦，社会关系的协调，有益于身心健康。

宋代陈直在《寿亲养老新书·卷一》中提出："凡丧葬凶祸不可令吊，疾病危困不可令惊，悲哀忧愁不可令人预报。"告诫老年人应回避各种不良环境、各种不良精神因素的刺激。他又于《万寿丹书·养老》中提出："养老之法，凡人平生为性，各有好嗜之事，见即喜之。"老年人应根据自己的性格和情趣，怡情悦性，如澄心静坐、益友清谈、临池观鱼、披林听鸟等，使生活自得其乐，有利于健康长寿。

老年人往往体弱多病，应树立乐观主义精神和战胜疾病的信心，积极参加一些有意义的活动，锻炼身体，分散自己的注意力。同时，应积极主动地配合治疗，有助于尽快地恢复健康。还须定期进行体检，及早发现一些不良征兆，及时进行预防或治疗。

2. 审慎调食

《寿亲养老新书·饮食调节》指出："高年之人，真气耗竭，五脏衰弱，全仰饮食以资气血。"故当审慎调摄饮食，以求祛病延年。反之，"若生冷无节，饥饱失宜，调停无度，动成疾患"则损体减寿。

老年人的饮食调摄，应该营养丰富，清淡，易消化，适合老年人的生理特点。

（1）食宜多样　年高之人，精气渐衰，应该摄食多样饮食，谷、果、畜、菜适当搭配，做到营养丰富全面，以补益精气，延缓衰老。老年人不要偏食，不要过分限制或过量食用某种食物，又应适当补充一些机体缺乏的营养物质，使身体获得均衡的营养。

例如，老年人由于生理功能减退，容易发生钙代谢的负平衡，出现骨质疏松症及脱钙，极易造成骨折。同时，老人的胃酸分泌相对减少，也影响对钙的吸收和利用。选用含钙高的食物，适当多补充钙质，对老年人具有特殊意义。乳类及乳制品、虾皮、大豆及豆制品是理想的食物钙的来源，芹菜、山楂、香菜等含钙量也较高。针对老年人体弱多病的特点，可经常食用莲子、山药、藕粉、菱角、核桃、黑豆等补脾肾、益康寿之食物，或采用辅食长寿药膳进行食疗。

（2）食宜清淡　老年人的脾胃虚弱，纳食和消化力薄，故饮食宜清淡。多吃鱼、瘦肉、豆类食品和新鲜蔬菜、水果，不宜吃肥腻或过咸的食物。要限制动物脂肪，宜食植物油，如香油、玉米油。现代营养学提出，老年人的饮食应是"三多三少"，即蛋白质多、维生素多、纤维素多；糖类少、脂肪少、盐少，正符合"清淡"这一原则。

（3）食宜温热　老年人阳气日衰，而脾又喜暖恶冷，故宜食用温热之品以护持脾肾，勿食或少食生冷之物，以免损伤脾胃。但亦不宜温热过甚，以"热不炙唇，冷不振齿"为宜。老人脾胃虚弱，加上牙齿松动或脱落，咀嚼困难，故宜食用软食，忌食黏硬不易消化之品。粥不仅容易消化，且益胃生津，对老年人的脏腑尤为适宜。

（4）食宜少缓　老年人宜谨记"食饮有节"，不宜过饱。《寿亲养老新书》强调："尊年之人，不可顿饱，但频频与食，使脾胃易化，谷气长存。"主张老人应少食多餐，既保证营养充分供给，又不伤脾胃。进食不可过急过快，宜细嚼慢咽，这不仅有助于饮食的消化吸收，还可避免"吞、呛、噎、咳"的发生。

3. 谨慎起居

老年人的气血不足，护持肌表的卫气常虚，易致外感，当谨慎调摄生活起居。《寿亲养老新书》指出："凡行住坐卧，宴处起居，皆须巧立制度。"老年人的生活，既不要安排得过于紧张，也不要毫无规律，要科学合理，符合老年人的生理特点，这是老年养生之大要。

老年人的住所，以安静清洁、空气流通、阳光充足、湿度适宜、生活方便的地方为好。

老年人首先要保证良好的睡眠，但不可嗜卧，嗜卧则损神气，也影响人体气血营卫的健运。宜早卧早起，以右侧屈卧为佳。注意避风防冻，但忌蒙头而睡。

老年人应慎衣着，适寒暖。要根据季节气候的变化而随时增减衣衫。要注意胸、背、腿、腰及双脚的保暖。

老年人的肾气逐渐衰退，房室之事应随增龄而递减。年高体弱者要断欲独卧，避忌房事。体质刚强有性要求者，不要强忍，但应适可而止。

老年人的机体功能逐渐减退，较易疲劳，尤当注意劳逸适度。要尽可能做些力所能及的体力劳动或脑力劳动，但切勿过度疲劳，以免"劳伤"致病，且应做到"行不疾步、耳不极听、目不极视、坐不至久、卧不极疲""量力而行，勿令气之喘，量力谈笑，才得欢通，不可过度"。这些论述都说明了劳逸适度对老年保健的重要性。

老年人还应保持良好的卫生习惯。面宜常洗，发宜常梳，早晚漱口。临睡前，宜用热水洗泡双足。要定时排便，保持大小便通畅，及时排除导致二便障碍的因素，防止因二便失常而诱发疾病。

4. 运动锻炼强身心

年老之人，精气虚衰，气血运行迟缓，故又多瘀多滞。积极的体育锻炼可以促进气血运行，延缓衰老，并可产生良性心理刺激作用，使人精神焕发，对消除孤独垂暮、忧郁多疑、烦躁易怒等消极情绪有积极作用。

老年人运动锻炼应遵循因人制宜、适时适量、循序渐进、持之以恒的原则。参加锻炼前，要请医生进行全面检查，了解身体健康状况。在医生的指导下，选择恰当的运动项目，掌握好活动强度、速度和时间。一般来讲，老年人运动量宜小不宜大、动作宜缓慢而有节律。

适合老年人的运动项目有太极拳、五禽戏、气功、武术、八段锦、慢跑、散步、游泳、乒乓球、羽毛球、老年体操等。锻炼时要量力而行，力戒争胜好强，避免情绪过于紧张或激动。运动次数每天一般宜1～2次，时间以早晨日出后为好，晚上可安排在饭后一个半小时以后。

老年人忌在恶劣的气候环境中锻炼，以免带来不良后果。例如盛夏季节，不要在烈日下锻炼，以防中暑或发生脑血管意外。冬季冰天雪地，天冷路滑，外出锻炼，要注意防寒保暖，防止跌倒。大风大雨天气，不宜外出。还须注意不在饥饿时锻炼。

老年人应掌握自我监护知识。运动时，要根据主观感觉、观测心率及体重变化来判断运动量是否合适，酌情加以调整。必要时可暂时停止锻炼，不要勉强。锻炼三个月以后，应进行自我健康小结，总结回顾自己的睡眠、二便、食欲、心率、心律正常与否。一旦发现异常，应及时就诊，采取相应措施。

5. 合理用药

老年人由于机体功能减退，生理上出现退行性改变，因此无论是治疗用药，还是保健用药，都不同于中青年。

一般而言，老年人的保健用药应遵循以下原则：①宜多进补，少用泻；②药宜平和，药量宜小；③注重脾肾，兼顾五脏；④辨体质论补，调整阴阳；⑤根据时令变化规律用药，定期观察；⑥多用丸散膏丹，少用汤剂；⑦药食并举，因势利导。如此方能收到补偏救弊、防病延年之效。

第二章　阴阳五行学说

第一节　阴阳学说

阴阳学说是研究阴阳的基本概念及其运动变化规律，用以解释宇宙万物发生、发展和变化的一种哲学理论。中医学中的阴阳虽然源于中国古代哲学，但不完全等同于哲学中的阴阳，它具有丰富的医学内涵。

一、阴阳概念和特征

（一）阴阳的基本概念及属性

阴阳，代表一切事物的最基本对立关系。它们是中国古代哲学中用以概括对立统一关系的一对范畴，是对自然界相互关联的某些事物或现象的对立双方的属性概括。古人观察自然现象的时候，体会最深的首先应当是白天与黑夜的交替出现。经过多年的体验之后，聪明的古人就会思考，对比强烈的白天和黑夜，它们是如何形成的？一个答案"很容易"地就浮现出来：是太阳的光照。

古人另一个体会比较深切的感受是炎热与寒冷，是水与火。炎热的夏天，经过缓慢而悠长的时日，转变为寒冷的冬季；寒冷的冬季，同样经过悠长而缓慢的转化，到达夏天。这样的体验，一次一次地出现，古人不断思索，就想找到其内在的原因。也就是说，古人发现，寒暑冷暖变化的背后，一定有什么规律在支配着它，或者是有什么力量在推动着日月星辰的运动。

有了太阳，就有了光明，就有了温暖；背离了太阳，就会产生黑暗，就会感到寒冷。火与太阳一样，也有光明与温暖的属性，而且火还有向上、向外、轻盈易动的特性。水与火的性质相反，寒凉而且向下，沉静而质重。古人有了用火的经验，也有了测量日晷、观察寒暑变化的"实验"，规律性的认识就逐渐出现了。经过千万年的观察、总结，古人逐渐形成了阴阳的概念。

古人认为，凡是温暖、向上、向外、光明、活动、清虚的物质属性，都属于阳的范畴；与阳恰成对比的就是阴，凡是寒冷、向下、向内、黑暗、静止、浑浊的物质属性，都属于阴的范畴。比如，四季之中，春夏季节因为温暖、暑热而属阳，秋冬季节由于寒凉、清冷而属阴。

（二）阴阳概念的特征

1. 阴阳的普遍性

阴阳的对立统一是天地万物运动变化的总规律，"阴阳者，天地之道也，万物之纲纪，变化之父母，生杀之本始"（《素问·阴阳应象大论》）。不论是空间还是时间，从宇宙间天地的回旋到万物的产生和消失，都是阴阳作用的结果。凡属相互关联的事物或现象，或同一事物的内部，都可以用阴阳来概括，分析其各自的属性，如天与地、动与静、水与火、出与入等。

2. 阴阳的相对性

具体事物的阴阳属性，并不是绝对的，而是相对的。也就是说，随着时间的推移或应用范围的不同，事物的性质或对立面就会改变，则其阴阳属性也就要随之而改变。所以说"阴阳二字，固以对待而言，所指无定在"（《局方发挥》）。

3. 阴阳的关联性

阴阳的关联性指阴阳所分析的事物或现象，应是处在同一范畴、同一层次，即相互关联的基础之上的。只有相互关联的一对事物，或一个事物的两个方面，才能构成一对矛盾，才能用阴阳来说明，如天与地、昼与夜、寒与热等。不具有这种相互关联性的事物，并不是统一体的对立双方，不能构成一对矛盾，就不能用阴阳来说明。

4. 阴阳的可分性

自然界中任何相互关联的事物或现象的内部，都可以概括为阴阳两类属性。而任何一种事物或现象的内部，又可以分为对立的两个方面，即阳中有阴阳可分，阴中也有阴阳可分。如白天为阳，夜晚为阴。白天分上午和下午，上午为阳中之阳，下午为阳中之阴；夜晚分前半夜和后半夜，前半夜为阴中之阴，后半夜为阴中之阳。故《素问·阴阳离合论》曰："阴阳者，数之可十，推之可百，数之可千，推之可万，万之大不可胜数，然其要一也。"

二、阴阳学说的基本内容

（一）阴阳的对立制约

阴阳对立是阴阳双方的互相排斥、互相斗争。阴阳双方的对立是绝对的，如天与地、上与下、内与外、动与静、升与降、寒与热等。阴阳的相互对立，主要表现于它们的相互制约、相互斗争。阴与阳相互制约和相互斗争的结果取得了统一，即取得了动态平衡。万事万物都是阴阳对立的统一。只有维持这种关系，事物才能正常发展变化，人体才能维持正常的生理状态，否则人体就会发生疾病。阴阳在对立斗争中取得了统一，维持着动态平衡状态，即所谓"阴平阳秘"，机体才能进行正常的生命活动。

（二）阴阳的互根互用

阴阳互根是阴阳之间相互依存，互为根据和条件。阴阳所代表的性质或状态，如天与地、上与下、动与静、寒与热、虚与实、散与聚等，不仅互相排斥，而且互为存在的条件。阳根于阴，阴根于阳，无阳则阴无以生，无阴则阳无以化。阳蕴含于阴之中，阴蕴含于阳之中。阴阳一分为二，又合二为一，对立又统一（图2-1）。故曰："阴根于阳，阳根于阴。"（《景岳全书·传忠录·阴阳篇》）

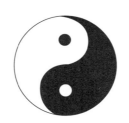

图 2-1　阴阳太极图

中医学用阴阳互根的观点，阐述人体脏与腑、气与血、功能与物质等在生理、病理上的关系。

1. 阴阳互根是确定事物属性的依据

分析事物的阴阳属性，不仅要注意其差异性，而且还要注意其统一性。双方共处于一个统一体中，才能运用阴阳来分析说明。如上属阳，下属阴，没有上之属阳，也就无所谓下之属阴；没有下之属阴，也就无所谓上之属阳。昼属阳，夜属阴，没有昼之属阳，就无所谓夜之属阴；没有夜之属阴，也就没有昼之属阳。所以说，阳依赖于阴，阴依赖于阳。

2. 阴阳互根是事物发展变化的条件

事物的发展变化，阴阳二者是缺一不可的。如：就个体的生理活动而言，在物质与功能之间、物质与物质之间，均存在着阴阳互根的关系。物质属阴，功能属阳，物质是生命的物质基础，功能是生命的主要标志。脏腑功能活动健全，就会不断地促进营养物质的化生，而营养物质的充足，才能保护脏腑活动功能的平衡。

3. 阴阳互根是阴阳相互转化的内在根据

阴和阳在一定条件下，可以各向自己相反的方面转化，此所谓"重阴必阳，重阳必阴"。阴阳在一定条件下的相互转化，也是以它们的相互依存、相互为根的关系为基础的。如果阴阳对立的双方没有相互联结、相互依存的关系，也就不可能各自向着和自己相反的方向转化。

（三）阴阳的消长平衡

阴阳对立双方始终处于此盛彼衰、此增彼减、此进彼退的运动变化之中。其消长规律为阳消阴长，阴消阳长。阴阳保持相对的平衡，人体才能保持正常的运动。

阴阳在一定范围内的消长，体现了人体动态平衡的生理活动过程。如果这种"消长"关系超过了生理限度，便将出现阴阳某一方面的偏盛或偏衰，于是人体生理的动态平衡失调，疾病就由此而生。阴阳偏盛，是属于阴阳消长中某一方"长"得太过的病变；而阴阳偏衰，是属于阴阳消长中某一方"消"得太过的病变。

总之，自然界和人体所有复杂的发展变化，都包含着阴阳消长的过程，是阴阳双方对立斗争、依存互根的必然结果。

（四）阴阳的相互转化

阴阳转化，是指阴阳对立的双方，在一定条件下可以相互转化，阴可以转化为阳，阳可以转化为阴。阴阳转化是事物运动变化的基本规律。阴阳的转化，必须具备一定的条件，这种条件中医学称之为"重"或"极"，故曰："重阴必阳，重阳必阴""寒极生热，热极生寒。"阴阳之理，极则生变。

总之，阴阳的对立、互根、消长、转化，是从不同角度体现阴阳之间的相互关系及其运动规律。这些内容不是孤立的，而是互相联系、互相影响、互为因果。

三、阴阳学说在中医学中的应用

阴阳学说贯穿在中医理论体系的各个方面，用以说明人体的组织结构、生理功能以及疾病的发展规律，并指导临床诊断和治疗。

（一）说明人体的组织结构

人体是一个有机的整体，一切组织结构均可以划分为相互对立的阴阳两个部分（表2-1）。故《素问·金匮真言论》

说："夫言人之阴阳，则外为阳，内为阴。言人身之阴阳，则背为阳，腹为阴。言人身之脏腑中阴阳，则脏者为阴，腑者为阳。肝、心、脾、肺、肾五脏皆为阴，胆、胃、大肠、小肠、膀胱、三焦六腑皆为阳。"

表 2-1　人体组织结构的阴阳属性归纳表

		形体部位				脏腑组织		
阳	上部	体外	背	四肢外侧	六腑	络脉	气	皮毛
阴	下部	体内	腹	四肢内侧	五脏	经脉	血	筋骨

综上，人体组织结构的阴阳，主要是根据人体结构的上下、内外、表里、前后关系、脏腑组织的生理功能特点划分的。因此，人体组织结构的阴阳属性，不仅是解剖部位的简单概括和对比，而且还包含着脏腑组织自身所固有的功能特性。

（二）说明人体的生理功能

阴阳学说认为，人体的正常生命活动，是阴阳双方对立统一的结果。《素问·生气通天论》说："生之本，本于阴阳。"

人体的生理功能（表 2-2），主要体现在阴精（物质）与阳气（功能）的对立统一关系之中。人体的阴精是阳气的物质基础，精能化气，以推动、调节、控制机体各种功能的发挥；人体的阳气是阴精的能量表现，阳气运动，以激发机体各种功能并促进阴精的化生。

表 2-2　人体生理功能的阴阳属性归类表

	功能活动			气机运动	
阳	兴奋	亢进	温煦	升	出
阴	抑制	衰退	滋润	降	入

（三）说明人体的病理变化

人体阴与阳之间的平衡协调状态是维持人体正常生命运动的基本条件，是人体健康的标志。而阴与阳之间的平衡协调状态失常，则说明机体发生了疾病，处于病理状态。

疾病的发生、发展和变化，取决于正气和邪气两个因素。正气，指人体的功能活动及其抗病、康复能力；邪气，泛指各种致病因素。正气和邪气皆可分阴阳，即正气有阴精与阳气之分，邪气有阴邪和阳邪之别。疾病的发生、发展和变化，实际上是正邪斗争的结果。正邪斗争必然破坏人体阴阳之间的平衡协调状态而导致阴阳失调，出现阴阳偏盛、偏衰的病理状态，进而引起阴阳互损、格拒、转化和亡失等各种病理变化。由此可见，无论疾病的病理变化多么复杂，最基本的机制不外乎邪正盛衰和阴阳失调。

1. 阴阳偏盛

阴阳偏盛指阴或阳的某一方偏盛所表现出来的亢奋、有余的病理变化，多因外邪侵袭所致。阴邪侵袭人体，则导致阴偏盛；阳邪侵袭人体，则导致阳偏盛。故《素问·阴阳应象大论》说："阴胜则阳病，阳胜则阴病；阳胜则热，阴胜则寒。"

（1）阴偏盛　指阴邪致病，导致机体阴气偏盛，出现功能障碍、产热不足的病理变化。因阴邪性质为寒，故表现出恶寒，肢冷，腹冷痛，舌淡苔白，脉沉等阴盛实寒的临床症状，即所谓"阴胜则寒"。阴邪偏盛，必然抑制或损伤机体的阳气，导致阳气被困或不足，表现出形寒肢冷，舌淡苔白等临床症状，即所谓"阴胜则阳病"。

（2）阳偏盛　指阳邪致病，导致机体阳气偏盛，出现功能亢奋、产热有余的病理变化。因阳邪性质为热，故表现出发热，烦躁，口渴，舌红苔黄，脉数等阳盛实热的临床症状，即所谓"阳胜则热"。阳邪偏盛，必然耗伤机体的阴液，导致阴液不足，表现出口干咽燥，小便短少，大便干燥，舌红少苔等临床症状，即所谓"阳胜则阴病"。

2. 阴阳偏衰

阴阳偏衰指阴或阳中的某一方不足所表现出来的脏腑功能衰退的病理变化，多因正气不足所致。阴不足则导致阴偏衰；阳不足则导致阳偏衰。阴或阳的某一方不足，则必然导致另一方的相对偏盛。故《素问·调经论》说："阳虚则外寒，阴虚则内热。"

（1）阴偏衰　指机体阴液不足，导致阳气相对偏盛，出现虚性亢奋的病理变化。阴液亏虚，不能制约阳热，则阳气相对偏盛，故表现出潮热骨蒸，颧红盗汗，五心烦热，舌红少苔，脉细数等虚热症状，即所谓"阴虚则内热"。

阴液亏损，可累及阳气，使阳气生化不足或耗散，进而导致阳虚，表现出以阴虚为主的阴阳两虚的症状，即所谓"阴损及阳"。

（2）阳偏衰　指机体的阳气不足，导致脏腑功能衰退，阴气相对偏盛，出现产热不足的病理变化。阳气亏损，不能温化阴寒，则阴气相对偏胜，故表现出面色苍白，畏寒肢冷，神疲踡卧，自汗，脉沉迟无力等虚寒症状，即所谓"阳虚则外寒"。

阳气虚损，可累及阴液，使阴液生成不足，进而导致阴虚，表现出以阳虚为主的阴阳两虚的症状，即所谓"阳损及阴"。

在疾病诊断过程中，既可用阴阳概括病证的属性，又可用阴阳分析四诊中的具体症状。例如以证分阴阳，则里证、寒证、虚证为阴；表证、热证、实证为阳。以症状分阴阳，则恶寒，口淡不渴，便溏等为阴；发热，口渴欲饮，便秘等为阳。

（四）确定治疗原则

中医学认为，疾病发生、发展和变化的根本原因是阴阳失调，所以，治疗疾病的原则就是根据阴阳失调的具体情况，采用药物、针灸等治疗方法来调整阴阳，补偏救弊，补其不足，泻其有余，以促使机体恢复至阴阳相对平衡协调的状态。也就是说通过调整阴阳，补偏救弊，使机体从病理状态转变为生理状态。故《素问·至真要大论》说："谨察阴阳所在而调之，以平为期。"

1. 阴阳偏盛的治疗原则

阴阳偏盛，出现亢奋、有余的病理变化，治疗宜用"损其有余""实者泻之"的原则。阴盛则寒实，易于损伤阳气；

阳盛则实热，易于损伤阴液，所以，调整阴阳偏盛时，应注意有无"阴胜则阳病""阳胜则阴病"的情况存在。

阴盛寒实，治疗宜用温热药物以祛其寒而制其阴，即"寒者热之"之法；阳盛实热，治疗宜用寒凉药物以清泻其热而制其阳，即"热者寒之"之法。阴胜则阳病，即阴盛寒实，损伤阳气，治疗宜用祛寒兼温阳之法；阳胜则阴病，即阳盛实热，损伤阴液，治疗宜用清热兼滋阴之法。

2. 阴阳偏衰的治疗原则

阴阳偏衰，出现衰退、不足的病理变化，治疗宜用"补其不足""虚者补之"的原则。阴虚则虚热，一般不能用苦寒药物直折其热，而宜用滋阴以制阳，即"阳病治阴"之法。《素问·至真要大论》说："诸寒之而热者取之阴。"王冰注曰："壮水之主，以制阳光。"阳虚则阴寒，一般不能用辛温发散药物以祛其寒，而宜用补阳以消阴，即"阴病治阳"之法。《素问·至真要大论》说："热之而寒者取之阳。"王冰注曰："益火之源，以消阴翳。"然"无阴则阳无以化""无阳则阴无以生"，故具体运用时，还需注意采用"阳中求阴""阴中求阳"之法。正如《景岳全书》所说："善补阳者，必于阴中求阳，则阳得阴助而生化无穷；善补阴者，必于阳中求阴，则阴得阳升而泉源不竭。"

3. 阴阳互损的治疗原则

阴阳互损，指阴或阳的任何一方虚损，导致阴损及阳，或阳损及阴，最终出现阴阳两虚的病理变化，治疗宜用"阴阳双补"的原则。具体运用时，须注意分清阴阳虚损的先后主次。"阴损及阳"所导致的以阴虚为主的阴阳两虚证，治疗宜以补阴为主，兼顾补阳；"阳损及阴"所导致的以阳虚为主的阴阳两虚证，治疗宜以补阳为主，兼顾补阴。

综上所述，治疗疾病的基本原则就是调整阴阳，泻其有余，补其不足。阳盛者泻其热，阴盛者祛其寒；阳虚者补其阳，阴虚者养其阴，从而使失调的阴阳，复归平衡协调的正常状态。

（五）指导养生

人体的阴阳是生命的根本，故养生最重要的就是调整阴阳，即遵循自然界阴阳的变化规律来调理人体之阴阳，使人体中的阴阳与四时阴阳的变化相适应，以保持人与自然界的协调统一。《素问·至真要大论》说："谨察阴阳所在而调之，以平为期。"中医学十分重视养生保健，不仅用阴阳学说来阐述养生理论，而且养生的具体方法也是以阴阳学说为依据的。

"治未病"的目的在于及时调整脏腑功能和人体的阴阳平衡，使机体处于"阴平阳秘，精神乃治"的健康状态。阴阳动态平衡是健康的基础，阴平阳秘则身体健康，精神愉快，是人体最佳生命活动状态的高度概括，是中医学用阴阳学说对人体正常生理状态的概括。

当人体的阴阳双方难以取得平衡时，人必然处于亚健康状态，此时阴阳偏虚，通过自稳机制，达到非正常水平的"阴阳平衡"。亚健康状态常表现为易疲劳、易患感冒、易头痛、出虚汗、食欲不振、失眠焦虑、性功能障碍等，一般诊断为慢性疲劳综合征、神经衰弱、肥胖症等。亚健康状态还没有发生器质性病变，但已经进入疾病的边缘，已经进入了中医"治未病"的范畴，应及早进行治疗。

1. 阴阳平衡是中医养生的总则

随着四季更迭，气温出现了寒热温凉的变化。春温和夏热属于阳的范畴，秋凉冬寒属于阴的范畴。一年四季当中，寒来暑往，此消彼长，气温变化是有规律的。人体也是如此，体内的阴阳二气同样随着季节的更替而消长变化。夏天暑热，人身的阳气就盛；冬天寒冷，人身的阴气就盛。阳气盛就需要减衣乘凉，阴气盛就需要取暖避寒。这都是人体阴阳合于自然阴阳的本能行为。中医学把这种情况称为天人相参。

在暑热的夏天，如果顶着烈日而汗流过多，就会损伤阴液，造成阳气有余而阴气不足，阳气失去阴气的制约变为阳邪，阴气少而阳气胜，故身热而烦满。在寒冷的冬天，如果衣着单薄而触冒风雪，有些人体内的阳气不足以抵抗外来的寒邪，导致阳气少而阴气多，身体自觉寒冷，如同从水里出来。因此，能顺应季节的变换而调理自身的阴阳二气，使阴阳始终处于调和状态，也就是中医推崇的治未病了。

中医学对人体异常状态的阐述，在总体上是以阴阳为纲，任何疾病都不脱离阴阳失调的范围。"阴胜则阳病，阳胜则阴病""阳胜则热，阴胜则寒""阴虚生内热""阳虚则外寒"等，概括了疾病的基本属性。

因此，诊断和治疗疾病，首先也要强调阴阳的概念。"善诊者，察色按脉，先别阴阳""审其阴阳，以别柔刚，阳病治阴，阴病治阳""谨察阴阳所在而调之，以平为期"，以达到

"阴平阳秘，精神乃治"的状态。从总体来看，阴阳学说既是药物治疗原则，同时也是指导养生实践的原则。如"寒者热之，热者寒之"，是对阴偏盛的治疗原则。"阴盛生寒"，寒为阴证，"阴病治阳"，故"寒者热之"，用阳药助阳以治阴病寒证。

在中医养生实践中也普遍遵循这一原则。如热盛于内者，用石膏粳米汤、生地黄粥、五汁饮等寒凉药膳以清解内热；寒盛于内者，用生姜粥、当归生姜羊肉汤等以温中祛寒；阴虚而阳亢者，用天麻鱼头、芹菜肉丝等以平之潜之；阳虚者，用鹿角粥、补肾壮阳食疗汤以温养之；阴虚者，用鳖肉首乌汤、龟肉炖虫草、地黄甜鸡等以滋补之。

2. 春夏养阳，秋冬养阴

调整阴阳，不仅要保持人体内部的阴阳协调统一，更要保持人与自然界的协调统一，即天人相应。如《素问·四气调神大论》提出了调养四时阴阳的基本原则："圣人春夏养阳，秋冬养阴，以从其根，故与万物沉浮于生长之门。"

养生保健必须适应自然界的阴阳变化规律，如春夏季节要保养阳气，秋冬季节要固护阴精，并采取相应的调理措施，维持体内外环境的统一，达到养生防病、强身健体的目的。

依据"春夏养阳，秋冬养阴"的原则，对"耐夏不耐冬"的阳虚阴盛体质者，夏季用温热之药预培其阳，则冬季不易发病；对"耐冬不耐夏"的阴虚阳亢体质者，冬季用凉润之品预养其阴，则夏季不易发病。此即所谓"春夏养阳""秋冬养阴"之法。

（1）**春夏养阳**　春夏阳令也，春时阳生，夏时阳盛。春时阳始生，风寒之邪尚盛，故春时应注意御寒保暖，以养人体之阳，民间谚语谓"春捂"，亦即此理。夏时阳极盛，暑气下逼，地气上升，气者阳也，故大热亦伤人体之阳。夏夜人们喜纳凉，易受寒湿之邪，寒湿亦伤阳。夏季炎热，人们喜冷饮，饮食太过则易伤阳，故夏时既要善处阴凉以避大热，又要避免过食冷饮以防伤阳；夏夜纳凉，当避湿露，适当盖覆，以避寒湿。

春季阳气生发，万物复苏，天气由寒转暖，气温变化较大，故通过饮食以调养阳气，保持身体的健康。春季饮食应当以辛甘、清淡为主，要多喝白开水，因为春季多雨，多风，多寒，多湿。中医学认为，辛能散风，淡能渗湿，甘能健脾。这样就能健脾益气，人体就能抵御外邪侵袭。

春季食养，主食中应选择高热量的食物，就是说主食除了米面、杂粮外，还要适量加入豆类、花生等热量较高的食物；要保证充足的优质蛋白质，这是指奶类、蛋类、鱼肉、禽肉、猪牛羊的瘦肉等；要保证充足的维生素，青菜及水果的维生素含量较高，如西红柿、青椒等含有较多的维生素 C。维生素 C 是增强体质、抵御疾病的重要物质。

春季食养的菜单中，蔬菜有香椿、韭菜、香菜、莴笋、大葱、洋葱等；水果有柑橘、荸荠、梨、樱桃等；肉蛋禽类有鸡蛋、鹅肉、鹌鹑等；水产品有鲫鱼、螺蛳、蚌肉等。

夏季阳气亢盛，气候炎热，人们常常会感到消化不良，食欲不振，四肢乏力。这是因为夏天暑热兼湿，汗孔开泄，出汗较多，加之人们喜食生冷寒凉之物，更易伤脾胃。

夏季食养，饮食以清淡为主，尽量少荤腥；保证充足维生素和无机盐的摄入；适量补充蛋白质；应避免黏腻碍胃、难以消化的食物；一定要注意饮食卫生。

夏季食养的菜单中，蔬菜有菠菜、芹菜、苦瓜、黄瓜、南瓜、白扁豆、马铃薯、番茄等；水果有西瓜、杏、梨、草莓等；肉蛋禽类有猪肉、猪肝、鸭肉等；水产品有鲤鱼、海蜇、银鱼等。

（2）秋冬养阴　秋冬阴令也，秋时阴收，冬时阴藏。秋冬之时燥邪为患，易伤阴，故秋冬之时宜服用滋阴之品或搽用滋润护肤之品以防燥邪，保持居室内空气之湿润亦有助于避免燥邪。秋时渐寒，冬时寒盛，人们喜食辛辣、好饮酒以御寒。辛辣之品易生内热，酒易生湿热，饮食太过则伤阴。因此，秋冬之时既要避免燥邪，又要避免过食辛辣和过量饮酒，以防伤阴。

秋季，有利于调养生机，去旧更新，为人体最适宜进补的季节。因此，稍加滋补便能收到祛病延年的功效。至于在冬季易患慢性心肺疾病者，更宜在秋天打好营养基础，以增强体内的抗病能力，在冬季到来之时，减少外邪致病，防止旧病复发。

秋季饮食调养的首务为滋阴润燥，要注意用清淡滋润之品以防燥邪伤阴，饮食应该多温少寒。秋季是进补的最好季节，所以，可以适当地多吃一点补品。秋季应遵循"少辛增酸"的原则，少吃辛辣食物，宜食用一些含酸较多的食物。

秋季食养菜单中，蔬菜有冬瓜、藕、萝卜、菜花、豆角等；水果有苹果、梨、香蕉、葡萄、山楂、柿子等；肉蛋禽类有鸭肉、兔肉等；水产品有鱿鱼、甲鱼、虾仁等。应注意，秋季要少吃海鲜。

冬季在五行中属水，阳气较弱，阴气旺盛，故气候寒冷。这一时期，人体阳气虚弱，阴气偏盛，阴精内藏，脾胃运化功能较为强健。

冬季食养宜适量进食高热量的食物，增加温热性食物的摄取，多补充含蛋白质、无机盐、维生素的食物；应遵循"减咸增苦"的原则，多喝粥、汤，适当运动。

冬季食养菜单中，蔬菜有芥菜、萝卜、白菜、洋葱、马铃薯、胡萝卜等；水果有橙子、橘子、柚子、胡桃仁、龙眼、荔枝等；肉蛋禽类有羊肉、羊肾、牛肚、公鸡等；水产品有对虾、海参等。

人们以为春之温邪、夏之暑邪易伤阴，故春夏当养阴；秋之凉邪、冬之寒邪易伤阳，故秋冬当养阳。于春夏，人们知养阴而不知养阳；于秋冬，人们知养阳而不知养阴。故春夏之际，有因求养阴却伤及阳者；秋冬之时，有因求养阳而伤及阴者。《黄帝内经》以世人之每多疏忽，而唯善养生之圣人能识之，故言"圣人春夏养阳，秋冬养阴"，以顺从四时阴阳之变，是谓"以从其根"。

3. 睡眠养生，调整阴阳

阴阳失调为失眠之本，正如《灵枢·口问》所说："阳气尽，阴气盛，则目瞑；阴气尽而阳气盛，则寤矣。"阴阳失衡，或阴虚阳盛，阳气不能完全入于阴，从而导致神不守舍，心神不安，进而不寐。夜晚只要阳气入阴经，就会入睡；阳气离开阴经，就会醒，故阴阳失和是解释和治疗失眠的关键所在。

子时是晚 11 时至凌晨 1 时，是阴气最盛、阳气虚弱之时，也是人的阳气来复，阳气初生之时。此时为阴阳大会、水火交泰之际，称为"合阴"。这段时间是一天中阴气最重的时候，最能养阴，睡眠效果最好，可以起到事半功倍的作用。

午时是中午 11 时到下午 1 时，是阳气最盛、阴气虚弱之时，而此时阴气初生，也是阴阳交接之时，称为"合阳"。这段时间是一天中阳气最盛之时，此时养阳最好，所以午休就是很好的养生方式，不过应以"小憩"为主，以免影响夜间休息。

第二节　五行学说

五行学说是中国古代用以认识宇宙、解释宇宙事物在发生发展过程中相互联系的一种朴素的唯物主义哲学思想。五行学说认为：宇宙间的一切事物，都是由木、火、土、金、水五种物质元素所组成，自然界各种事物和现象的发展变化，都是这五种物质不断运动和相互作用的结果。

中医学把五行学说应用于观察人体，阐述人体局部与局部、局部与整体之间的有机联系，以及人体与外界环境的统一。五行学说强化了对中医学整体观念的认识，使中医学的整体观念进一步系统化，对中医学独特的理论体系的形成，起到了巨大的推动作用。

一、五行概念和特征

（一）五行基本概念

"五"，是指木、火、土、金、水五种基本物质；"行"，是指运动变化。五行，即木、火、土、金、水五种物质及与之相关的事物之间的联系和变化。

（二）五行的特性

五行的特性，是古人在长期生活和生产实践中，对木、火、土、金、水五种物质的朴素认识基础之上，进行抽象引申而逐渐形成的理论概念。五行的特性如下：

"木曰曲直"：曲，屈也；直，伸也。曲直，即能屈能伸之义。木具有生长、能屈能伸、升发的特性。木代表升发的性状，表示宇宙万物具有生生不息的功能。凡具有这类特性的事物或现象，都可归属于"木"。

"火曰炎上"：炎，热也；上，向上。火具有发热、温暖、向上的特性。火是升发力量的升华，代表光辉而炎热的性状。凡具有温热、升腾、茂盛特性的事物或现象，均可归属于"火"。

"土爱稼穑"：春种曰稼，秋收曰穑，指农作物的播种和收获。土具有载物、生化的特性，故称土载四行，为万物之母。土具生生之义，为世界万物和人类生存之本，"四象五行皆藉土"。五行以土为贵。凡具有生化、承载、受纳性质的事物或现象，皆归属于"土"。

"金曰从革"：从，顺从、服从；革，革除、改革、变革。金具有能柔能刚、变革、肃杀的特性。金代表固体的性质，凡物生长之后，必会达到凝固状态，用金以示其坚固性，引申为肃杀、潜降、收敛、清洁之意。凡具有这类特性的事物或现象，均可归属于"金"。

"水曰润下"：润，湿润；下，向下。水表示冻结、闭藏之意。水具有滋润、就下、闭藏的特性。凡具有寒凉、滋润、就下、闭藏性质的事物或现象，都可归属于"水"。

（三）五行的相生、相克和制化

相生即相互资生和相互助长。五行相生的次序是：木生火，火生土，土生金，金生水，水生木。在相生的关系中，任何一行都有"生我""我生"两方面的关系，《难经》把它比喻为"母"与"子"的关系。"生我"者为母，"我生"者为"子"。所以五行相生关系又称"母子关系"。以火为例，生"我"者木，木能生火，则木为火之母；"我"生者土，火能生土，则土为火之子。余可类推。

相克即相互克制和相互约束。五行的相克次序为：木克土，土克水，水克火，火克金，金克木（图2-2）。这种克制关系也是往复无穷的。木得金敛，则木不过散；火得水伏，则火不过炎；土得木疏，则土不过湿；金得火温，则金不过收；水得土渗，则水不过润。此皆气化自然之妙用。在相克的关系中，任何一行都有"克我""我克"两方面的关系。《黄帝内经》称之为"所胜"与"所不胜"的关系。"克我"者为"所不胜"。"我克"者为"所胜"。所以，五行相克的关系，又叫"所胜"与"所不胜"的关系。以土为例，"克我"者木，则木为土之"所不胜"；"我克"者水，则水为土之"所胜"，余可类推。

五行的生克制化关系，是五行相生与相克关系的结合。相生与相克是不可分割的两个方面。没有生，就没有事物的发生和成长；没有克，就不能维持正常协调关系下的变化与发展。因此，必须生中有克（化中有制），克中有生（制中有化），相反相成，才能维持和促进事物相对平衡协调和发展变化。五行之间这种生中有制、制中有生、相互生化、相互制约的生克关系，称为制化。

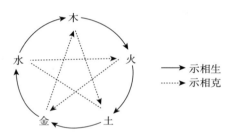

图 2-2　五行相生相克示意图

（四）五行母子相及与五行相乘、相侮

1. 五行母子相及

及，即连累之意。母子相及是指五行生克制化遭到破坏后所出现的不正常的相生现象。包括母及于子和子及于母两个方面。母及于子与相生次序一致，子及于母则与相生的次序相反。如木行，影响到火行，叫作母及于子；影响到水行，则叫作子及于母。

2. 五行相乘

乘，即以强凌弱之意。相乘即相克太过，超过正常制约的程度，使事物之间失去了正常的协调关系。五行之间相乘的次序与相克同，但被克者更加虚弱。相乘现象可分两个方面：

其一，五行中任何一行本身不足（衰弱），使原来克它的一行乘虚侵袭（乘），而使它更加不足，即乘其虚而袭之。如以木克土为例：正常情况下，木克土，木为"克者"，土为"被克者"，由于它们之间相互制约而维持着相对平衡状态。异常情况下，木仍然处于正常水平，但土本身不足（衰弱），因此，两者之间失去了原来的平衡状态，则木乘土之虚而"乘"它。这样的"相乘"，超过了正常的制约关系，使土更虚。

其二，五行中任何一行本身过度亢盛，而原来受它克制的那一行仍处于正常水平，在这种情况下，虽然"被克"一方正常，但由于"克"的一方超过了正常水平，所以也同样会打破两者之间的正常制约关系，出现过度相克的现象。如仍以木克土为例：正常情况下，木能制约土，维持正常的相对平衡。若土本身仍然处于正常水平，但由于木过度亢盛，从而使两者之间失去了原来的平衡状态，就出现了木亢乘土的现象。

"相克"和"相乘"是有区别的，前者是正常情况下的制约关系，后者是正常制约关系遭到破坏的异常相克现象。在人体，前者为生理现象，而后者为病理表现。

3.五行相侮

侮，即恃强凌弱之意。相侮是指五行中的任何一行本身太过，使原来克它的一行，不仅不能去制约它，反而被它所克制，即反克，又称反侮。相侮现象也表现为两个方面，如以木为例：其一，金原是克木的，当木过度亢盛时，则金不仅不能去克木，反而被木所克制，使金受损，这叫木反侮金。其二，当木过度衰弱时，原本的金克木，木克土，则变为不仅金来乘木，而且土亦乘木之衰而反侮之。习惯上把土反侮木称之为"土壅木郁"。

二、五行学说在中医学中的应用

（一）说明五脏的生理功能及其相互关系

1.说明脏腑的生理功能

五行学说，将人体的内脏分别归属于五行，以五行的特性来说明五脏的部分生理功能。如：木性可曲可直，条顺畅达，有升发的特性，肝属木，故肝喜条达而恶抑郁，有疏泄的功能；火性温热，其性炎上，心属火，故心阳有温煦之功；土性敦厚，有生化万物的特性，脾属土，脾有消化水谷，运送精微，营养五脏六腑、四肢百骸之功，为气血生化之源；金性清肃、收敛，肺属金，故肺具清肃之性，肺气有肃降之能；水性润下，有寒润、下行、闭藏的特性，肾属水，故肾主闭藏，有藏精、主水等功能。

2.说明五脏之间的关系

五脏既相互资生，又相互制约。用五行相生学说可以说明脏腑之间的联系，如木生火，即肝木济心火，肝藏血，心主血脉，肝藏血的功能正常，有助于心主血脉功能的正常发挥。火生土，即心火温脾土，心主血脉、主神志，脾主运化、主生血统血。心主血脉功能正常，血能营脾，脾才能发挥主运化、生血、统血的功能。土生金，即脾土助肺金，脾能益气，化生气血，转输精微以充肺，促进肺主气的功能，使之宣肃正常。金生水，即肺金养肾水，肺主清肃，肾主藏精，肺气肃降有助于肾藏精、纳气、主水之功。水生木，即肾水滋肝木，肾藏精，肝藏血，肾精可化肝血，以助肝功能的正常发挥。

用五行相克学说可以说明五脏间的相互制约关系，如心属火，肾属水，水克火，即肾水能制约心火，肾水上济于心，可以防止心火之亢烈。肺属金，心属火，火克金，即心火能制约肺金，心火之阳热，可抑制肺气清肃之太过。肝属木，肺属金，金克木，即肺金能制约肝木，肺气之清肃，可抑制肝阳的上亢。脾属土，肝属木，木克土，即肝木能制约脾土，肝气条达，可疏泄脾气之壅滞。肾属水，脾属土，土克水，即脾土能制约肾水，脾土的运化，能防止肾水的泛滥。

（二）说明五脏病变的相互影响

本脏之病可以传至他脏，他脏之病也可以传至本脏，这种病理上的相互影响称之为传变。从五行学说来说明五脏疾病的传变，可以分为相生关系传变和相克关系传变。

1. 相生关系传变

（1）母病及子 母病及子系病邪从母脏传来，侵入子脏，即先有母脏的病变，后有子脏的病变。如水不涵木，即肾阴虚不能滋养肝木，其临床表现在肾，则为肾阴不足，多见耳鸣、腰膝酸软、遗精等；在肝，则为肝之阴血不足，多见眩晕、消瘦、乏力、肢体麻木，或手足蠕动，甚则震颤抽掣等。阴虚生内热，故亦现低热、颧红、五心烦热等症状。肾属水，肝属木，水能生木。现水不生木，其病由肾及肝，由母传子。由于相生的关系，病情虽有发展，但互相滋生作用不绝，病情较轻。

（2）**子病犯母** 子病犯母系病邪从子脏传来，侵入属母之脏，即先有子脏的病变，后有母脏的病变。如心火亢盛而致肝火炽盛，有升无降，最终导致心肝火旺。心火亢盛，则出现心烦或狂躁谵语、口舌生疮、舌尖红赤疼痛等症状；肝火偏旺，则出现烦躁易怒、头痛眩晕、面红目赤等症状。心属火，肝属木，木能生火。肝为母，心为子．其病由心及肝，由于传母，病情较重。疾病按相生规律传变，有轻重之分，"母病及子"为顺，其病轻；"子病犯母"为逆，病重。

2. 相克关系传变

（1）**相乘** 是相克太过为病，如木旺乘土，又称木横克土。木旺乘土，即肝木克伐脾胃，先有肝的病变，后有脾胃的病变。由于肝气横逆，疏泄太过，影响脾胃，导致消化机能紊乱，肝气横逆，则出现眩晕头痛、烦躁易怒、胸闷胁痛等症状；及脾则表现为脘腹胀痛、厌食、大便溏泄或不调等脾虚之候；及胃则表现为纳呆、嗳气、吞酸、呕吐等胃失和降之证。由肝传脾称肝气犯脾，由肝传胃称肝气犯胃：木旺乘土，除了肝气横逆的病变外，往往是脾气虚弱和胃失和降的病变同时存在。肝属木，脾（胃）属土，木能克土，木气有余，相克太过，其病由肝传脾（胃）。病邪从相克方面传来，侵犯被克脏器。

（2）相侮 是反克为害，如木火刑金，由于肝火偏旺，影响肺气清肃，临床表现既有胸胁疼痛、口苦、烦躁易怒、脉弦数等肝火过旺之证，又有咳嗽、咳痰，甚或痰中带血等肺失清肃之候：肝病在先，肺病在后。肝属木，肺属金，金能克木，今肝木太过，反侮肺金，其病由肝传肺。即所谓"金能克木，木坚金缺"，病邪从被克脏器传来，此属相侮规律传变，生理上既制约于我，病则其邪必微，其病较轻。

（三）指导疾病的诊断

由于五脏、五腑（六腑中的小肠和三焦同属于肾水，故为五腑）、五色、五味等都以五行进行分类和归属，形成了彼此之间的联系，因而这种五脏系统的层次结构就为临床诊断和治疗奠定了理论基础。在临床诊断疾病时，就可以综合望、闻、问、切四诊所得的材料，根据其五行所属及生克乘侮的规律，来推断病情。

1. 从本脏所主之色、味、脉来诊断本脏之病

如面见青色，喜食酸味，脉见弦象，可以诊断为肝病；面见赤色，口味苦，脉象洪，可以诊断为心火亢盛。

2. 推断脏腑相兼病变

从他脏所主之色来推测五脏病的传变。脾虚的病人，面见青色，为木来乘土；心脏病人，面见黑色，为水来克火，等等。

3. 推断病变的预后

从脉与色之间的生克关系来判断疾病的预后。如肝病色青见弦脉，为色脉相符，如果不得弦脉反见浮脉则属相胜之脉，即克色之脉（金克木）为逆；若得沉脉则属相生之脉，即生色之脉（水生木）为顺。

（四）指导疾病的治疗

五行学说在指导疾病治疗上的应用，体现于药物、针灸、情志等各种疗法之中，主要表现在以下几个方面：

1. 控制疾病传变

运用五行子母相及和生克乘侮规律，可以判断五脏疾病的发展趋势。一脏受病，可以波及其他四脏，如肝脏有病可以影响到心、肺、脾、肾等脏。他脏有病亦可传给本脏，如心、肺、脾、肾之病变，也可以影响到肝。因此，在治疗时，除对本脏之病进行治疗外，还应考虑到其他有关脏腑的传变关系，根据五行的生克乘侮规律，来调整脏腑的太过或不及，控制疾病的传变，使机体恢复正常的功能活动。如肝气太过，木旺乘克脾土，此时应先健脾胃以防其传变。脾胃不伤，则病不传，而易于痊愈。这是用五行生克乘侮理论阐述疾病传变规律和确定预防与治疗措施。

至于疾病能否传变，则取决于脏腑的机能状态，即五脏虚则传，实则不传。在临床工作中，我们既要掌握疾病在发展传变过程中的生克乘侮关系，藉以根据这种规律及早控制传变和指导治疗，防患于未然，又要根据具体病情进行辨证施治，切勿把它当作刻板的公式而机械地套用。

2. 确定治则治法

五行学说不仅用以说明人体的生理活动和病理表现，综合四诊所得，推断病情，而且可以用于确定治疗原则和制定治疗方案。

（1）根据五行相生规律确定治则治法 临床上应用五行相生规律来治疗的疾病，多属母病及子，其次为子盗母气。其基本治疗原则是补母和泻子，所谓"虚者补其母，实者泻其子"（《难经·六十九难》）。补母即"虚则补其母"，用于上述涉及母子关系的虚证。如肾阴不足，不能滋养肝木，而致肝阴不足者，称为水不生木或水不涵木。其治疗，不是直接治肝，而是补肾之虚。因为肾水生肝木，肾为肝之母，所以要补肾水以生肝木。

（2）根据五行相克规律确定治则治法 临床上由于五行相克出现问题而导致的病理变化，虽有相克太过、相克不及和反克之不同，但总的来说，可分强、弱两个方面，即克者属强，表现为功能亢进；被克者属弱，表现为功能减退。因而，在治疗上应采取抑强、扶弱的方法，并侧重于制其强者，则弱者更易于恢复。

抑强的方法用于相克太过。如肝气横逆，犯胃克脾，出现肝脾不调、肝胃不和之证，称为木旺克土，用疏肝、平肝为主。或者木本克土，却反为土克，称为反克，亦叫反侮。如脾胃壅滞，影响肝气条达，当以运脾和胃为主。通过抑制强者，则被克者的功能自然易于恢复。扶弱的方法用于相克不及。如肝虚郁滞，影响脾胃健运，称为木不疏土。治宜和肝为主，兼顾健脾，以加强双方的功能。

如果某一方面虽然强盛，但尚未发生相克现象，在必要时也可利用五行相克这一规律，预先加强被克者的力量，以防止病情的发展。

运用五行生克规律来治疗疾病，必须分清主次。或是治母为主，兼顾其子；或是治子为主，兼顾其母；或是抑强为主，扶弱为辅；或是扶弱为主，抑强为辅，也就是要从矛盾双方来考虑，不要顾此失彼。

3.指导脏腑用药

中药以色、味为基础，以归经和性能为依据，按五行学说加以归类。如青色、酸味入肝；赤色、苦味入心；黄色、甘味入脾；白色、辛味入肺；黑色、咸味入肾。这种归类是脏腑选择用药的参考依据。

4.指导针灸取穴

针灸医学将手足十二经在四肢末端的穴位分属于五行，即井、荥、输、经、合五种穴位，分属于木、火、土、金、水。临床上根据不同的病情，以五行生克乘侮规律进行选穴治疗。

5.指导情志疾病的治疗

精神疗法主要用于治疗情志疾病。情志生于五脏，五脏之间有着生克关系，所以，情志之间也存在这种关系。由于人的情志变化在生理上有着相互抑制的作用，在病理上和内脏有密切关系，故而在临床上可以用情志的相互制约关系来达到治疗疾病的目的。如"怒伤肝，悲胜怒……喜伤心，恐胜喜……思伤脾，怒胜思……忧伤肺，喜胜忧……恐伤肾，思胜恐"（《素问·阴阳应象大论》），即所谓以情胜情。

由此可见，临床上依据五行生克规律进行治疗，确有其一定的实用价值。但是，并非所有的疾病都可用五行生克这一规律来治疗，不要机械地生搬硬套。换言之，在临床上既要正确地掌握五行生克的规律，又要根据具体病情进行辨证施治。

（五）指导养生

饮食的五色、五气、五味与人体五脏相通，与本脏相通之色、性、味对本脏均有一定调养作用。正常情况下，由于喜、怒、思、悲、恐这"五志"的生克互制，常人可保持情绪稳定，精神、思维正常，因而可以协调人体脏腑气机的升降平衡。利用情志之间五行相克、"五志相胜"的原理，可以调摄不良情绪，恢复正常的精神状态。

1. 审因用膳，辨体施养

"审因用膳"就是根据药食同源、脏腑生克制化的原理，在脏腑虚实辨证的基础上，正确评价其体质状态，同时配合五行归类法则，以各种果蔬食品的性味色泽与脏腑归属为依据，进行科学合理的膳食调养。食物的颜色有青、赤、黄、白、黑五色，属性有风、热、湿、燥、寒五气，味道有酸、苦、甘、辛、咸五味，对应调养的是肝、心、脾、肺、肾五脏和胆、小肠、胃、大肠、膀胱五腑。

根据个人体质特征及脏腑组织的阴阳虚实辨证结果，按照五行的生克制化规律，合理搭配具有温里散寒、滋补阴阳、清热燥湿、调和润下等作用的果蔬食品，长期食用，全面调理，用以维护人体的阴阳平衡。如阳虚体质者，宜食当归生姜羊肉汤以温阳益气。痰湿阻滞体质者，宜食薏苡仁山药粥、陈皮橘红山楂饮，可健脾利湿，降浊化痰。阴虚内热体质者，宜食枸杞子、木耳、黑芝麻、核桃、鳖（俗称甲鱼）之类的食物，可滋补肝肾之阴，又能柔肝潜阳。湿热体质者，宜食绿豆、薏苡仁、苦瓜、莲藕、西芹、鱼腥草等清凉化湿之品，忌食油腻辛热之品。

中老年人饭后易出现脘腹胀闷，消化不良，是脾胃出了问题。脾胃在五行中属于"土"，而"土"在五色中对应"黄色"，所以在饮食上应该多食黄色的食物，如甘薯、玉米等，以健脾养胃。老年人出现尿频、尿急，是膀胱出了问题。膀胱属于"水"，而"水"对应的是肾，肾与膀胱相表里。因此，在饮食上多吃黑色的食物，如黑豆、木耳之类。

2.指导精神调摄

正常情况下，喜、怒、思、悲、恐五志生克互制，使人情绪稳定，精神、思维正常，脏腑气机升降平衡。如果出现非正常的情志活动，如五志过极，或外界刺激过大，持续日久，超过人体自身的调节能力，或因个体差异对外界刺激过于敏感，或不能正确处理外来刺激时，就会使气机阻滞，经络阻塞，脏腑功能失调而产生多种病变。对此，可利用情志之间五行相克、"五志相胜"的原理，调摄不良情绪，恢复正常的精神状态。

《黄帝内经》说"怒伤肝，悲胜怒"，是说悲可以胜怒。

这是因为悲为肺志，属金，怒为肝志，属木，金能克木的缘故。其他如喜伤心、恐胜喜，思伤脾、怒胜思，忧伤肺、喜胜忧，恐伤肾、思胜恐，皆类此义。应用五行生克理论，可以指导人们始终保持多喜少悲、忌忧慎思、制怒除恐的良好状态。所以，五志不宜过极，而应保持乐观平和的精神状态。

3. 指导五脏调摄

（1）养心

【大喜则伤心】喜乐过极会损伤心神。中医认为，心藏神，正常的喜乐，能使一个人精神愉快，心气舒畅。若狂喜极乐，则会使人心气弛缓，精神涣散，而产生喜笑不休、心悸、失眠等症，严重者还会出现死亡。因此，当大喜临门时，要注意控制自己的感情，不要过分激动，不要放声大笑。

【苦入心】中医认为"苦生心""苦味入心"。苦味具有除湿和利尿的作用，像橘皮、苦杏仁、苦瓜、百合等，常吃对心脏很有益处。

【小麦为心之谷】《本草纲目》记载，小麦可以除烦、润燥、利小便、补心气。在五谷中，小麦是唯一得四时之气的。它秋种夏收，生长经历春、夏、秋、冬四个季节。如果你觉得心烦、心慌、失眠，就可以用小麦煮粥喝。

【夏季当养心，常吃红色食物】从立夏到小暑这段时间重在养心。夏季暑热，使人汗流不止。汗为心之液，汗多易致气随津泄。而心气耗伤，容易烦躁、伤心。因此在起居方面，要做到晚睡早起。晚睡以适应夏热的气候，早起以顺应昼长的规律。在饮食方面，要少吃热性的食物，平时多吃桑椹、枸杞子、胡萝卜、番茄、苹果等红色食物。

（2）养肺

【过分悲忧则伤肺】当一个人过度忧伤时，最容易伤及肺部。忧愁的情志会使肺气郁结，肃降失常，从而出现气机闭塞等证。正如《灵枢·本神》所说："愁忧者，气闭塞而不行。"因此，肺部不好的人切忌忧愁，要时时保持舒畅的心情。

【辛入肺】中医认为，辛入肺。人们常吃的葱、蒜、姜、辣椒、胡椒，均是以辛味为主的食物，这些食物有发汗、理气之功效。当一个人患有感冒时，只要食用辛味药物或食物，温通而宣肺，感冒就好了。但凡事都要掌握一个"度"，如果过度食用辛味食物，对肺就不好了，一是容易上火，引起肺胃蕴热，轻者长痘，重者口舌生疮、流鼻血等；二是耗气伤津，容易导致肺燥，引起皮肤粗糙，口干舌燥等。

【秋季当养肺，多食白色食物】秋季是收获的季节，也是重要的养生季节。秋季气候由热转凉，阳气渐收，阴气渐长，是由阳盛转变为阴盛的过渡时期，人体阴阳也随之由"长"到"收"。在这个季节里，养阴是养生的重要原则，而养阴的重点就是防燥润肺。在生活中，我们可以多吃一些白色的食物，让肺强健起来。如百合，可润肺止咳，对呼吸道的调养效果最好。此外，白萝卜、银耳、白芝麻等，也有生津润肺的功效。

【大米为肺之谷】大米具有滋阴润肺的作用，久食有助于养颜。因此，经常肺热、咳黄痰的人，以及一些想养颜的女性，可以在日常生活中多多服用"米汤"，即大米熬饭时，凝聚在锅面上的那一层"粥油"。

（3）养脾

【忧思则伤脾】表现为忧虑或过度思考问题易伤脾胃，是诱发脾劳的重要原因。因此，我们在平时要注意养成良好的性格，注意个人修养，做到心胸豁达，和善处事，不为琐事斤斤计较或大费心思。

【甘入脾】甘即甜味。中医认为，甘甜入脾。食用甜味的食物能够补养气血、补充热量、解除疲劳、调味解毒、缓解痉挛。甜味食物有红糖、龙眼、蜂蜜、米面食等。脾虚者可适量食用。

【长夏当养脾，多食黄色食物】长夏是指小暑到立秋这段时间，即暑热刚过去，刚开始下秋雨的时候。长夏主化，是人体脾胃消化、吸收营养的最佳时期，故此时最宜养脾。黄属土，与脾相应，故日常生活中可以多吃一些黄色食物，如马铃薯、黄豆、南瓜等，都有健脾、增强胃肠功能的作用。

【小米为脾之谷】小米是五谷之首，其营养价值在五谷中最高。小米性温，经常食用可以健胃补脾、补中益气、益寿延年，对孕妇、手术患者、病后体虚的人来说，小米粥无疑是最佳的健脾良药。

（4）养肝

【大怒则伤肝】怒则气上，即愤怒会导致肝气上逆，血随气而上行，有些人一生气便常常出现面红耳赤、头晕、头痛、甚至出现吐血、昏倒、血压升高等现象，这都是肝气上逆所致，从而损伤肝脏功能。因此，我们要想强健肝脏，就要学会制怒，尽量做到心平气和、乐观开朗，从而使肝火得降，肝气正常升发、调顺。

【酸入肝】酸入肝是指食用酸味食物或药物可以养肝。在日常饮食中，可以适当进食一些酸味食物，如山楂、橘子、葡萄等。在进餐或做某些菜肴时，依需要和习惯，适当加点儿醋也可以起到一定作用。值得注意的是，酸味食物并不是一年四季都适合吃，比如春季肝气旺盛时，就不能吃太多酸味食物，否则会造成肝气过盛，影响人体健康。

【春季当养肝，多食青色食物】肝在五行属木，肝主春，春季木旺，因此春季护肝尤为重要。首先，在饮食上要以清淡平和、营养丰富为宜，同时要避免过食油腻、油炸、辛辣食物，否则会导致肝脏功能的失调。此外，青色（介于蓝色和绿色之间）食物是保肝、养肝的最佳选择，可以促进肝气循环，舒缓肝郁，保护视力。因此，春季应多食用一些青色食物，如黄瓜、芹菜、菠菜、花椰菜等。

【绿豆为肝之谷】《黄帝内经》说，肝居东方，其色青，主升发。现代人的工作压力过大，生活没有规律，经常熬夜、喝酒、吃肉过多，因此肝易犯升发太过之病，也常犯肝火过旺之病。这时，可以经常服用绿豆粥，能起到清肝火、抑制肝气升发太过的作用。绿豆又名青小豆，其性凉味甘，当出现中暑、心烦气躁、咽喉肿痛、大便燥结时，都可以用绿豆汤为保健饮料。若想增强口感，还可以在绿豆汤中放入适量冰糖。可以常服，具有清热解暑、清肝降火之功效。

（5）养肾

【过恐则伤肾】中医认为"惊则气乱，恐则气下"，当一个人过度惊骇、恐惧时，就会心神烦乱，肾气不固，最终导致肾虚。因此，肾脏不好的人，要在日常生活中注意调节自己的不良情绪，控制自己的精神活动，心中不要有太多杂念。

【咸入肾】"咸"为五味之冠，代表食物如盐、海带、紫菜、海蜇等咸味食物。如发生大汗、呕吐、腹泻等症状时，喝适量的淡盐水就可以使人体代谢恢复正常。需要注意的是，咸味适度可以养肾，过咸则伤肾。尤其在冬天时，肾气最容易消耗，要尽量少食用咸味食物。

【冬季当养肾】冬季气候寒冷，寒气通于肾，就是说寒邪首先侵袭人的肾。冬季为肾主令，人体五脏中，肾为阴脏，寒气又通于肾气，所以冬季要养肾。冬季养肾，在饮食上要少食咸、硬、生冷的食物。此外，黑色入肾，即黑芝麻、黑豆等食物，能够在冬季滋补肾气，帮助你健体强身。

【黑豆为肾之谷】黑豆味甘性平，中医认为它具有补肾、利水、活血、解毒、润肤的功效。若属于中医肾虚者，平时可多食用黑豆。由于黑豆含植物蛋白比较高，若肾功能不全者，则宜少食或不食用；肾功能衰竭者，则需禁食。

按照五行学说养脏调摄，须注意不能太过，过犹不及。《素问·五脏生成》篇说："多食咸，则脉凝泣（涩）而变色；多食苦，则皮槁而毛拔；多食辛，则脉急而爪枯；多食酸，则肉胝胎而唇揭；多食甘，则骨痛而发落。"过嗜某味，则导致其本脏偏盛而累及所克之脏，而出现他脏之病变。

第三章　藏象

藏，是指隐藏于人体内的脏腑器官。象，其义有二：一是指内脏的解剖形态，二是指脏腑的生理病理反映于外的征象。"象"是"藏"的外在反映，"藏"是"象"的内在本质，两者结合起来就叫作"藏象"。

藏象是人体脏腑的生理活动及病理变化反映于外的征象。藏象学说是通过对人体生理功能、病理变化的观察，研究脏腑、形体、官窍的形态结构、生理活动规律及其相互关系的学说。

藏象学说是以脏腑为基础，脏腑是人体内脏的总称。根据生理功能特点，脏腑分为五脏、六腑和奇恒之腑三类。

肝、心、脾、肺、肾合称五脏。从解剖形态上看，五脏属于实质器官；从生理功能上看，五脏能化生和储藏精气。故《素问·五脏别论》说："五脏者，藏精气而不泻也，故满而不能实。"满，指精气盈满；实，指水谷充实。满而不能实，说明五脏储藏的都是精气，而不是有形的水谷或糟粕。

胆、小肠、胃、大肠、膀胱、三焦合称六腑。从解剖形态上看，六腑属于空腔器官；从生理功能上看，六腑能受盛和传化水谷。因此，《素问·五脏别论》说："六腑者，传化物而不藏，故实而不能满也。"六腑传导、消化食物，经常充盈水谷，而不储藏精气。因六腑传化而不藏，故虽有水谷充实而不能充满，即所谓"更实更虚"，虚实交替进行，完成消化过程。

脑、髓、骨、脉、胆、女子胞六者合称奇恒之腑。奇恒之腑，形多中空，与腑相近，内藏精气，又类于脏，似脏非脏，似腑非腑，故称之为"奇恒之腑"。

藏象学说的主要内容为研究脏腑、形体和官窍等。其中以脏腑（特别是五脏）为重点。五脏是生命活动的中心，因此，五脏理论是藏象学说中最重要的内容。

藏象学说的基本特点是以五脏为中心的整体观。人体是以五脏为中心的、极其复杂的有机整体。人体各组成部分之间，在形态结构上密不可分，在生理功能上互相协调，在物质代谢上互相联系，在病理上互相影响。人体的生理、病理状态又与外界环境相应，体现了结构与功能、物质与代谢、局部与整体、人体与环境的统一。

第一节　心与小肠

一、心

（一）心的解剖位置及形态结构

心位于胸腔偏左，居肺下膈上，呈尖圆形，色红，中有孔窍，外有心包络围护，心居其中。心在五行属火，手少阴心经与手太阳小肠经相互络属，故心与小肠相表里。

（二）心的生理功能

1. 心主血脉

心主血脉是指心具有推动血液循行于脉中以营养全身的功能。心主血脉包括主血和主脉两个方面。

心主血的作用有二：一为行血，即心脏推动血液运行，输送营养物质以濡养全身。只有心气充沛，才能维持正常的心力、心率和心律，从而使血液能有规律地在体内循环运行。二为生血，即"奉心化赤"，即饮食水谷经脾胃之气的作用，化为水谷之精，水谷之精再化为营气和津液，营气和津液入脉，经心火的作用，化为赤色血液。

所谓"心主脉"，是指心和脉管直接相连，形成了一个密闭循环的管道系统，心气调控心脏的搏动和脉管的舒缩。心为血液循行的动力，脉是血液循行的道路，血在心的推动下循行于脉管之中，心脏、脉管和血液构成了一个相对独立的系统。心脏功能正常，则心脏搏动如常，面色红润光泽，脉象和缓有力，节律均匀。

2. 心主神志

《黄帝内经》里有一个关于"神"的定义："两精相搏谓之神。"所谓"两精"就是指阴阳。阴阳的相互作用产生出来的功能被称为"神明"。心主神志的含义有二：

其一，心主司人的精神、意识、思维活动。在正常情况下，心主司神明，接受和反映客观外界事物，进行精神、意识、思维活动。这种作用称为"任物"，即心具有接受和处理外来信息的作用。有了这种"任物"的功能，人才会产生精神和思维活动，对外界事物做出判断。

其二，心能主宰人的生命活动。"心为一身之主宰，万事之根本"（《饮膳正要·序》），五脏六腑必须在心的统一指挥下，才能进行统一协调的正常的生命活动。

（三）心的生理连属

1. 在体合脉，其华在面

心"在体合脉，其华在面"是指全身的血脉都统属于心，心脏精气的盛衰及生理功能正常与否，可从面部的色泽表现出来。由于头面部的血脉极其丰富，全身血气皆上注于面，故心的精气盛衰及其生理功能正常与否，可以显露于面部的色泽变化。心气旺盛，血脉充盈，则面部红润光泽。心之气血不足，可见面色淡白无华。心脉瘀阻，则见面色青紫。心火亢盛，则见面色红赤。心阳暴脱，可见面色苍白、晦暗。

2. 在窍为舌

在窍为舌是指心之精气盛衰及其功能变化可从舌的变化得以反映。因而观察舌的变化，可以了解心主血脉及藏神功能是否正常。

由于心主血脉，而舌体血管丰富，外无表皮覆盖，故舌色能灵敏地反映心主血脉的功能状态。而且心与舌体通过经脉相互联系。此外，舌还具有产生味觉和语言表达的功能，这些都有赖于心主血脉和心主神志共同的作用。因此心主血、藏神功能正常，则舌体红活荣润，柔软灵活，味觉灵敏，语言流利。

若心有病变，亦可从舌上反映出来。如心血不足，则舌淡瘦薄；心火上炎，则口舌生疮；心血瘀阻，则舌质紫暗，或有瘀斑。若心主神志功能失常，则可见舌强、语謇，甚或失语等。

3. 在志为喜

在志为喜是指心的生理功能与情志当中的"喜"有关。喜，属于对外界刺激产生的良性反应。喜乐愉悦的情绪变化有益于心脏正常的生理功能，但暴喜过度则可使心神受伤，出现心神涣散，神不守舍，甚至失神狂乱。

4. 在液为汗

在液为汗是指心阴、心血为汗液化生之源。心主血脉，血液中的水液渗出脉外则为津液，而津液又是汗液化生之源，故又有"血汗同源""汗为心之液"之说。如果心血充盈，津液充足，化汗有源，既可滋润皮肤，又可排出体内代谢的废液。而汗出过多，津液大伤，必然耗及心阴、心血，可见心慌、心悸，甚至出现心阴暴脱的危候。

二、小肠

小肠的主要生理功能是接受由胃而来的水谷，而主化物和分别清浊。清者，指饮食中的精华部分；浊者，指饮食经消化后的糟粕。小肠接受由胃传来的食物，再进一步消化并吸收其中的精华，通过脾转输于肺而达到全身各部，以供应脏腑机能活动的需要。同时，将其糟粕中的水液渗入膀胱，由尿排出；渣滓部分则下注大肠，成为粪便而排出体外。所以小肠有病时，主要表现为消化、吸收不良和大小便异常等。

三、养护心脏的方法

一是保持良好的心态，尽可能使自己处于一种心理上的"阳光状态"，不急不躁，不郁不怒，不嫉不妒，不怨不忧，泰然应对。

二是平时可以做一些伸展性、放松性的运动，以放松骨骼、肌肉为主，可以促进夜间睡眠。运动方式推荐散步、做操等舒缓的运动。舒展肢体的运动能够促进周身血液循环，从而减轻心脏负荷。

三是保证充足的睡眠，提高睡眠质量，尤其是中老年人，应坚持午休。

四是建立新的饮食营养观，强化膳食平衡，做到食用"三低"（低盐、低糖、低脂肪）、"三高"（高蛋白、高维生素、高纤维素），以及富含锌、硒、铁、钙等元素的膳食。如食用沙丁鱼、燕麦、菜豆、大麦等。

第二节　肺与大肠

一、肺

（一）肺的解剖位置与形态

肺位于胸腔，左右各一，在膈之上，覆盖其他脏腑，上连气道，喉为其门户，是五脏六腑中位置最高者，故称"华盖"。又因肺叶娇嫩，不耐寒热，易被邪侵，故又称"娇脏"。肺在五行属金。手太阴肺经与手阳明大肠经相互络属，故肺与大肠相表里。

（二）肺的生理功能

1. 主气、司呼吸

肺具有主持全身之气的功能，包括主呼吸之气和主一身之气两个方面。

（1）主呼吸之气 肺是气体交换的场所。通过肺的呼吸作用，不断吸进清气，排出浊气，吐故纳新，实现机体与外界环境之间的气体交换，以维持人体的生命活动。

（2）主一身之气 是指肺有主司一身之气的生成和运行的作用。《素问·六节藏象论》说："肺者，气之本。"

肺主一身之气，首先体现于宗气的生成。宗气属后天之气，由肺吸入的自然界清气与脾胃运化的水谷之精所化生的谷气相结合而生成。宗气在肺中生成，积存于胸中"气海"，上走息道，出喉咙，以促进肺的呼吸，并能贯注心脉以助心推动血液运行，故在人体生命活动中占有非常重要的地位。

其次，肺还主一身之气的运行，体现于肺对全身气机的调节作用。肺有节律的呼吸，对全身之气的升降出入运动起着重要的调节作用。肺的呼吸均匀通畅，节律一致，和缓有度，则各脏腑、经络之气升降出入运动通畅协调。

肺的呼吸调匀是气的生成和气机调畅的基本条件。如果肺的呼吸功能失常，势必影响一身之气的生成和运行。若肺丧失了呼吸功能，清气不能吸入，浊气不能排出，则新陈代谢停止，人的生命活动也就终结了。所以说，肺主一身之气的作用，主要取决于肺的呼吸功能。

2. 肺主宣发肃降

（1）肺主宣发 是指肺气具有向上升宣和向外布散的功能，其气机运动表现为升与出。其生理作用主要体现在呼出浊气，输布津液精微，宣发卫气。肺气失于宣散，则可出现恶寒、无汗、呼吸不畅、胸闷、咳嗽，以及鼻塞、喷嚏等症状。

（2）肺主肃降 是指肺气清肃、下降的功能，其气机运动形式为降与入。其生理作用主要体现在吸入清气，通调水道，肃清异物。肺气肃降，能肃清肺和呼吸道内的异物，以保持呼吸道的洁净、通畅。

3. 通调水道

通调水道是指肺的宣发和肃降功能对体内水液的输布、运行和排泄具有疏通和调节作用。一是通过肺气的宣发作用，将脾气转输至肺的水液和水谷之精中的轻清部分，向上、向外布散，上至头面诸窍，外达全身皮毛肌腠以濡润之；并将代谢以后的水液，在卫气的推动作用下化为汗液，排出体外。二是通过肺气的肃降作用，将脾气转输至肺的水液和水谷精微中的较稠厚部分，向内、向下输送到其他脏腑以濡润之，并将脏腑代谢所产生的浊液下输至肾（或膀胱），成为尿液生成之源。

肺以其宣发与肃降功能输布全身水液，故说"肺主行水"。又因肺为华盖，在五脏六腑中位置最高，并参与调节全身的水液代谢，故清·汪昂《医方集解》称"肺为水之上源"。

如果肺气宣降失常，失去行水的功能，水道不调，则可出现水液输布和排泄障碍，发生如痰饮、水肿等的病变。

4. 朝百脉，主治节

肺朝百脉，是指全身的血液都通过百脉流经于肺，经肺的呼吸，进行体内外清浊之气的交换，然后再通过肺气的宣降作用，将富含清气的血液通过百脉输送到全身。血液的运行，有赖于肺气的推动和调节，即肺气具有助心行血的作用。肺通过呼吸运动，调节全身气机，从而促进血液运行。同时，肺吸入的自然界清气与脾胃运化而来的水谷之精所化的谷气相结合，生成宗气，而宗气有"贯心脉"以推动血液运行的作用。肺气充沛，宗气旺盛，气机调畅，则血运正常。若肺气虚弱，不能助心行血，则可导致心血运行不畅，甚至血脉瘀滞，出现心悸，胸闷，唇青舌紫等症；反之，心气虚衰或心阳不振，心血运行不畅，也能影响肺气的宣通，出现咳嗽、气喘等症。

肺主治节，是指肺气具有治理和调节肺之呼吸及全身之气、血、水的作用。肺主治节的生理作用主要表现在调节呼吸运动，调理全身气机，调节血液的运行，调节津液代谢等方面。

（三）肺的生理连属

1. 在体合皮，其华在毛

这里所说的皮毛，包括皮肤、汗腺、毫毛等组织，为一身之表，有赖于卫气和津液的温养和润泽，具有防御外邪、调节津液代谢、调节体温和辅助呼吸的作用。

肺对皮毛的作用，主要有二：①肺气宣发，宣散卫气于皮毛，发挥卫气的司腠理开合及防御外邪侵袭的作用；②肺气宣发，输精于皮毛，即将津液和部分水谷之精向上、向外布散于全身皮毛肌腠以滋养之，使之红润光泽。若肺气虚弱，肌表失于温养，既可因皮毛失濡而见枯槁不泽，又可导致卫表不固而见自汗或易感冒。

2. 在窍为鼻

鼻通过肺系（喉咙、气管等）与肺相连，具有主通气和主嗅觉的功能。鼻的通气和嗅觉功能，都必须依赖肺气的宣发作用。肺气宣畅，则鼻窍通利，呼吸平稳，嗅觉灵敏；肺失宣发，则鼻塞不通，呼吸不利，嗅觉亦差。

临床上常把鼻的功能异常作为诊断肺病的依据之一，而治疗鼻塞流涕、嗅觉失常等病症，又多用辛散宣肺之法。

3. 在志为悲（忧）

忧和悲同属肺志。悲、忧皆为人体非良性的情绪变化或情感反应，对人体的影响主要是损伤肺气，或导致肺气的宣降功能失调。《素问·举痛论》说："悲则气消。"悲伤过度，可出现呼吸气短等肺气不足的现象。反之，肺精气虚衰或肺气宣降失调时，机体对外来非良性刺激的耐受能力下降，亦易于产生悲、忧的情绪变化。

4. 在液为涕

涕为肺所宣发的津液经鼻腔分泌而成，正常情况下润泽鼻窍而不外流。若寒邪袭肺，肺气失宣，则鼻流清涕；肺热壅盛，则可见喘咳上气，鼻涕黄浊；若燥邪犯肺，则又可见鼻干而痛。

二、大肠

大肠主传化糟粕，也就是大肠的主要生理功能是传导糟粕。这是指大肠接受小肠下注之浊物，进一步吸收其水分，变为粪便，排出体外。若大肠传导失常，便会出现腹泻、便秘等症状。

糟粕的传导，一方面依赖于大肠本身功能的正常，另一方面又与胃的降浊、肺气肃降及肾的气化功能有关。因此，大肠有病，主要在粪便的排泄方面出现异常，如泄泻或便秘等。另外，大肠病变也可影响胃、肺等脏腑，使之功能失常。

三、养肺与大肠方法

一是保持心情的平和。心平气和是养肺的最好方法，因为肺是呼吸器官，而情绪的变化最容易影响的地方就是呼吸。心情悲伤或者愤怒，呼吸就会急促、不平稳。因此，要尽量保持心情舒畅，切忌悲哀、忧伤。

二是用呼吸养肺。"肺主呼气，肾主纳气"，就是说，肺的呼吸功能要靠肾协助，只有肾气充盛时，吸入之气才能顺利入肺。在一天之中，按照《黄帝内经》的经络理论，酉时（17～19时）是肾经"值班"之时，肾气偏旺，此时做深长呼吸，有助于肾之纳气，对体虚、肺肾虚以及老年人肺病的效果极佳。

三是注意饮食的合理性。食用一些性质平和且具有滋阴润燥、养肺生津润肠作用的药物或食物，如用白木耳或黑木耳炖冰糖服用；用玉竹、沙参与鸭一起煲汤服用；黑芝麻炒熟、研末，用蜂蜜调服。再如，取银耳5克，泡好洗净，放入粳米100克，入锅内加水熬粥，每日晨服。

为了达到润肺润肠的效果，可适当多吃一些水果，其中以梨、甘蔗为首选。其次，像荸荠、香蕉、枇杷等也是良好的润肺之物。同时，平常应尽量多吃蔬菜可助排便。但是要注意，凡脾虚湿重而泄泻者，肺寒咳嗽而痰黏者，则不宜多吃上述水果。

第三节　脾与胃

一、脾

（一）脾的解剖形态

脾位于腹腔上部，膈的下面，在左季胁的深部，附于胃的背侧左上方，"形如刀镰""状如犬舌"。脾在五行属土，足太阴脾经与足阳明胃经相互络属，故脾与胃相表里。

（二）脾的生理功能

1. 脾主运化

脾主运化，是指脾具有将饮食水谷消化成精微物质、将其残渣变成糟粕，并将其中的精微物质转输至全身的生理作用。脾主运化可分为运化水谷和运化水液两个方面。

运化水谷是指饮食入胃，经过胃的腐熟、初步消化，然后经小肠"泌别清浊"，浊者下传于大肠；清者，也就是精微物质，通过脾运输到全身，营养五脏六腑、四肢百骸、九窍、皮肉筋脉等组织器官。

运化水液是指在运化水谷精微之同时，把体内需要的水液输送到周身各组织器官中，以发挥滋养的作用，并将体内组织代谢产生的浊液，输送于肾，经膀胱排出体外。

2.脾主统血

脾主统血，是指脾气有统摄、控制血液在脉中正常运行而不溢出脉外的功能。脾气统摄血液的功能，实际上是气的固摄作用的体现。脾气健旺，运化正常，气生有源，气足而固摄作用健全，血液则循脉运行而不溢出脉外。若脾气虚弱，运化无力，气生无源，气衰而固摄功能减退，则血液失去统摄而导致各种出血的疾病，如鼻衄、齿衄、肌衄、便血、尿血、崩漏等。

3.脾主升清

脾主运化，是因为脾气的特点是"主升"，能将饮食的水谷精微与津液上输于肺，再通过心肺的作用，把气血津液布散于全身各处。脾气健运，则升清正常，气、血化生有源，全身营养充盈。若脾气虚弱，不能升清，则会导致头部失养，出现头晕、目眩的症状；导致周身失养，则出现倦怠乏力的症状。清不升，则浊不降，故出现脘闷纳呆，或清浊并走于下，而致泄泻。

（三）脾的生理连属

1.在体合肉，主四肢

脾的运化功能与肌肉的强壮程度有着密切的联系。全身的肌肉，有赖于脾胃运化的水谷精微及津液的营养和滋润，才能壮实丰满，并发挥其收缩运动的功能。若脾胃的运化功能失常，水谷精微及津液的生成和转输障碍，肌肉得不到水谷精微及津液的营养和滋润，必致瘦削，软弱无力，甚至萎废不用。

人的四肢，同样需要脾胃运化的水谷精微及津液的营养和滋润，以维持其正常的生理活动，故称"脾主四肢"。因此，四肢的功能正常与否，与脾气的运化和升清功能是否健旺密切相关。若脾气健运，营养充足，则肌肉丰满，四肢强劲有力；若脾失健运，转输无力，则四肢的营养缺乏，可见肌肉瘦削，四肢乏力，甚或萎废不用。

2. 在窍为口，其华在唇

人的食欲、味觉与脾的运化功能密切相关。口腔在消化道的最上端，主接纳和咀嚼食物。食物经咀嚼后，便于胃的受纳和腐熟。脾的经脉"连舌本，散舌下"，舌又主司味觉，所以，食欲和味觉功能都可反映脾的运化功能是否正常。若脾气健旺，则食欲旺盛，味觉正常。若脾失健运，湿浊内生，则见食欲不振，口味异常，如出现口淡乏味、口腻、口甜等。

口唇的色泽可以反映脾气功能的盛衰。由于脾为气血生化之源，如果脾气健运，气血生化有源，则口唇红润光泽；若脾失健运，气血衰少，则口唇淡白无华。

3. 在志为思

脾的生理功能与思相关。正常限度内的思虑，是人人皆有的情志活动，对机体并无不良影响。如果思虑过度，或所思不遂，则会影响机体正常的生理活动，并且主要影响脾的运化功能，从而出现不思饮食、头目眩晕、脘腹胀闷、大便溏泄、心悸失眠、身体消瘦等症状。

4. 在液为涎

涎为口津，即口腔津液中较清稀的部分，由脾精、脾气化生并转输布散。正常情况下，涎液具有保护口腔黏膜、润泽口腔的作用，在进食时分泌旺盛，以助咀嚼和消化食物。若脾气充足，则涎液化生适量，上润于口而不溢于口外。若脾胃运化功能失常，则导致涎液化生异常，可见口涎自出或者口干舌燥。

二、胃

胃位于膈下，上连食管，下通小肠。胃又称为胃脘，分为上、中、下三部：胃的上部为上脘，包括贲门；胃的下部为下脘，包括幽门；上下脘之间的部分称为中脘。

胃与脾同居中焦，由足阳明胃经与足太阴脾经相互属络，构成表里关系。胃的主要生理功能主要表现为两方面：

1. 主受纳和腐熟水谷

胃具有接受和容纳饮食水谷的作用。饮食入口，经食管入胃，在胃气的通降作用下，由胃接受和容纳，暂存于其中，故胃有"太仓""水谷之海"之称。经胃化生的精、气、血、津、液，都来源于胃中食物的营养物质，故胃又有"水谷气血之海"之称。

暂存于胃中的食物，经过胃气的磨化和腐熟作用后，其中的精微物质被吸收，并由脾气转输至肺而营养全身，未被消化的食糜则下传于小肠做进一步消化。

如果胃的受纳与腐熟水谷的功能失常，会出现脘腹胀痛，纳呆厌食，嗳腐屎臭，或者多食善饥等症状。

2.主通降，以降为和

胃气宜保持畅通下降的功能，这种下降功能可以把食糜向下输送至小肠，将糟粕输送至大肠，并促进糟粕排泄。因此，胃失通降，胃气郁滞，则出现纳呆脘闷，胃脘胀满或疼痛、大便秘结等症状。若胃气不降反而上逆，则出现恶心，呕吐、呃逆、嗳气等症状。

三、健脾保胃的方法

一是情绪调节。不能长期生活在郁闷和忧思之中，否则，脾迟早会"罢工"的。

二是适当运动。应当打打太极拳，活动腰身，但不要过于劳累。

三是居处要干净、温暖、干湿适中。尽量不要居住在寒冷潮湿的环境中，尤其是不宜在空调环境中待得太久，应当多晒太阳。

四是老年人因脾胃功能减弱，故不宜贪荤少素或嗜食膏粱厚味。因为荤食多含高脂肪、高胆固醇、高热量，而含纤维素较低，贪吃这类食物则难以消化，易使脾胃失和，运化不利，不但易导致腹满腹胀、胃脘疼痛，而且易诱发肥胖、高血脂、高血压、动脉硬化、冠心病、糖尿病等疾病。

老年人养生，饮食上宜以素为主，多吃含淀粉、植物蛋白、植物油、维生素、矿物质和膳食纤维较多的全谷类、豆类及其制品，以及蔬菜、水果、坚果等食物。当然，重素并非全弃荤，像鱼肉、鸡肉、鸭肉、兔肉、牛奶、瘦猪肉等"血肉有情之品"，也宜少量搭配进食，以利"气血生化有源"，增强身体素质。吃饭一定要规律，定时定量，有汤有水，多素少油，清淡少盐，营养均衡。

第四节　肝与胆

一、肝

（一）肝的解剖形态

肝位于腹腔，横膈之下，右胁之内。肝在五行属木，足厥阴肝经与足少阳胆经相互络属，故肝与胆相表里。

（二）肝的生理功能

1.肝主疏泄

肝气具有疏通、畅达全身气机，进而促进精血津液的运行输布、脾胃之气的升降、胆汁的分泌排泄以及情志的舒畅等作用。肝气的疏泄功能，反映了肝为刚脏及肝气主动、主升的生理特点，是维持肝脏本身及相关脏腑的功能正常、协调的重要条件。肝的疏泄功能，主要表现为调畅气机，调畅情志，促进脾胃的运化功能和胆汁分泌，促进血液与津液的运行输布，促进女子行经与男子排精。

2.肝主藏血

肝藏血主要表现为肝具有储藏血液、调节血量、防止出血的功能，故有"肝为血海"之称。若肝藏血功能失职，会引起各种出血，称为"肝不藏血"，临床上可出现吐、衄、咯血，或月经过多，或崩漏等出血症状。

（三）肝的生理连属

1. 在体合筋，其华在爪

筋包括肌腱和韧带，附着于骨而聚于关节，是连接关节、肌肉而主司关节运动的组织。正是由于筋的收缩与弛张，关节才能运动自如。筋的功能依赖于肝血的濡养。肝血充足，筋得其养，筋才能运动灵活，可耐受疲劳，而筋力强健有力；若肝血亏虚，筋失濡养，则筋的运动能力就会减退，可出现手足震颤、肢体麻木、屈伸不利等症状。若邪热过盛，燔灼肝筋，耗伤肝阴，使筋不得养，则会出现手足震颤、抽搐，甚则角弓反张等表现。

爪包括指甲和趾甲，乃筋之延续，所以有"爪为筋之余"之说。爪甲亦赖肝阴、肝血以濡养，因而肝之阴血的盛衰，可以影响到爪的荣枯，而观察爪甲的荣枯，又可以测知肝脏功能正常与否。肝阴、肝血充足，则爪甲坚韧，红润光泽；若肝阴、肝血不足，则爪甲萎软而薄，颜色枯槁，甚则变形、脆裂。

2. 在窍为目

目之所以具有视物功能，依赖肝精、肝血之濡养和肝气之疏泄。肝之阴血充足，肝气调畅，眼睛才能正常发挥视物、辨色的功能。若肝阴、肝血不足，则会导致两目干涩、视物不清甚至夜盲等症；若肝经风热，则目赤痒痛；肝风内动，则目睛上吊、两目斜视。

3. 在志为怒

怒是人在情绪激动时的一种情志变化。在一定限度内的情绪宣泄，对维持人体的生理平衡有重要的意义，但大怒或郁怒不解，对于人体是一种非良性刺激，既可引起肝气郁结，气机不畅，表现为心情抑郁，闷闷不乐，甚至阴血、津液出现运行输布障碍，痰饮、瘀血及癥瘕积聚内生，又可致肝气上逆，升发太过，表现为情绪激动、亢奋，甚至血随气逆，发为上部出血或中风昏厥。

4. 在液为泪

在正常情况下，泪液的分泌能濡润眼睛而不外溢。泪由肝阴、肝血所化，肝开窍于目，泪从目出，故泪为肝之液。

在病理情况下，可见泪液分泌异常。如肝血不足，泪液分泌减少，常见两目干涩；如风火赤眼，肝经湿热，可见目眵增多，迎风流泪等。

二、胆

胆附于肝，是一个中空的囊性器官。胆的主要生理功能是贮存和排泄胆汁。胆汁在肝内生成，由肝化生而分泌。胆汁生成后，则流入胆囊，由胆囊贮存。胆汁又称精汁，故胆又称"中精之府"。胆的生理功能有两点：

1. 贮藏和排泄胆汁

胆位于胁下，附于肝，与肝相连，贮藏来自肝脏之胆汁，注入肠中，以助消化。它虽为六腑之一，但与其他五腑不同，它只贮藏胆汁而不接受水谷糟粕，故又把它归属于"奇恒之腑"。

若肝气郁滞，郁而化热，熏蒸胆汁，胆汁上逆或外溢，则出现口苦、呕吐黄水或黄疸等。

2. 主决断

胆气与人的精神情志活动有关。《素问·灵兰秘典论》中说："胆者，中正之官，决断出焉。"因而，某些惊恐、失眠、多梦、疑虑不决等精神情志症状，多认为是胆气虚所致，临床上也常常从胆治疗。

三、养肝护胆的方法

一是多喝水。多喝水可补充体液，增强血液循环，促进新陈代谢。多喝水还有利于消化吸收和排出废物，减少代谢产物和毒素对肝脏的损害。

二是少饮酒。少量饮酒有利于通经、活血、化瘀和扶助肝脏阳气之升发。但不能贪杯过量，因为肝脏代谢酒精的能力是有限的，多饮必伤肝。

三是饮食平衡。食物中的蛋白质、碳水化合物、脂肪、维生素、矿物质等要保持合适的比例，同时保持五味不偏。尽量少吃辛辣食物，多吃新鲜蔬菜、水果。不暴饮暴食或饥饱不匀。

四是心情舒畅。怒伤肝，生气、发怒易导致肝脏气血瘀滞而成疾。要养肝护肝，就首先要学会制怒，尽力做到心平气和、乐观开朗，使肝阳不亢，肝气正常升发和调顺。

五是适量运动。开展与季节相适合的户外活动，如散步、踏青、打球、打太极拳等，既能使人气血通畅，促进吐故纳新，又可怡情养肝，达到护肝保健的目的。

六是服饰宽松。宽松衣带，披散头发，使形体得以舒展，气机不致郁阻。肝气条畅，身体必然强健。

第五节　肾与膀胱

一、肾

（一）肾的解剖形态

肾位于腰部，在脊柱两侧，左右各一。《素问·脉要精微论》说："腰者肾之府。"肾在五行属水，足少阴肾经与足太阳膀胱经相互络属，故肾与膀胱相表里。

（二）肾的生理功能

1.主藏精

肾藏精，是指肾具有摄纳、储存、封藏精气的生理功能。肾对于精气的闭藏，是将精气藏之于肾，促进肾中精气的不断充盈，发挥其生理效应而不至于无故流失，为精气能在体内充分发挥其生理功能创造必要的条件。

精有先天、后天之分。先天之精来源于父母的生殖之精，是禀受于父母的生命遗传物质，藏于肾中。在出生之前，是形成胚胎的重要物质；在出生之后，则是人体生长发育和生殖的物质基础。

后天之精来源于脾胃化生的水谷之精。人出生后，由脾胃的运化作用从饮食中摄取的营养物质，称为"后天之精"，进而形为脏腑之精。各脏腑之精化为各脏腑之气，以推动和调节该脏腑的生理功能。各脏腑之精支持其生理功能后的剩余部分，则输送到肾中，充养先天之精。

因此，肾精的构成，是以先天之精为基础，加之部分后天之精的充养而生成。先天之精和后天之精的来源虽然不同，但是却同藏于肾，二者相互依存，相互为用。后天之精有赖于先天之精的资助，即有赖于肾气及肾阴、肾阳对脾气及脾阴、脾阳的推动和资助，才能不断地化生，以输布全身，营养脏腑及其形体、官窍；先天之精也须依赖脾胃所化后天之精的不断培育和充养，才能日渐充盛，以充分发挥其生理功能。

（1）精的生理功能 肾中精气不仅能促进机体的生长、发育和繁殖，而且能参与血液的生成，提高机体的抗病能力。

促进生殖繁衍。肾精是胚胎发育的原始物质，又能促进个体的生殖功能的成熟。人的生殖器官的发育及其生殖能力，均有赖于肾。肾精的生成、储藏和排泄，对繁衍后代起着重要的作用。人出生以后，由于先天之精和后天之精的相互滋养，从幼年开始，肾的精气逐渐充盛，发育到青春时期，随着肾精的不断充盛，便产生了一种促进生殖功能成熟的物质，称作天癸。于是，性功能逐渐成熟，男子就能产生精液，女子则月经按时来潮，具备了生殖能力。

随着人从中年进入老年，肾精也由充盛而逐渐趋向亏虚，天癸的生成亦随之减少，甚至逐渐耗竭，生殖能力亦随之下降，以至消失。这充分说明肾精对生殖功能起着决定性的作用，为生殖繁衍之本。

如果肾藏精功能失常，就会导致性功能异常，生殖功能下降。《素问·上古天真论》就认识到，男子"二八，肾气盛，天癸至，精气溢泻，阴阳和，故能有子……七八……天癸竭，精少，肾脏衰，形体皆极"；女子"二七而天癸至，任脉通，太冲脉盛，月事以时下，故有子……七七，任脉虚，太冲脉衰少，天癸竭，地道不通，故形坏而无子也"。

总之，男女生殖器官的发育成熟及具备生殖能力，均有赖于肾精的充盛，而精气的生成、储藏和排泄均由肾所主，故有"肾主生殖"之说。根据这一理论，固肾保精便成为治疗性功能与生殖功能异常的重要方法之一。

促进生长发育。生、长、壮、老、已是生命的自然规律。人从出生开始，经过发育、成长、成熟、衰老，以至死亡，这段机体生存的时间，称为寿命。生、长、壮、老、已的过程称为生命的历程。人以五脏为本，而肾为五脏之根。肾所藏之精气为生命的基础，在人的生、长、壮、老、已的过程中起主导作用。故《素问·上古天真论》曰："此其天寿过度，气脉常通，而肾气有余也。"肾精对促进人体生长发育具有重要作用，为性命之根，"肾气绝，则不尽其天命而死也"（《中藏经》）。所以，对生长发育障碍，如"五软""五迟"等病，补肾是其重要治疗方法之一。补肾填精又是延缓衰老和治疗老年疾病的重要手段。

参与血液生成。肾藏精，精能生髓，精、髓可以化而为血。"血即精之属也，但精藏于肾，所蕴不多，而血富于冲，所至皆是"（《景岳全书·血证》），"夫血者，水谷之精微，得命门真火蒸化"（《读医随笔·气血精神论》）。故有"血之源头在肾"之说。所以，在临床上治疗血虚，常用补益精髓之法。

抵御外邪侵袭。肾精具有抵御外邪而使人免于生病的作用。"足于精者，百病不生；穷于精者，万邪蜂起"（《冯氏锦囊秘录》）。精能化气，精充则气足，卫外固密，适应力强，邪不易侵。反之，精亏则气虚，卫外不固，适应力弱，邪侵而病。补肾益气，增强正气，可防止人体外感邪气而致病。

（2）推动和调节脏腑气化　脏腑气化，是指由脏腑之气的升降出入运动推动和调控脏腑、肢体、官窍的功能，进而推动和调控人体精、气、血、津液的新陈代谢及其与能量相互转化的过程。肾气由肾精所化，肾中精气包括肾阴、肾阳两种相反相成的物质。肾阴是其中具有滋润、宁静、抑制、凝结等作用的部分，肾阳是其中具有温煦、推动、兴奋、宣散等作用的部分。

肾阳为一身阳气之本，能推动和激发脏腑、经络的各种功能，温煦全身脏腑、肢体、官窍，进而促进精、血、津液的化生和运行、输布，加速机体的新陈代谢，并激发精、血、津液化生为气或能量的气化过程。肾阳充盛，脏腑、肢体、官窍得以温煦，各种生理功能得以正常推动，同时机体代谢旺盛，产热增加，精神振奋。若肾阳虚衰，温煦、推动等功能减退，则脏腑功能减退，机体的新陈代谢减缓，临床可以见到面色苍白、畏寒肢冷、脉无力而迟缓，或见浮肿、精神萎靡、反应迟钝等，此外还可见到腰酸腿软、阴部清冷、小便清长、男性阳痿早泄、女性宫寒不孕等症状。

肾阴为一身阴气之源，能抑制和调控脏腑的各种功能，滋润全身脏腑、肢体、官窍，进而抑制机体的新陈代谢，调控机体的气化过程，减缓精、血、津液的化生及运行输布，产热相对减少，并使气凝聚成形而为精、血、津液。肾阴充足，脏腑、肢体、官窍得以濡润，其功能活动得以调控而不亢奋，同时机体代谢减缓，产热减少，精神宁静内守。若肾阴不足，抑制、宁静、凉润等功能减退，则导致脏腑机能虚性亢奋，新陈代谢相对加快，产热相对增多，精神虚性躁动，临床可以见到心烦意乱、潮热盗汗、五心烦热、口干咽燥、脉细数、舌红少苔或无苔等症状，此外还可见到腰酸腿软、阳强易举、遗精早泄、女子梦交等症状。

2. 肾主水

肾主水，是指肾气具有主持和调节全身水液代谢的生理功能。肾气对于水液代谢的主持和调节作用，主要体现在肾气的生尿和排尿作用，以及肾气对参与水液代谢的脏腑具有促进作用。在病理情况下，肾中精气亏虚，气化功能失常，推动和调控作用减弱，可出现尿少、水肿或见小便清长、尿量明显增多等症状。

3. 主纳气

肾主纳气，是指肾具有摄纳肺所吸入的自然界清气，保持吸气的深度，防止呼吸表浅，以保证机体内外气体正常交换的作用。《类证治裁·喘证》说："肺为气之主，肾为气之根。肺主出气，肾主纳气。阴阳相交，呼吸乃和。"因此，无论是肾气虚衰，摄纳无权，气浮于上，还是肺气久虚，久病及肾，均可导致肾的纳气功能失常。若肾精亏虚，肾气衰减，摄纳无力，肺吸入之清气不能下纳于肾，则会出现呼吸表浅或呼多吸少、动则气喘等病理表现，称为"肾不纳气"。

（三）肾的生理连属

1. 在体合骨，生髓，其华在发

肾主骨生髓的生理功能，实际上是肾精及肾气促进机体生长发育功能的具体体现。肾藏精，精生髓，骨的生长发育，有赖于骨髓的充盈及其所提供的营养。只有肾精充足，骨髓生化有源，骨骼得到髓的滋养，才能坚固有力；若肾精不足，骨髓生化无源，不能营养骨骼，则会出现小儿囟门迟闭，骨软无力，以及老年人骨质脆弱，易于骨折等。

髓又分骨髓、脊髓和脑髓，皆由肾精化生。肾精的盛衰，不仅影响骨骼的发育，而且影响脊髓及脑髓的充盈。脊髓上通于脑，脑由髓聚而成。因此，肾精充足，髓海得养，脑的发育健全，则思维敏捷，精力充沛；反之，肾精不足，髓海空虚，脑失所养，则见神疲倦怠、反应迟钝、耳鸣目眩、腰膝酸软无力。可见，脑的功能虽然总统于心，但与肾亦有密切关系。

齿与骨同出一源，牙齿亦由肾中的精气所充养，故称"齿为骨之余"。故牙齿的生长、脱落与肾中的精气密切相关。肾中精气充沛，则牙齿坚固而不易脱落；肾中精气不足，则牙齿易于松动，甚至早期脱落，小儿则牙齿生长缓慢。

发的生长，虽赖血液滋养，但也有赖于肾精的充养。精足则血旺，血旺则毛发黑而润泽。青壮年精血旺盛，发长而

润泽；老年人精血衰少，发白而脱落，皆属常理。但临床所见的未老先衰，年少而头发枯萎，早脱早白等，则与肾精不足有关，应考虑从肾论治。

2. 在窍为耳及二阴

耳是听觉器官，耳的听觉功能灵敏与否，与肾精、肾气的盛衰密切相关。只有肾精及肾气充盈，髓海得养，才能听觉灵敏，分辨力高。反之，若肾精及肾气虚衰，则髓海失养，出现听力减退，或有耳鸣，甚则耳聋。人到老年，由于肾精及肾气衰少，则多表现为听力减退。临床常以耳的听力变化，作为判断肾精及肾气盛衰的重要标志，故说"肾开窍于耳"。

二阴，指前阴和后阴。前阴是排尿和生殖的器官，后阴是排泄粪便的通道。前阴是人体的外生殖器，其生殖功能与肾精、肾气的关系极为密切。肾精、肾气的生理功能失常，则可导致生殖器官的发育不良和生殖功能减退，从而导致男子阳痿、早泄、少精、滑精、遗精、不育等，女子则见梦交、月经异常及不孕等。

尿液的储存和排泄虽在膀胱，但必须依赖于肾气的蒸腾气化和固摄作用才能完成。因此，肾的蒸腾气化及固摄作用失常，则可见尿频、遗尿、尿失禁、尿少或尿闭等小便异常的症状。

粪便的排泄，本属大肠的传化糟粕功能，但亦与肾气的推动和固摄作用有关。若肾气不足，则推动无力而致气虚便秘，或固摄无权而致大便失禁，久泻滑脱；肾阴不足，则大便燥结难下。

3. 在志为恐

恐，就是恐惧、害怕，是一种非良性刺激。恐与惊相似，都是指处于一种惧怕的心理状态。但恐为自知，而惊为不自知。惊、恐在病理上主要影响肾的气机，致使气机逆乱、封藏不固。在临床上，过度的惊恐会引起二便失禁、遗精滑泄等症状。

4. 在液为唾

唾，是唾液中较稠厚的部分，具有润泽口腔、消化食物的功能。唾液由肾精化生，经肾气的推动作用，沿足少阴肾经上注于舌而滋润口腔。由于唾来源于肾精，若咽而不吐，则能充养肾精；若多唾、久唾，则会耗伤肾精。故古代养生家主张咽而不吐，以养肾精。

二、膀胱

膀胱为囊性器官，位于下腹腔内，居肾之下，大肠之前。其上有输尿管与肾相通，其下有尿道，开口于前阴。膀胱是水液代谢之后，多余水液汇聚之处。膀胱的主要生理功能是储存和排泄尿液。膀胱储存和排泄尿液，全赖肾的气化功能。所谓膀胱气化，实际上隶属于肾的蒸腾气化。

膀胱的病变，主要表现为尿频、尿急、尿痛；或是小便不利、尿有余沥，甚至尿闭；或是遗尿，甚则小便失禁等。

三、养肾护膀胱的方法

一是养精保肾。人体衰老与寿命的长短，在很大程度上决定于肾精的盈亏。《素问·金匮真言论》指出："精者，生之本也。"就是提示肾精的充实与否，是决定人能否延年益寿的关键。肾中精气流失过多，会有碍"天命"。

二是用食补养肾、护膀胱。肾中的精气有赖于水谷精微的供养，才能不断充盈和成熟。所以，在饮食方面进行合理搭配，也有助于养肾、护膀胱。养肾、护膀胱的食物有多种，如核桃、枸杞子、芝麻、大豆、黑豆、粟米、鲈鱼等。

三是做一些适当的肢体活动，起到健肾、护膀胱以强身的作用。肢体功能活动包括关节、筋骨等组织的运动。善养生者，往往非常注重锻炼身体，以取得养筋健骨、舒筋活络、畅通血脉、增强自身抵抗力之效。锻炼时运动量要适当，散步、慢跑、打太极拳都是很好的运动方式，只要持之以恒，定能达到健肾强体之目的。

附一：心包络与三焦

一、心包络

（一）心包络的形态与部位

心包络简称心包，是心脏外面的包膜，为心脏的外围组织，其上附有脉络，是通行气血的经络，合称为心包络。心包络又称膻中。

（二）生理功能

心包络有保护心脏、代心受邪的作用。藏象学说认为，心为君主之官，邪不能犯，所以外邪侵袭心脏时，首先侵犯心包络。其临床表现主要是心藏神的功能异常，如在外感热病中，因温热之邪内陷，出现高热神昏、谵语妄言等心神受扰的病态，称之为"热入心包"。由痰浊引起的神志异常，表现为神昏模糊、意识障碍等心神错乱的病态，称之为"痰蒙心包"或"痰迷心窍"。实际上，心包受邪所表现的病变与心是一致的，故在辨证和治疗上也大体相同。

二、三焦

三焦是上焦、中焦、下焦的合称，为六腑之一，其经脉与心包经相表里。三焦的主要生理功能有二：

（一）主持诸气，疏通水道，总司人体气化

肾化生的元气必须经三焦通道而敷布全身，以激发、温煦、推动各脏腑器官的功能活动。

（二）三焦是运行水液的通道

脾运化水湿，肺通调水道，肾主管水液代谢，膀胱储尿、排尿等，均须借三焦为通道。三焦通道包括通行水谷的食管、胃肠道，水液代谢的输尿管、尿道，以及动静脉等。

附二：奇恒之腑

奇恒之腑，是脑、髓、骨、脉、胆、女子胞的总称。它们在形态上多属中空器官而与六腑相似，在功能上则"藏精气而不泻"而与五脏相似，既区别于脏，又不同于腑，故称为"奇恒之腑"。其中除胆为六腑之一外，余者皆无表里配属，也无五行配属。本节只介绍脑及女子胞，其他如脉、骨、髓、胆均已在相关篇章中述及。

一、脑

脑，又名髓海，藏于头部，居颅腔之中，是精髓汇聚和神明发生之处，又称为"元神之府"。脑的生理功能主要表现为三方面：

1. 主宰人体生命活动

《本草纲目》说"脑为元神之府"，说明脑是生命的枢机，是产生认识、情感、意志和行为的器官，主宰着人体的生命活动。元神来自先天，由先天之精化生，由先天元气充养，称为"先天之神"，故元神存则生命在，元神败则生命逝。得神则生，失神则死。

2. 主精神、意识、思维活动

脑具有协助心脏以主宰人的精神、意识、思维活动的功能。因此，脑主精神、意识、思维的功能正常，则人精神饱满，意识清楚，思维敏捷，记忆力强，语言清晰，情志正常。反之，则会出现精神萎靡，反应迟钝，健忘失神，狂躁易怒，甚至精神错乱等症。

3. 主感觉运动

人的视、听、言、动等功能，皆与脑有密切关系。故髓海充盈，感觉、运动功能正常，则视物清晰，听力正常，嗅觉灵敏，感觉无碍，运动如常，轻劲有力；若髓海不足，感觉、运动功能失常，则会出现视物不清、失聪，嗅觉不灵，感觉障碍，运动乏力，懈怠嗜卧，甚至偏瘫等症。

二、女子胞

女子胞，又称胞宫、子宫、子脏，位于小腹部，在膀胱之后，直肠之前，下口（即胞门）与阴道相连，呈倒置的梨形。女子胞是女性发生月经和孕育胎儿的器官，其主要生理功能表现为两方面：

1. 主持月经

月经是女子生殖器官发育成熟后出现周期性子宫出血的生理现象，是女性发育成熟的标志之一。健康女子，到14岁左右，天癸至，生殖器官逐渐发育成熟，子宫出现周期性变化，1个月（28天）左右排血一次，即月经开始来潮；到49岁左右，天癸竭，冲任不通，于是月经闭止。月经的产生，是脏腑经脉之气血及天癸作用于胞宫的结果。胞宫的功能正常与否，直接影响月经的来潮，所以胞宫有主持月经的作用。

2. 孕育胎儿

胞宫是女性孕育胎儿的器官。女子在发育成熟后，月经应时来潮，因而具有受孕、生殖的能力。此时，两性交媾，两精相合，就形成了胎儿。受孕之后，月经停止来潮，脏腑经络之血气皆下注于冲任，到达胞宫以养胎，孕育胎儿以至成熟而分娩。

第四章　精、气、血、津液

　　精、气、血、津液是构成和维持人体生命活动的基本物质，是脏腑、经络、形体、官窍等组织器官进行生理活动的物质基础。同时，精、气、血、津液的生成和代谢，又依赖脏腑、经络等组织器官的正常生理活动。因此，精、气、血、津液与脏腑、经络等组织器官之间，始终存在着相互为用的密切关系。

第一节　精

一、人体之精的基本概念

　　精是由禀受于父母的生命物质与后天水谷精微相融合而形成的一种精华物质，是构成人体和维持人体生命活动的最基本物质。其概念与中国古代哲学中的"精"概念有严格的区别：人体之精是人体生命的本源，古代哲学的精是宇宙万物的生成本原。

　　人体之精，有狭义、广义和一般意义之分。狭义之精，特指具有繁衍后代功能的生殖之精。广义之精，指一切构成人体和维持人体生命活动的液态精华物质。如先天之精、水谷之精、生殖之精、脏腑之精以及血、津液等。一般意义的精，即通常所说的先天之精、水谷之精、生殖之精、脏腑之精，不包含血、津液。

二、人体之精的功能

1. 繁衍生命

由先天之精与后天之精化合而生成的生殖之精，具有繁衍生命的作用。由于具有遗传和生殖功能的先天之精主要藏于肾，并且五脏六腑之精都可资助这种藏于肾的先天之精，故生殖之精，实由肾精化生。

2. 濡养作用

精能滋润濡养人体各脏腑、组织、形体和官窍。先天之精与后天之精充盛，则脏腑之精充盈，肾精也充盈，因而全身脏腑、组织、官窍得到精的濡养，各种生理机能得以正常发挥。

3. 化血作用

一是精可以转化为血，是血液生成的来源之一。二是精作为精微的生命物质，既可单独存在于脏腑组织中，也可不断地融合于血液中。如心精一般融入心血中，肝精一般融入肝血中，以发挥其濡养作用。

4. 化气作用

先天之精可以化生先天之气（元气），水谷之精可以化生谷气，再加上肺吸入的自然界清气，聚合而成一身之气。精是化生气的本源。

5. 化神作用

神是人体生命活动的主宰及其外在的总体现，它的产生离不开精这一基本物质。只有积精，才能全神，这是生命存在的根本保证。反之，精亏则神疲，精亡则神散，生命休矣。

三、人体之精的分类

1. 先天之精与后天之精

人体之精有先天之精与后天之精之分。先天之精禀受于父母，源于父母的生殖之精，是构成胚胎的原始物质，是生命产生的本原。后天之精源于饮食水谷，由脾胃等脏腑吸取饮食精华而产生，是维持人体生命活动的重要物质。先天之精为基础，后天之精为补充，二者相辅相成，使一身之精生成有源，逐渐充盛。

2. 生殖之精

生殖之精源于肾精，在天癸的促发下，由肾所藏的先天之精在水谷之精的充养下合化而成，起着繁衍后代的作用。人们在生殖活动过程中，通过生殖之精的交合，将生命物质遗传给下一代。男女双方的生殖之精结合成为胚胎，产生了新的生命体。

3. 脏腑之精

脏腑之精指脏腑所藏的具有濡养、滋润本脏腑及其所属的形体、官窍等作用的液态精华物质。各脏腑之精都由先天之精与后天之精相融合而成，其中肾精主要由先天之精构成，而心肺脾肝四脏之精主要由后天之精构成。

 中老年中医药养生宝典

四、养生指导

房劳过度或熬夜伤身，易致人体精亏，尤其是肾精亏虚，是早衰的主要原因，主要表现为脱发，须发早白，齿松，头晕，耳鸣耳聋，腰膝酸软，精神呆钝，健忘，大便干燥，尿频，舌瘦，脉细无力等。

补精的常用药物及食物：肾精不足证的治疗以补肾填精为主，常服用六味地黄丸、左归丸、河车大造丸之类；饮食上应该注意营养均衡全面，可以多吃一些核桃、海参、甲鱼、枸杞子、黑芝麻、红枣、花粉、蜂王浆等补肾益气的食物。

第二节　气

一、气的基本概念

气是人体内一种活力很强、运行不息的极精微物质，是构成人体和维持人体生命活动的基本物质之一。

二、气的生成

（一）气的来源

人体之气一是来源于父母的先天精气；二是来源于后天摄取的水谷精气；三是来源于自然界中的清气。先天精气禀受于父母的生殖之精，它是构成胚胎的原始物质；水谷精气和自然界的清气是人出生以后从外界获得的，因此合称为"后天精气"，是人类赖以生存的物质条件。

（二）气的生成过程

气的生成有赖于全身各脏腑组织的综合作用，其中与肺、脾胃和肾等脏腑的关系尤为密切。肺为生气之主，脾胃为生气之源，肾为生气之根。

气的生成，一是靠肾中精气、水谷精气和自然界清气供应充足；二是靠肺、脾胃、肾三脏功能的正常。其中以脾、肺更为重要。故临证所谓补气，主要是补脾、肺两脏之气。

三、气的生理功能

气既是构成人体的基本物质之一，又是推动和调控脏腑功能活动的动力，从而起到维系生命进程的作用。其生理功能表现如下。

（一）推动作用

气是维持人体生命活动的最基本物质，气具有激发和推动作用。气是活力很强的精微物质，能激发和促进人体的生长发育以及各脏腑、经络等组织器官的生理功能，能推动血液的生成、运行，以及津液的生成、输布和排泄等。气自身具有运动的能力，气是阴阳的矛盾统一体。

人体的脏腑、经络，赖气的推动以维持其正常的机能。如血液在经脉中运行于周身，其动力来源于气。血为气之配，气升则血升，气降则血降，气凝则血凝，气滞则血滞。津液的输布和排泄依赖气的推动，气行则水行，气滞则水停。

气的这种推动作用，是由脏腑之气所实现的，如人体的生长发育和生殖功能，依赖肾气的推动；水谷精微的化生，依赖脾胃之气的推动等。

（二）温煦作用

气是机体热量的来源，是体内产生热量的物质基础，具有温煦作用。其温煦作用是通过激发和推动各脏腑器官生理功能，促进机体的新陈代谢来实现的。

气分阴阳，气具有温煦作用者，谓之阳气。具体言之，气的温煦作用是通过阳气的作用而实现的。人体的体温，需要气的温煦作用来维持；各脏腑、经络的生理活动，需要在气的温煦作用下进行。血得温则行，血和津液等液态物质，都需要在气的温煦作用下，才能正常循行。

（三）防御作用

气有护卫肌肤、抵御邪气的作用。气是维持人体生命活动的物质基础，气盛则人体脏腑、经络的机能旺盛，人体脏腑、经络的机能旺盛，则抗病能力旺盛。气的防御作用主要体现为：

1. 护卫肌表，抵御外邪

皮肤是人体的藩篱，具有屏障作用。卫气行于脉外，达于肌肤，发挥防御外邪侵袭的作用。

2. 自我修复

气的盛衰决定正气的强弱，正气的强弱则决定疾病的发生、发展与转归。

如卫气不足而表虚，则易于感冒，用玉屏风散以益气固表；体弱不耐风寒而恶风，汗出，用桂枝汤调和营卫，均属用药物固表而增强皮毛的屏障作用。

（四）固摄作用

气对血、津液、精液等液态物质具有统摄、稳固以防止其无故流失的作用。具体表现为：气能摄血，约束血液，使之循行于脉中，而不至于溢出脉外。气能摄津，约束汗液、尿液、唾液、胃肠液等，调控其分泌量或排泄量，防止其异常丢失。气能固摄精液，使之不因人欲妄动而频繁遗泄。气能固摄脏腑、经络之气，使之不过于耗失，以维持脏腑、经络的正常功能活动。

（五）营养作用

人体之气具有为脏腑组织供应营养的作用。这种具有营养作用的气，主要是指脾胃运化的水谷精气所化生的营气。如果脾胃功能失常，脾失健运，气血生化无源，则会导致脏腑、形体、官窍等器官组织失养，功能减弱。

四、气的分类

人体之气主要有元气、宗气、营气和卫气四种。

（一）元气

元气，又名原气、真气，都是指先天之气，是人体最根本、最重要的气，是人体生命活动的原动力。

1. 生成与分布

元气主要由肾中所藏的先天之精所化生，通过三焦而流行于全身。

元气来源于肾中所藏的先天之精，先天之精化生元气于命门。肾中先天之精禀受于父母的生殖之精，在人的胚胎时期已存在。出生之后，先天之精必须得到脾胃化生的水谷之精的滋养和补充，方能化生充足的元气。若因先天之精不足而导致元气虚弱，也可以通过后天的培育和补充而使元气充实。

元气发于肾，以三焦为通路，循行全身，内而五脏六腑，外而肌肤腠理，无处不到，发挥其生理功能。

2. 生理功能

一是推动和调节人体的生长发育及生殖功能。二是推动和调控各脏腑、经络、形体、官窍的生理活动。

（二）宗气

宗气在胸中积聚之处，《灵枢·五味》称为"气海"，又名为膻中。

1. 生成与分布

宗气的来源，一是脾胃运化的水谷之精所化生的水谷之气，一是肺从自然界中吸入的清气，二者相结合生成宗气。因此，脾的运化、转输功能和肺的主气、司呼吸功能是否正常，对宗气的生成和盛衰有着直接的影响。

宗气聚于胸中，通过上出息道（呼吸道）、贯注心脉及沿三焦下行的方式布散全身。宗气一方面上出于肺，循喉咙而走息道，推动呼吸，一方面贯注心脉，推动血行。三焦为诸气运行的通道，宗气还可沿三焦向下，到达脐下丹田，以资先天元气。

2. 生理功能

宗气主要有行呼吸、行血气和资先天的功能。宗气上走息道，推动肺的呼吸，因此，呼吸、语言、发声皆与宗气有关。宗气充盛则呼吸徐缓而均匀，语言清晰，声音洪亮。反之，则呼吸短促微弱，语言不清，发声低微。

（三）营气

营气是行于脉中而具有营养作用的气，是血液的重要组成部分。营与血难以分离，故常"营血"并称。营气与卫气比较，则营属阴，卫属阳，所以又常常被称为"营阴"。

1. 生成与分布

后天之气来源于脾胃运化的水谷精微。水谷之精化为水谷之气，其中由精华部分所化生的为营气。营气进入脉中，运行全身，内入脏腑，外达肢节，周而复始，营周不休。

2. 生理功能

营气具有化生血液和营养全身的功能。营气与津液调和，共注脉中，化成血液，保持了血液量的稳定。

营气循血脉流注于全身，五脏六腑、四肢百骸都得到营气的滋养。由于营气为全身脏腑组织提供了生理活动的物质基础，因此，营气的营养作用在生命活动中非常重要。

（四）卫气

卫气是行于脉外而具有保卫作用的气。

1. 生成与分布

卫气来源于脾胃运化的水谷精微。水谷之精化为水谷之气，其中慓疾滑利的部分化生为卫气。卫气运行于脉外，外而皮肤肌腠，内而胸腹脏腑，布散全身。

2. 生理功能

卫气具有防御外邪、温养全身和调控腠理的生理功能。

卫气有防御外邪入侵的作用。卫气布达于肌表，抵抗外来的邪气，起着保卫作用。卫气虚弱则常常易于感受外邪而发病。

卫气具有温煦全身的作用。人体内而脏腑，外而肌肉、皮毛，都得到卫气的温养，从而保证了脏腑、肌表的生理活动得以正常进行。卫气充足，温养机体，则可维持人体体温的相对恒定。卫气虚亏则温煦之力减弱，易致风寒湿等阴邪乘虚侵袭肌表，出现阴盛的寒性病变。

卫气能够调节控制腠理的开阖，促使汗液有节制地排泄。通过汗液的正常排泄，使体温维持相对恒定，从而保证了机体内外环境之间的协调平衡。当卫气虚弱时，则调控腠理功能失职，可以出现无汗、多汗或自汗等症状。

总之，营气与卫气，既有联系，又有区别。营气与卫气都来源于水谷之精微，均由脾胃所化生。虽然来源相同，但是营气性质精纯，富有营养，卫气性质慓疾滑利，易于流行；营气行于脉中，卫气行于脉外；营气有化生血液和营养全身的功能，卫气有防卫、温养和调控腠理的功能。

营属阴，卫属阳，机体内部的阴阳必须相互协调，才能维持正常的体温和汗液分泌，人体才能有旺盛的抗邪力量，维持脏腑的正常生理活动。若营卫失和，则可能出现恶寒发热、无汗或汗多，易于感冒等表现。

五、养生指导

正常情况下，人体之气运行舒畅，气血调达。

气郁是由于长期忧郁、烦闷、心情不舒畅，导致肝气郁结、气机郁滞。主要表现为平素性情急躁易怒，易于激动，或忧郁寡欢，胸闷不舒，经常叹气，舌质淡，苔白，脉弦。这类人的性格多内向，情绪不稳定，忧郁脆弱，敏感多疑。一旦患病则容易出现胸胁胀痛或窜痛，乳房及小腹胀痛，月经不调，痛经或腹痛肠鸣，大便不畅，或引起肝气上逆，出现头痛、眩晕等症状。

此类人平素宜多食理气、行气的食物，如玫瑰花、佛手、小麦等。玫瑰花具有疏肝解郁、活血散瘀、调经止痛的功效。佛手能理气和中、疏肝解郁、化痰，适用于肝郁气滞而致的胃脘痛、胸胁胀痛等症。

饮食调养可少量饮酒以流通血脉，提高情绪。平时多吃一些能行气的食物，如佛手、橙子、萝卜、荞麦、韭菜、大蒜等。平时也可饮用绿梅茶，即取绿茶、绿萼梅各6g，共用沸水冲泡，代茶频饮，具有理气止痛的功效，适用于肝胃气滞、两胁胀满、郁闷不舒等症。或饮用柠檬茶，即将柠檬洗净切片，每2片柠檬，冲入1杯热水，冷却至常温后，加蜂蜜调匀即可饮用，具有理气解郁的功效，有利于缓解工作压力。

另外，长期劳作，或食纳不佳，易导致气虚，主要表现为：少气懒言，全身疲倦乏力，声音低沉，动则气短，易出汗，头晕心悸，食欲不振，虚热自汗，脱肛，子宫下垂，舌淡而胖，舌边有齿痕，脉弱等。

对此类人，补气的药物可选用人参、西洋参、黄芪、党参等。也可通过饮食调养来补气，可以常吃粳米、糯米、小米、黄米、大麦、山药、马铃薯、大枣、胡萝卜、香菇、豆腐、鸡肉、兔肉、牛肉等。还可用生谷芽、生麦芽之类，补益胃气，帮助消化，使得气血生化有源。

注意尽量少吃油炸食物，少喝汤水，不给本已虚弱的内脏增加太大的压力。气虚之人忌食山楂、佛手柑、大蒜、苤蓝、萝卜缨、芫荽、芜菁等。

第三节　血

一、血的基本概念

血是循行于脉中的富有营养的红色液态物质，是维持人体生命活动的基本物质之一。血主于心，藏于肝，统于脾，布于肺，根于肾，有规律地循行于脉管之中，在全身营运不息，充分发挥灌溉一身的生理作用。

二、血的生成

（一）血液化生的物质基础

1.水谷精微

水谷精微是化生血液的最基本的物质。

2.营气

营气是血液的组成部分。

3.精髓

精髓是化生血液的基本物质。

4. 津液

津液可以化生为血，不断补充血液量，以使血液满盈。津亦为水谷所化，其浊者为血，清者为津，以润脏腑、肌肉、脉络，使气血得以周行通利。

（二）血液生成与脏腑的关系

1. 心

心主血脉，一则行血以输送营养物质，使全身各脏腑获得充足的营养，维持其正常的功能活动，从而也促进血液的生成。二则水谷精微通过脾的转输和升清作用，上输于心肺，在肺吐故纳新之后，复注于心脉，化赤而变成新鲜血液。

2. 肺

肺主一身之气，参与宗气之生成和运行。肺通过主一身之气的作用，使脏腑之功能旺盛，从而促进了血液的生成。气能生血，气旺则生血功能亦强，气虚则生血功能亦弱。气虚不能生血，常可导致血液衰少。

肺在血液生成中的作用，主要是通过肺朝百脉、主治节的作用而实现的。脾胃消化吸收的水谷精微，化生为营气和津液等营养物质，通过经脉而汇聚于肺，依赖肺的呼吸作用，在肺内进行气体交换之后，入心化而为血。

3. 脾

脾为后天之本，气血生化之源。脾胃所化生的水谷精微是化生血液的最基本物质。若中焦脾胃虚弱，不能运化水谷精微，化源不足，往往导致血虚。

4. 肝

肝主疏泄而藏血。因精血同源，肝血充足，故肾亦有所藏；精有所资，精充则血足。

5. 肾

肾藏精，精髓化血。精髓也是化生血液的基本物质，故有"血之源头在于肾"之说。肾在血的生成中主要有两个方面的作用：一是肾中精气化生元气，促进脾胃化生水谷精微，进而奉心化赤为血。二是肾藏精，精血同源，精血互化。即血可养精，精可化血。若肾精不足，或肾不藏精，则往往导致血液生成亏少。

综上所述，血液是以水谷精微和精髓为基础物质，在脾胃、心肺、肝肾等脏腑的共同作用下而生成的。故临床上常用补养心血、补益心脾、滋养肝血和补肾益髓等法以治疗血虚证。

三、血的功能

（一）营养和滋润

血的营养作用是由其成分所决定的。血循行于脉内，是发挥其营养作用的前提。血沿脉管循行于全身，为全身各脏腑组织的功能活动提供营养。《素问·五脏生成》篇曰："肝受血而能视，足受血而能步，掌受血而能握，指受血而能摄。"就是指出全身各部都是在血的濡养作用下而发挥功能的。

血的濡养作用正常，则面色红润，肌肉丰满壮实，肌肤和毛发光滑等。当血的濡养作用减弱时，机体除脏腑功能低下外，还可见到面色不华或萎黄，肌肤干燥，肢体麻木，运动不灵活等临床表现。

（二）血是神志活动的物质基础

无论何种原因导致的血虚或血液运行失常，均可出现不同程度的神志方面的症状。心血虚、肝血虚，常有惊悸、失眠、多梦等神志不安的表现。失血过甚者，还可出现烦躁、恍惚、癫狂、昏迷等神志失常的表现。可见血液与神志活动有着密切关系。

四、养生指导

由于情绪长期抑郁，或久居寒冷地区，以及脏腑功能失调等，可以导致血瘀。血瘀的主要表现为：肤色晦暗，色素沉着，身体某些部位有固定的疼痛感，口唇紫暗，舌色暗黑或有瘀点，舌下络脉紫暗或增粗，脉沉涩。

饮食调养方面，应多吃活血化瘀、软坚散结、疏肝解郁的食物，如桃仁、黑豆、油菜、慈姑，酒可少量常饮，醋可多吃。经常食用山楂粥、花生粥等。主食方面，多选用性味甘平之物，少食寒凉之物，如玉米、粳米较适宜；而小麦、荞麦等偏凉之物则不适宜。选用有理气活血作用的蔬菜，如荠菜、洋兰根、香菜、胡萝卜等。可选用活血化瘀的水果，如山楂、桃、龙眼肉、栗子等。瘀血体质者还可选用什锦蔬菜粥、益母草汁粥、牡丹花粳米粥、豆芽炖菇汤等药粥。

凡性具寒凉、温燥、油腻、涩滞的食物都应忌食，如乌梅、苦瓜、柿子、石榴、花生仁等。高脂肪、高热量、高胆固醇的食物也不可多食。

由于饮食不调、劳倦过度、失血过多、久病不愈或素体虚弱等所致的血虚，主要表现为：面色萎黄或苍白，唇爪淡白，头晕乏力，眼花心悸，失眠多梦，大便干结，妇女经水愆期、量少色淡、舌质淡，脉细弱等。

宜采用补血、养血、生血之法。补血的药物可选用当归、阿胶、熟地黄、桑椹等。能补血虚的食物有乌骨鸡、黑芝麻、胡桃肉、龙眼肉、鸡肉、猪血、猪肝、红糖、赤豆等，可经常交替食用。可经常食用当归熟地乌骨鸡煲、怀山牛腩煲。

血虚者忌食的食物有荸荠、大蒜，应少食海藻、荷叶、白酒、薄荷、菊花、生萝卜等。

第四节　津液

一、津液的基本概念

津液是人体一切正常水液的总称。津液包括各脏腑组织的正常体液和分泌物，如胃液、肠液、唾液、汗、泪等。一般来说，质清稀，流动性大，主要布散于体表皮肤、肌肉和孔窍等部位，并可渗入血脉，起滋润作用者，称为津；性质较为稠厚，流动性较小，灌注于骨节、脏腑、脑、髓等组织器官，起濡养作用者，称之为液。津与液同属于一类物质，在代谢过程中可以相互转化，故常"津液"并称。

二、津液的生成、输布与排泄

津液代谢是包括了津液生成、输布和排泄等一系列生理活动的复杂过程。《素问·经脉别论》概括为："饮入于胃，游溢精气，上输于脾，脾气散精，上归于肺，通调水道，下输膀胱，水精四布，五经并行。"

（一）津液的生成

津液来源于饮食水谷，通过脾胃的运化及有关脏腑的生理功能而生成。胃主受纳、腐熟，吸收饮食水谷中的部分精微。小肠泌别清浊，将水谷精微和水液吸收后，将食物残渣下送大肠。大肠主津，在传导过程中吸收食物残渣中的水液，促使糟粕形成粪便。胃、小肠、大肠所吸收的水谷精微及水液，均上输于脾，通过脾气的转输作用布散到全身。这就是"饮入于胃，游溢精气，上输于脾，脾气散精"的津液生成过程。

（二）津液的输布

津液的输布主要是依靠脾、肺、肾、肝和三焦等脏腑的协调配合来完成的。

脾对津液的输布作用：一方面，脾将津液上输于肺，通过肺的宣发、肃降，将津液布散全身。另一方面，脾也可以将津液直接向四周布散，送至全身各脏腑。若脾失健运，津液输布代谢障碍，水液停聚，则或为痰饮，或为水肿，表现为胀满痞塞。中医有"脾为生痰之源"一说。

肺主宣发肃降，通调水道。肺接受脾转输来的津液，一方面通过宣发，将津液向体表和身体上部布散，一方面通过肃降，将津液向脏腑和身体下部输布，并将脏腑代谢产生的浊液向肾和膀胱输送。肺气的宣发与肃降功能，对水液的输布通道也有疏通和调节作用，体现了"肺主行水"的生理功能。

肾为水脏，对津液输布代谢起着主宰作用。这是指肾气对人体的整个水液输布代谢具有推动和调控作用。从胃肠道吸收水谷精微，到脾气运化水液，肺气宣降津液，肝气疏利津液，三焦决渎通利，乃至津液的排泄等，都离不开肾阳的温煦和激发作用与肾阴的凉润制热的调控作用。

肝主疏泄，调畅气机，气行则水行，保持了水道的畅通，促进了津液输布的通畅。若肝失疏泄，气机郁结，往往影响津液的输布，导致水液停滞，产生痰饮、水肿以及痰气互结的梅核气、瘿瘤、臌胀等疾病。

三焦为水液和诸气运行的通道。三焦的通利保证了脏腑输布津液的道路通畅，津液因此才能输布全身，在体内正常地流注和布散。若三焦水道不利，也会导致水液停聚，发为多种疾病。

（三）津液的排泄

津液的排泄主要通过排出尿液和汗液来完成。除此之外，呼气和粪便也带走一些水分。因此，津液的排泄主要与肾、肺、脾的生理功能有关。

三、津液的功能

（一）滋润和濡养作用

津液富含多种营养物质，具有很强的滋润作用，同时具有营养功能。津与液，津之质最轻清，液则厚而凝结。精、血、津液在人之身，血为最多，精为最重，而津液之用为最广，内而脏腑、筋骨，外而皮肤、毫毛，莫不赖津液以濡养。

分布于体表的津液，能滋润皮肤，温养肌肉，使肌肉丰润，毛发光泽。分布于体内的津液，能滋养脏腑，维持各脏腑的正常功能。注入孔窍的津液，使口、眼、鼻等九窍滋润。流入关节的津液，能温利关节。渗入骨髓的津液，能充养骨髓和脑髓。

（二）化生血液

津液经孙络而渗入血脉之中，成为化生血液的基本物质之一。津液使血液充盈，并濡养和滑利血脉，助血液环流不息。

（三）排泄代谢产物

津液在其自身的代谢过程中，能把机体的代谢产物通过汗、尿等方式不断地排出体外，使机体各脏腑的气化活动正常。若这一作用受到损害或发生障碍，就会使代谢产物潴留于体内，而产生痰饮、水湿等多种病理变化。

（四）调节机体阴阳平衡

津液作为阴精的一部分，对调节人体的阴阳平衡起着重要作用。脏腑之阴的正常与否，与津液的盛衰是分不开的。人体根据体内的生理状况和外界环境的变化，通过津液的自我调节，使机体保持正常状态，以适应外界的变化。

如天气寒冷的时候，皮肤的汗孔闭合，津液不能化为汗液排出体外，而只能下入膀胱，使小便增多；夏暑季节，汗多则津液减少，也使小便减少。当体内丢失水液后，要需多饮水以增加体内的津液。

四、养生指导

如果人体内水液内停而出现痰湿凝聚，可导致气机不利、脾胃升降失调的病理状态，主要表现为形体肥胖，身重如裹，腹部肥满松软，嗜食肥甘，神倦，懒动，嗜睡，面部皮肤油垢较多，多汗且黏滞，易生痤疮，口中黏腻或者口干，容易困倦，或者食欲不振，恶心，呕吐，大便溏泄，或者眼睑、四肢浮肿，按之凹陷，口甜，脉濡而滑，舌体胖大、苔滑腻。如果患病，则咳喘痰多，面色淡黄而暗，小便不利或浑浊；或者头身困重，关节疼痛重着，肌肤麻木不仁；或者妇女白带过多。

饮食调养方面：饮食宜清淡，少食肥甘厚味，切勿过饱。多吃蔬菜、水果，尤其是一些具有健脾利湿、化痰、祛痰的食物，如白萝卜、紫菜、海蜇、洋葱、枇杷、白果、大枣、扁豆、红小豆、赤小豆、冬瓜仁、苦杏仁、蚕豆、包菜、粳米等。适当多吃一些能够宣肺、健脾、益肾、化湿、通利三焦的食物，如赤小豆、扁豆、蚕豆、花生、文蛤、橄榄、萝卜、洋葱、冬瓜、紫菜、竹笋等。

津液亏虚常在吐、泻、发热、汗出之后出现，主要表现为皮肤、口鼻干燥，大便干燥等，津液不足主要见于肺、胃和大肠。

对于阴虚之体的调养原则是滋阴潜阳，宜多食一些滋补肾阴的食物。可选择的食物如芝麻、糯米、西瓜、桃、苦瓜、莲藕、银耳、紫菜、绿豆、牛奶、豆腐、甘蔗等。这些食物性味多甘寒性凉，皆有滋补人体阴精的功效，特别是一些肉类食物，滋补阴血的功效更强。

应少吃辛辣刺激性食物，忌吃温热、香燥之类的食物，忌吃煎炸、爆炒的食物，忌吃动物脂肪和碳水化合物含量过高的食物。

第五章　衰老和发病的原因与机制

第一节　衰老原因与机制

衰老是人类正常生命活动的自然规律。人在生长发育完成之后，便逐渐进入衰老（或称衰退）的过程。衰老是指机体各器官功能普遍地、逐渐地降低的过程，在此过程中，人体的组织结构开始退化，并伴随着功能的下降，人体对环境的适应能力也相应减弱。

衰老可分为两类，即生理性衰老及病理性衰老。生理性衰老系指随着年龄的增长，到成熟期以后所出现的生理性退化，这是一切生物的普遍规律。另一类为病理性衰老，即由于内在的或外在的原因，使人体发生病理性变化，导致衰老提前发生，这种衰老又称为早衰。

探讨衰老的概念、原因和衰老时的生理、病理改变，以及防止衰老的措施，是十分重要的。

一、衰老的原因

衰老几乎发生于全身所有的器官，这是和患病后器官功能减退所不同的情况。例如，人患肝炎时，他的肝功能会减退，但对其他器官功能的损害并不明显；而人在衰老时，器官功能的减退几乎涉及全身所有的器官。有些器官的功能可因老化而完全丧失，如女性绝经后，卵巢停止排卵等；有些器官的解剖结构完好，但可出现功能减退，如神经传导速度变慢等；还有少数器官的功能可出现反常的提高。

归纳起来，人体的老化过程总存在着细胞的凋亡和构成细胞的物质的逐渐减少，表现为器官的大小、重量和细胞数量的改变。在现实生活中，人的平均寿命为 70～80 岁，这其实就是早衰、早夭。中医学认为，导致早衰的因素是多方面的。

（一）内因

内在因素决定了衰老的早晚快慢。随着年龄的增加，衰老的过程按照一定的规律出现。同时，衰老的进程也与自身的情绪变化有关，不良情绪对身体造成伤害，神不养形，导致脏腑的生理功能失调，则会逐渐衰老。

1. 先天不足

王充在《论衡·气寿篇》中说："强寿弱夭，谓禀气渥薄也。……夫禀气渥则其体强，体强则其命长；气薄则其体弱，体弱则命短，命短则多病，寿短。"先天禀赋强，则身体壮盛，精力充沛，不易衰老。反之，先天禀赋弱，则身体瘦弱，精神萎靡，衰老就会提前或加速。

由此可知，古人已认识到人类自然衰老的原因，是先天禀赋所决定，"先天责在父母"，有一定的规律，多在 30～40 岁就已经开始脏腑功能减退，及至"百岁"，则五脏衰极，形气败坏而终。因而，自然衰老是生理现象，不是病理过程。

2. 七情太过

喜、怒、忧、思、悲、恐、惊是常见的心理情绪反应。

七情太过则引起人体气血不和，阴阳失调。若因某种原因被思虑、忧悲、恐惧等情志所伤，则人往往面色憔悴无华，形体枯槁不泽，神疲乏力，出现衰老的表现。人体自身的情志变化，会使气血损耗、离乱，脏腑的生理功能失调，久而不复，则人体易入衰老之境。

（二）外因

外在因素是指人体所接触的异常气候、恶劣环境，及其所承受的劳倦、饥饱、后天失调、遭受变故等能使人提前衰老的各种因素。

1. 环境失宜，疾病内生

《素问·五常政大论》曰："高者其气寿，下者其气夭。"高，是指空气清新、气候寒冷的高山地区；下，是指平原地区。因为"高者气寒"，植物生长缓慢，生长周期长，寿命也就长；而"下者气热"，植物生长较快，寿命就相应短促。

自然界的风、寒、暑、湿、燥、火，如六气太过，均可变为"六淫"而致病。《灵枢·百病始生》篇说："夫百病之始生也，皆生于风雨寒暑、清湿喜怒。"若因之而病重或病久，则必使人早衰。

社会、自然环境恶劣，势必干扰人的心情，使情志郁结不解，引起疾病；或因卫生条件不佳，则易感染疫疠之邪。这些疾病是导致或加速衰老的原因之一。这是因为患病后，可加重人体阴阳的失调，加重气血、精神、脏腑的亏损，甚至导致气散、精竭、神去，最终阴阳离决而死亡。

2. 饮食不节，吸烟嗜酒

若饥饱无时，营阴失摄，必然引起气血虚弱，皆可促使人体早衰。必须注意节制饮食，否则损及脏腑，诸病丛生，折寿损命。

中医学还认识到，过量饮酒会对人造成伤害。《饮膳正要》中说："少饮为佳，多饮伤形损寿，易人本性，其毒甚也。饮酒过度，丧生之源。"这说明饮酒过量能降低人体各系统的功能，从而导致衰老。

3. 劳逸失度，动静失宜

中医学认为"动则不衰"，动则身健，不动则体衰。同时，也强调生命在于静止，如明代的蔡清说："天地之所以长久者，以其气运于内而不泄耳，故仁者静而寿。"这里的"静"不是指绝对的静止，而是指另一种运动形式。运动是绝对的，静止是相对的，动静结合，相辅相成，是养生保健之大旨。在这些方面不知调摄，就会出现以下等问题。

睡眠不足，劳神过度。古人说："眠食二者，养生之要务。"睡眠差，首先表现为过度疲劳，可能发生神经衰弱、体力和脑力劳动的效率降低、精力不足、记忆力减退、头昏脑涨、眼花耳鸣、全身乏力等症状。轻者可以恢复，严重者还可影响心血管系统、呼吸系统、消化系统的功能，进而导致器质性病变或早衰。

体劳伤气，房劳伤精。若人体劳倦过度，元气与阴津亏损，体劳伤气，房劳伤精，从而导致神气委顿，形体消减。《素问·举痛论》说"劳则气耗"，指出形体过度劳倦，则伤及人体的正气。古人反复强调"善养生者，必宝其精"，而"宝其精"的关键之一，是要节制性生活，特别是老人，更应注意这个问题。

古人养生防老，十分重视避邪气，安居处，节情志，调饮食。《素问·上古天真论》曰："虚邪贼风，避之有时。"又曰："食饮有节，起居有常，不妄作劳。"可见，衰老原因很多，既有生理上的必然趋势，亦有病理上的促发因素。这与现代医学所说的老年人脑动脉硬化、心血管功能减退、消化系统功能减退、性功能低下等所呈现的衰老现象基本一致。

二、衰老的中医机制

在对衰老原因的认识上，中医学历来认为，衰老之本在于肾气虚衰，但又并非单纯肾虚所致，而是五脏虚损的结果，尤其是肾、肝、脾的虚损。同时，五脏虚损所导致的病理产物——瘀血、痰浊，亦是导致机体衰老的重要因素。

中医的五脏虚损学说认为，五脏虚损既是衰老的生理特征，也是导致衰老的重要原因。脏腑虚损日久，则因虚致实，导致痰、瘀等病理产物滋生，以致虚实夹杂，变生他病，加速衰老。因此，衰老以虚为本，以实为标。在五脏之中，又以脾、肾两脏与衰老关系最为密切。

（一）五脏虚衰

1. 肾脏虚衰

肾虚是衰老之本，《素问·上古天真论》中就有关于肾气盈虚与人的生命过程相关性的描述。历代医家秉承了《黄帝内经》对衰老的认识，并提出肾为先天之本、阴阳之根的理论。肾藏精，肾精能促进人体的生长、发育。随着年龄的增长，肾精日衰，逐渐出现发脱、齿松、耳鸣、耳聋、皮肤枯槁、性功能丧失、消化功能减弱以及体力下降等现象，此即衰老之象。肾脏虚损导致衰老主要表现为以下几个方面：

（1）**肾气亏虚** 元气是正气的主要成分，正气就代表了机体的免疫功能。肾气虚，元气就虚：元气虚，正气也就弱，可表现为机体的免疫功能降低。到了老年，肾精衰退，肾气亏虚，形体也逐渐衰老，全身筋骨运动不灵活，齿摇发脱，呈现出老态龙钟之象。

（2）**肾阳不足** 水液的循环代谢，包括尿液的排泄，与脾阳、肺气、三焦之火有密切关系。在肝主升发的作用下，肾元之气温煦、推动中焦脾胃的运化腐熟功能，并与水谷之气相合，出于上焦，再与肺系吸入的天阳之气相合，成为宗气，积于胸中，贯于心脉，推动肺的呼吸和心血的运行，然后又在肺主肃降的作用下，下行归肾，阳得阴济，周而复始。实现以上作用，还需要三焦气化功能正常、气血津液升降出入的路径通畅，才能保证人体健康无病。

然而伴随着生命的进程，人到老年，肾阳不足，脏腑气化功能日趋低下，则肺、脾、三焦等脏腑的功能减退，水液不能正常代谢和输泄，故常见到目下如卧蚕状、小便排出无力、夜尿频繁等表现。

（3）**肾阴精亏虚** 人以五脏为本，而肾为五脏之根。《素问·阴阳应象大论》里说："年六十，阴痿，气大衰。"这里的阴痿，即指肾所藏之阴精不足，则肾阴虚，而肾阳亦虚。肾阴、肾阳亏虚，则无以化生肾气，肾气虚衰，五脏六腑的功能减退，从而出现生殖器官萎缩，性功能逐渐丧失。中医认为人失去生殖能力的年限是：男子在 64 岁左右，女子在 49 岁左右。其主要原因是肝肾和冲任二脉的功能衰退，天癸枯竭。男子表现为精气衰少，女子则表现为月经停止。当然也有例外，年百岁而能生子者，是养生有道的结果。

（4）精亏损，人衰老　肾所藏之精气为生命的基础，在人的生长壮老的过程中起主导作用。肾主骨生髓，骨具坚刚之性，为人身之支架，能支持形体，保护脏腑。骨所以能支持形体，实赖于骨髓之营养，骨得髓养，才能维持其坚韧刚强之性。中医认为，骨具有储藏骨髓的功能，骨为髓府，髓藏骨中，髓能充养骨骼。骨的生长、发育和骨质的坚脆等，都与髓的盈亏有关。人到老年，精髓亏损，骨失所养，则会出现不能久立，行则振掉之表现。

（5）髓海空，人衰老　虽然中医认为心藏神，主神明，即精神意识活动由心主宰，但是古人已经认识到脑在精神方面的重要作用，如提出"脑为元神之府"等说法，就是把脑作为精神活动的最高主宰来认识的。清代名医王清任更明确指出："灵机记性不在心，在脑。"也就是说，人体一切精神活动都由大脑支配。而脑为髓海，髓由精生，精源于五脏六腑之气血。人到老年，五脏六腑之气血不足，必然引起大脑功能减退，导致人体一系列的功能衰退表现，如失眠、多梦、神志不宁，甚至谵狂，或反应迟钝、精神萎靡，甚则昏迷、不省人事等，而且还可以影响其他脏腑的功能活动，甚至危及整个生命。

2. 脾胃虚衰

脾虚是衰老之源。肾精的旺盛与否，与脾关系密切。正如《程杏轩医案》所说："经云：肾者主水，受五脏六腑之精而藏之。是精藏于肾，非生于肾也。譬诸钱粮，虽贮库中，然非库中自出，须补脾胃化源。"又如《灵枢·营卫生会》所云："老者之气血衰。"脾为后天之本，气血生化之源。脾健血旺则机体得用，长有天命；脾虚血亏则机体失和，病有衰象。正如张景岳所说："凡形质所在，无非血之用也。是以人有此形，惟赖此血，故血衰则形萎，血败则形坏，而百骸表里之属，凡血亏之处，则必随所在而各见其偏废之病。"脾是气化之枢，气化是生命的基本特征。若脾虚，则气化失宜，五脏精气升降无序，六腑浊气留滞不传，而生衰老现象。

人体所有的脏腑、器官、组织皆需要脾胃供给各种营养素，脾胃是生命的源泉。如果脾胃虚衰，会加速衰老，甚至导致死亡。脾或胃无论哪一方面功能失调，都会影响消化吸收而产生相应的病症。如胃纳反常，可出现食欲不振、食量减少或多食易饥等症状，而脾运失调，则表现为食后腹胀、便溏等症状。

人体衰老可导致脾虚不运，从而出现周身乏力、气短懒言、四肢倦怠、食少纳呆、脘腹胀满或疼痛、大便溏泄等症状，并且面色萎黄、舌淡、脉沉弱无力。此外，还可因脾虚不运而致水湿内停之浮肿，中气下陷之脱肛，脾虚血失统摄之出血等症。这些都是老年脾虚所出现的常见表现。

人到老年，脾胃虚衰，不能消化、吸收饮食水谷，人体所需要的营养物质得不到及时补充，便会出现营养不良、贫血、水肿、气短、头晕、四肢无力等各种各样的疾病或症状，从而加速衰老。

3. 心脏虚衰

心为生命活动的主宰，它能协调脏腑，运行血脉。若心气虚衰，则会影响血脉的功能，从而加速衰老。心脏机能衰减，无力鼓动血脉，在临床上的主要表现是心中空虚而悸动，气促而短，劳则加重。气无力推动血液运行，血液不能上荣于头部，脉络不充，可见面色㿠白。气虚日久，心阳亦虚，导致温煦功能不足，阴寒之邪阻滞心脉，出现心脉瘀阻的病变，临床表现为畏寒肢冷，面色晦暗，心胸憋闷或冷痛。

中医学认为，血液是由消化器官吸收食物中的营养物质生化而成，与心、肝、脾有密切关系，所以有"心主血""肝藏血"和"脾统血"的说法。人体的各种机能活动，都有赖于血液提供营养。血液常出现的病变有"血虚""血瘀"和"出血"等。随着年龄的增长，由于五脏功能减低，血液的营养功能也随之而衰退，心血亦渐不足。心血不足，则神不守舍，因而常出现健忘、言善误或惊惕等神志失聪的表现。

4. 肺脏虚衰

肺主一身之气，人身诸气的生成、运行及功能活动，都与肺的生理活动密切相关。因此，只有肺的功能正常，人体才能维持旺盛生机，不致衰退，并抵御外邪，以免因病早衰。若肺气衰弱，全身机能都会受到影响，从而导致全身性的气虚，出现体倦乏力、气短、自汗、出现不耐劳作等症状。如因病导致气机不畅，肺气壅塞，则呼吸功能失调，出现咳嗽、气喘、呼吸不利等症状。

当人衰老时，肺气常会不足，因而肺的呼吸功能减弱，人体所需的清气吸入不足，而浊气又不能排出，因而出现咳嗽、气喘、乏力、语声低怯等症状，活动时症状加重。

若肺失去了呼吸功能，机体不能与外界进行物质交换，真气不能生成，肺也就失去了主一身之气的作用，随着呼吸运动的停止，生命也就告终了。

5. 肝脏虚衰

中医学认为，人体的衰老同肝有密切联系，即《灵枢·天年》所谓"五十岁，肝气始衰"。肝的功能下降后，其他脏腑亦随之衰弱，这是因为肝藏血，肝又主疏泄，关系到人体气机的调畅。中医学认为，"百病生于气也"，这个"气"是指气的运行失常，气机失去调畅，从而导致精、血、津液输布失常，人即会衰老，甚至死亡。

中医认为，"肝主筋"（《素问·宣明五气》）、"肝主身之筋膜"（《素问·痿论》）。筋束骨，系于关节。要维持正常的关节屈伸运动，须赖肝血的濡养。肝体阴而用阳，故筋的功能与肝阴、肝血的关系尤为密切。肝血充盛，使肢体的筋和筋膜得到充分的濡养，维持其坚韧刚强之性，肢体关节才能运动灵活，强健有力。若肝的阴血亏损，不能供给筋和筋膜以充足的营养，则筋的活动能力就会减退。

老年人由于肝阴或肝血不足，出现肢体麻木，行动迟缓，或手足拘挛，这都是由于"血不荣筋"的缘故。

（二）精气虚衰

精气是人的生命活动的基础。这里的气，包括元气、营气、卫气、脏腑之气等，是生命活动的根本和动力，为生化之根；这里的精，即阴精，包括肾脏所藏先天之精，是构成人体和促进生长发育的基本物质。精与气相互资生，是维系生命的关键。因此，尽管人体衰老的因素众多，表现复杂，但都必然伴随着精气的病变。

人的躯体、四肢、九窍和内脏的活动以及人的精神思维活动，都是以精气为源泉和动力的。精气虚则邪凑之，邪势猖獗则精受损，如此恶性循环，则病留之。《素问·阴阳应象大论》曰："年四十，而阴气自半也，起居衰矣。年五十，体重，耳目不聪明矣。年六十，阴痿，气大衰，九窍不利，下虚上实，涕泣俱出矣。"详细地阐述了由于阴精、阳气的亏虚，人体发生的一系列衰老的变化。

（三）阴阳失调

阴阳失调是由于致病因素的作用，机体的阴阳消长失去相对的平衡所出现的阴不制阳、阳不制阴的病理变化。

阴阳的盛衰是决定寿命长短的关键，保持阴阳的平衡状态是延年益寿的根本。《素问·阴阳应象大论》里明确指出，人的衰老同阴阳失调有关，即"能知七损八益，则二者可调；不知用此，则早衰之节也"。可见，阴阳失调能导致衰老，而调节阴阳就有抗衰老的作用。

人到中年以后，由于阴阳平衡失调，机体就会受到各种致病因素的侵袭，从而疾病丛生，出现衰老。

（四）痰瘀阻滞

人一旦进入中老年期，就会有不同程度的血瘀存在。现代临床研究也证明，伴随人的年龄增长，血液逐渐出现黏、浓、凝、聚的变化。瘀血内阻，气血运行不畅，脏腑失于濡养，人体正常生理功能发生障碍，加速了衰老进程。

中老年人出现血瘀与脾肾虚衰有密切关系。脾为气血生化之源，气为血帅，脾虚则气虚，气虚则运血无力而导致血瘀。肾为阴阳之本，肾阳虚则生寒，寒凝可致血瘀；肾阴虚则血少，阴血不足，脉道枯涩，可致血瘀；肾阴虚则生内热，虚热煎灼阴血，亦可成瘀。此外，肝失疏泄，气机升降紊乱，血液运行失常，也会形成血瘀。

痰是机体水液代谢障碍所形成的病理产物。人到中老年之后，脾肾渐虚，运化水谷津液的功能减退，易生痰浊。痰一旦形成，随气而升降，内而脏腑，外而皮肉筋骨，周身上下无处不到，耗伤机体正气，促进衰老。现代流行病学调查显示，痰浊证患病率与年龄增长呈显著正相关。

总之，人体的衰老是一个非常复杂的过程，不可能仅用一种学说就可以解释衰老过程中的所有问题，而需要参考各家学说。中医学对人体衰老机理的研究很多，大多以虚、虚实夹杂立论，但是现在应全面、综合地研究影响衰老的因素。只有重视理论的先导作用，才能促进中医药对衰老认识以及抗衰老研究的长足发展，并在中医理论指导下进行辨证施治，以达到延缓衰老以及减少疾病的目的。

人体衰老是一个长期渐进的过程。一方面，脾肾等脏器的生理功能逐渐衰退，另一方面，由于脏器功能的减退，痰、瘀等病理产物随之产生。也就是说，在衰老过程中，以脾肾亏虚为本，痰瘀阻滞为标，互相影响，加速了衰老进程。故延缓衰老当从调理脏腑气血入手。既要补脾肾，又要注意疏肝养肝，调节情志。在此基础上，适当配合活血化瘀、祛痰化浊之法，可提高疗效。

第二节　发病原因及机制

人体各脏腑之间，以及人体与外界环境之间，始终处于不断地产生矛盾而又解决矛盾的过程中，既对立又统一，维持着人体的动态平衡，从而保持着正常的生理活动。当这种动态平衡因某些原因而遭到破坏，又不能立即自行调节恢复时，人体就会发生疾病。而致病因素是多种多样的，诸如气候异常、疫疠传染、情志刺激、饮食劳倦、持重努伤、跌仆金刃外伤，以及虫兽所伤等，均可导致疾病的发生。

此外，在疾病过程中，原因和结果是相互作用的，在某一阶段是病理变化的结果，在另一阶段则可能成为病理变化的原因，如痰饮和瘀血等，既是脏腑气血功能失调形成的病理产物，反过来又能成为某些病变的致病因素。

各种致病因素作用于人体，引起病变的机理就是病机。疾病是多种多样的，病理变化也是极为复杂的。不同的疾病，均有其相应的病理变化，如不同脏腑的病证、内伤与外感、气病与血病以及各种具体的病证，它们在病理上各有自己的特殊性。但是，在由不同致病因素引起的千差万别的病理变化中，却存在着共同的规律。研究并掌握这些规律，可以更深刻地把握疾病的本质，从而有效地指导辨证与治疗。

导致疾病发生的原因主要有六淫、疠气、七情以及饮食劳逸等，在一定条件下都能使人发生疾病。为了说明致病因素的性质及其致病特点，古代医家曾对病因做过分类。如《黄帝内经》将其分为阴阳两类。宋代陈无择提出了"三因学说"，即六淫邪气外袭为外因，情志内伤为内因，饮食劳倦、跌仆金刃以及虫兽所伤等为不内外因。

中医学认为，证候是在某种原因的影响和作用下，人体所产生的一种病态反应。中医学认识病因，主要是以病人的临床表现为依据，通过分析病人的症状、体征来推求病因，为治疗用药提供依据，这种方法称为"审证求因"。

中医学的病因学，不但研究病因的性质和致病特点，同时也探讨各种致病因素所致疾病的临床表现，以便更好地指导临床诊断和治疗。本章根据病因的发病途径、形成过程，将病因分为外感病因、内伤病因、病理产物性病因以及其他病因四大类。

一、发病原因

（一）外感病因

外感病因，是指由外而入，或从肌表，或从口鼻侵入机体，引起外感疾病的致病因素。外感病是由外感病因引起的一类疾病，一般发病较急，病初多见恶寒、发热、脉浮、骨节酸痛等症状。外感病因大致分为六淫和疠气两类。

1. 六淫

六淫，即风、寒、暑、湿、燥、火六种外感病邪的统称。风、寒、暑、湿、燥、火（热），在正常的情况下称为"六气"，是自然界六种不同的气候。正常的六气不至于使人生病，只有急骤的气候异常变化或在人体的抵抗力下降时，六气才能成为致病因素，侵犯人体，发生疾病，这种情况下的六气就称为"六淫"。由于六淫是不正之气，所以又称为"六邪"，属于外感病的病因。除了气候因素外，六淫致病还包括了生物（细菌、病毒等）、物理、化学等多种致病因素作用于人体所引起的病理变化。

六淫致病的特点为：一是六淫致病多与季节气候、居住环境有关。如春季多风病，夏季多暑病，长夏多湿病，秋季多燥病，冬季多寒病等。另外，久居潮湿之地常有湿邪为病，在高温环境作业又常有燥热或火邪为病等。二是六淫邪气既可单独侵袭人体，又可两三种合在一起，同时侵犯人体而致病。如风寒感冒，湿热泄泻，风寒湿痹等。三是在发病过程中，在一定条件下，六淫导致的证候性质可发生转化。如寒邪入里可以化热，暑湿日久可以化燥伤阴等。四是六淫致病，其发病途径多为侵犯肌表，或从口鼻而入，或两者同时受邪，故称为"外感病"。

（1）风邪 风为春季的主气，但四季皆有风，故风邪致病，虽以春季多见，但不限于春季。风邪外袭，多从皮毛、肌腠而入，从而产生外风病证。中医学认为，风邪为外感发病的一种极为重要的致病因素。风邪的性质和致病特点如下：①风为阳邪，其性开泄。风邪善动不居，具有升发、向上、向外的特性，故属于阳邪。其性开泄，是指风邪易使腠理疏泄开张。正因其能升发，并善于向上、向外，所以风邪侵袭，常伤害人体的上部（头面）和肌表，使皮毛、腠理开泄，常出现头痛、汗出、恶风等症状。②风性善行而数变。善行，是指风邪致病，具有病位没有定处的特性而言。如风寒湿三气杂至而引起的痹病，若见游走性关节疼痛，痛无定处，即属于风气偏盛的表现，故又称为"风痹"或"行痹"。数变，是指风邪致病，具有变幻无常和发病迅速的特性而言。如风疹就有皮肤瘙痒、发无定处、此起彼伏的特点。同时，由风邪为先导的外感疾病，一般发病多急，传变也较快。③风为百病之长。风邪为六淫病邪中重要的致病因素，是外邪致病的先导，其他病邪多依附于风邪而侵犯人体。如外感风寒、风热、风湿等。

（2）**寒邪**　寒为冬季的主气。寒邪为病，有外寒、内寒之分。外寒是指寒邪外袭，其致病又有伤寒、中寒之别。寒邪伤于肌表，郁遏卫阳，称为"伤寒"；寒邪直中于里，伤及脏腑阳气，则为"中寒"。内寒则是机体阳气不足，失却温煦的病理反应。

外寒与内寒虽有区别，但它们又是互相联系、互相影响的。阳虚内寒之体，容易感受外寒；而外来寒邪侵入人体，积久不散，又常能损及人体阳气，导致内寒。寒邪的性质及致病特点如下：①寒为阴邪，易伤阳气。寒为阴气盛的表现，其性属阴，故寒邪致病，最易损伤人体阳气。如寒邪袭表，卫阳被遏，可见恶寒；寒邪直中脾胃，脾阳受损，可见脘腹冷痛、呕吐、腹泻等症。②寒性凝滞。凝滞，即凝结阻滞之意。寒邪伤人可使人之经脉气血凝滞、运行不畅而出现种种疼痛。③寒性收引。收引，即收缩牵引之意。寒邪侵入人体，可使气机收敛，腠理、经络、筋脉收缩而挛急。如寒邪侵袭肌表，毛窍、腠理闭塞，卫阳被郁，不得宣泄，可见恶寒、发热、无汗；寒客血脉，则气血凝滞，血脉挛缩，可见头身疼痛，脉紧；寒客经络关节，筋脉拘急收引，则见肢节屈伸不利，拘挛作痛。

（3）**暑邪**　暑为夏季的主气，乃火热所化。暑邪有明显的季节性，独见于夏季。

暑邪的性质及致病特点如下：①暑为阳邪，其性炎热。暑为夏季的火热之气所化，火热属阳，故暑为阳邪。暑邪伤人，多出现壮热、烦渴、面赤、脉洪等症。②暑性升散，伤津耗气。升散，即上升发散之意。暑邪伤人，易使腠理开泄而多汗。出汗过多则耗伤津液，津液亏损，即可出现口渴喜饮、尿赤短少等。在大量汗出的同时，往往气随津泄而致气虚，出现气短乏力，甚则突然昏倒、不省人事。③暑多挟湿。暑季多雨而潮湿，热蒸湿动，所谓"天暑下逼、地湿上蒸"，热与湿合，故暑邪为病，常兼挟湿邪以侵犯人体，在发热、烦渴的同时，常兼见四肢困倦，胸闷呕恶，大便溏泄不爽等症。

（4）**湿邪**　湿为长夏的主气，夏秋之交，为一年中湿气最盛的季节。湿邪为病有外湿、内湿之分。外湿多由于气候潮湿、涉水淋雨、居处潮湿等外在湿邪侵袭人体所致。内湿多由于脾失健运、水湿停聚而生。

外湿和内湿虽有不同，但在发病中又常相互影响。伤于外湿，湿邪困脾，脾失健运，则湿从内生；而脾阳虚损，水湿不化，亦易招致外湿的侵袭。湿邪的性质及致病特点如下：①湿为阴邪，易伤阳气，阻遏气机。湿性重浊，其性类水，故为阴邪。其侵犯人体，最易损伤阳气。湿邪困脾，脾阳不振，运化无权，水湿停聚，发为泄泻、尿少、水肿等症。湿邪侵及人体，留滞于脏腑经络，最易阻遏气机，使其升降失常，经络阻滞不畅，出现胸闷脘痞，小便短涩，大便不爽等症。②湿性重浊趋下。湿邪为病多见头身困重，四肢沉重等症状。浊，即秽浊，多指分泌物或排泄物秽浊不清而言，如面垢眵多，大便溏泄，小便浑浊，妇女白带过多，湿疹流水等症。趋下，是指湿邪为病，其症状多见于下部，如带下、淋浊、泄泻等症。③湿性黏滞。湿性黏滞主要表现在两方面：一是湿病的症状多黏腻不爽，如分泌物及排泄物多滞涩而不畅；二是湿邪为病多缠绵难愈，病程较长或反复发作，如湿痹、湿疹、湿温病等。

（5）燥邪 燥为秋季的主气。此时气候干燥，水分缺乏，故多燥病。燥邪感染人体的途径，多从口鼻而入，侵犯肺卫。

燥邪为病又有温燥、凉燥之分：初秋有夏热之余气，燥与温热结合而侵犯人体，则多见温燥病证；深秋又有近冬之寒气，燥与寒邪结合侵犯人体，故可见凉燥病证。燥邪的性质及致病特点如下：①燥为阳邪，其性干涩，易伤津液。燥邪为干涩之病邪，故外感燥邪最易耗伤人体的津液，造成阴津亏虚的病变，而出现种种津亏干涩的症状和体征，如口鼻干燥，咽干口渴，皮肤干涩甚则皲裂，毛发不荣，小便短少，大便干结等症。②燥易伤肺。肺为娇脏，喜润而恶燥。肺主气司呼吸，外合皮毛，开窍于鼻，故燥邪伤人，多从口鼻而入，伤及肺津，影响肺的宣发、肃降功能，出现干咳少痰，或痰液胶黏难咳出，或痰中带血以及喘息、胸痛等症。

（6）火邪 火、热为阳盛所生，故火、热常可并称，但火与温热，同中有异。热为温之渐，火为热之极。热多属外邪，如风热、暑热、湿热之类病邪；而火常由内生，如心火上炎、肝火亢盛、胆火横逆等。火热为病，亦有内外之分。属外感者，多是直接感受温热邪气之侵袭；属内生者，则常由脏腑阴阳气血失调，阳气亢盛而成。此外，感受风、寒、暑、湿、燥等各种外邪，或受到精神刺激，在一定条件下皆可化火，故有"五气化火""五志化火"之说。

火邪的性质及致病特点如下：①火为阳邪，其性炎热。阳主躁动而向上，火热之性，燔灼焚焰，升腾上炎，故属于阳邪。因此，火热伤人，多见高热、烦渴、汗出、脉洪数等症。②火性炎上。火邪致病，证候多表现在人体的上部，如头面部位。如火热阳邪常可上炎，扰乱神明，出现心烦失眠，狂躁妄动，神昏谵语等症。若心火上炎，则见舌尖红、口舌生疮；胃火炽盛，可见齿龈肿痛；肝火上炎，常见目赤肿痛。③火易伤津耗气。火邪为患，最易迫津外泄，消灼津液，耗伤阴津，故常兼有口渴喜饮、咽干舌燥、小便短赤、大便秘结等津伤症状。火邪最能损伤人体的正气，故火邪致病，还可兼见少气懒言、肢倦乏力等气衰之证。④火易生风动血。火热之邪侵袭人体，往往灼伤肝经，劫耗阴液，"热极生风"，表现为高热、神昏、谵语、四肢抽搐、目睛上视、项背强直、角弓反张等。同时，火热之邪，可以加速血行，灼伤脉络，甚则迫血妄行，而致各种出血，如吐血、衄血、便血、尿血、皮肤发斑及妇女月经过多、崩漏等病症。⑤火易致疮疡。火热之邪入于血分，可聚于局部，腐蚀血肉，发为痈肿疮疡，表现为红肿热痛，甚则化脓溃烂。

此外，火与心相应，心主血而藏神，故火盛扰心，除可见血热或动血症状外，尚可见火邪扰心的神志不安、烦躁、谵妄、发狂或昏迷等症。

2. 疠气

疠气，是一类具有强烈传染性的外邪。在中医文献记载中，又有"瘟疫""疫毒""戾气""异气""毒气""乖戾之气"等名称。

疠气致病具有发病急骤、病情较重、一气一病、发病症状相似、传染性强、易于流行等特点。疠气病邪可通过空气或接触感染，多从口鼻侵入人体。

疠气致病，既可散在发生，也可形成瘟疫流行。如大头瘟、虾蟆瘟、疫痢、白喉、烂喉丹痧、天花、霍乱、鼠疫等，实际上包括了现代医学所说的许多传染病和烈性传染病。

疠气的发生与流行多与下列因素有关：①气候及灾害因

素。自然气候的反常变化，如酷热、湿雾、瘴气等，以及在地震、久旱、洪涝等自然灾害发生之后，常出现疫疠流行，即所谓"大灾之后常有大疫"。②环境与饮食因素。如空气、水源或食物受到污染。③社会因素。如战乱、贫穷落后、社会动荡及不良卫生习惯，包括现代战争中的细菌战等，均可导致疠气流行。④没有及时做好预防、隔离工作，常导致局部的疫疠扩散到更大范围。

（二）七情内伤

七情即喜、怒、忧、思、悲、恐、惊七种情志。七情是人体对客观事物的不同反应，在正常情况下，一般不会使人致病。只有突然、强烈或持久的情志刺激，超过了人体的生理调适范围，使人体气机紊乱，脏腑阴阳气血失调，才会导致疾病的发生。由于它是造成内伤病的主要致病因素之一，故又称"内伤七情"。

1. 七情与内脏气血的关系

人的情志活动与内脏有密切的关系，而内脏的功能活动要靠气的推动、温煦和血的濡养。中医学认为，某一内脏常与某一情志活动有关，即心在志为喜，肝在志为怒，脾在志为思，肺在志为忧，肾在志为恐。喜怒思忧恐，统称为"五志"。不同的情志变化对内脏有不同的影响，而内脏气血的变化，也会影响情志的变化。

2. 七情的致病特点

七情致病直接影响相应的内脏，使脏腑气机逆乱，气血失调，导致种种病变的发生。

（1）**直接伤及内脏**　怒伤肝，喜伤心，思伤脾，忧伤肺，恐伤肾。由于心主神志，为五脏六腑之大主，心神受伤，可累及其他脏腑。心主血藏神；肝主疏泄藏血；脾主运化而位于中焦，是气机升降的枢纽，又为气血生化之源。故情志所伤的病证，以心、肝、脾三脏和气血失调为多见。如思虑劳神过度，常损伤心脾，导致心脾气血两虚，出现神志异常和脾失健运等证。郁怒伤肝，怒则气上，血随气逆，可出现肝经气郁的两胁胀痛、善太息等；或引起气滞血瘀，出现胁痛、妇女痛经、闭经，或癥瘕等。此外，情志内伤还常会化火，即"五志化火"，而导致阴虚火旺等证，或导致湿、食、痰诸郁为病。

（2）**影响脏腑气机**　常表现为与情志相关的特殊的气机变化。即"怒则气上，喜则气缓，悲则气消，恐则气下，惊则气乱，思则气结"。①怒则气上，是指过度愤怒可引起肝气上冲，血随气逆。临床可见头晕头痛，面红目赤，或呕血，甚则昏厥猝倒。②喜则气缓，包括缓和紧张情绪和心气涣散两个方面。在正常情况下，喜能缓和精神紧张，使营卫通利，心情舒畅。但暴喜过度，又可使心气涣散，神不守舍，出现精神不集中，甚则失神狂乱等症状。③悲（忧）则气消，是指过度悲忧，使肺气因抑郁而耗伤，可见意志消沉、精神委顿、少气乏力等症状。④恐则气下，是指恐惧过度，使肾气失于固摄，气泄于下，临床可见二便失禁，或因恐惧不解则伤精，而发生骨酸痿厥、遗精等症。⑤惊则气乱，是指突然受惊，以致心无所倚，神无所归，虑无所定，惊慌失措。⑥

思则气结，是指因思虑而劳神过度，伤神损脾，导致气机郁结。思虑过度不但耗伤心神，也会影响脾气。耗伤心神，阴血暗耗，心神失养，则心悸、健忘、失眠、多梦；思则伤脾，气机郁结，脾失健运，胃的受纳、腐熟失职，就会出现纳呆、脘腹胀满、便溏等症。

有许多疾病，常因较剧烈的情绪波动而加重，或病情急剧恶化。如有眩晕病史的患者，若遇事恼怒，肝阳暴涨，血压可迅速升高，发生头晕目眩，甚则突然昏厥，或出现昏仆不语，半身不遂，口眼㖞斜。

（三）饮食失宜

饮食是摄取营养、维持人体生命活动所不可缺少的物质。若饥饱失宜、饮食不洁或饮食偏嗜，又是导致疾病发生的重要原因。饮食主要靠脾胃消化，故饮食失宜主要伤及脾胃，可使脾胃功能失职，升降失常，并可聚湿、生痰、化热或变生他病。

1. 饥饱失常

饮食以适量为宜。过饥即摄食不足，气血生化之源匮乏，气血得不到足够的补充，久则气血衰少而为病。同时，气血衰少则正气虚弱，正虚易致邪侵，易于感受外邪，继发其他疾病。

过饱即饮食摄入过量，超过了脾胃的消化、吸收和运化能力，可导致饮食积滞，脾胃受伤，出现脘腹胀满、嗳腐泛酸、厌食呕吐、泻下臭秽等症。小儿由于脾胃尚弱，不知饥饱，更易患病。

2. 饮食不洁

进食不洁的食物，可引起多种胃肠道疾病，出现腹痛、吐泻、痢疾等。或可引起寄生虫病，如蛔虫病、蛲虫病、寸白虫病等，临床可见腹痛，嗜食异物，面黄肌瘦等症。若蛔虫窜入胆道，还可出现上腹部剧痛，时发时止，四肢厥冷，甚或吐蛔的"蛔厥证"。若进食腐败变质的有毒食物，常出现剧烈腹痛、吐泻等中毒症状，重者可出现昏迷或死亡。

3. 饮食偏嗜

饮食要均衡，才能起到营养全面的作用。若饮食偏嗜，则易出现部分营养物质缺乏或机体阴阳的偏盛偏衰，从而发生疾病。如佝偻病、夜盲症等，就是某些营养物质缺乏所引起。

过食生冷，则易损伤脾阳，导致寒湿内生，发生腹痛、泄泻等症。过食肥甘厚味，或嗜酒无度，以致湿热、痰浊内生，气血壅滞，常可发生痔疮下血，以及疮痈等病症。

（四）劳逸失度

劳逸，包括过度劳累和过度安逸两个方面。正常的劳动和体育锻炼，有利于气血流通，增强体质；必要的休息，可以消除疲劳，恢复体力和脑力，不会使人发生疾病。只有比较长时间的过度劳累，或过度安逸，劳逸失常，才成为致病因素而使人发病。

1. 过劳

过劳是指过度劳累。包括劳力过度、劳神过度和房劳过度三个方面。

劳力过度，是指较长时间的体力劳动过度而积劳成疾。劳力过度则伤气，久则气少力衰，表现为四肢困倦，懒于言语，少气乏力，精神疲惫，动则气喘，汗出等症。

劳神过度，是指脑力劳动过度，思虑太过，劳伤心脾而言。劳神过度，耗伤心血，损伤脾气，可出现心神失养的心悸、健忘、失眠、多梦及脾不健运的纳呆、腹胀、便溏等症。

房劳过度，是指性生活不节，房事过度而言。房事过频则肾精耗伤，出现腰膝酸软、眩晕耳鸣、精神萎靡，或男子遗精、滑泄、阳痿，女子月经不调、带下等病症。

2. 过逸

过逸是指过度安逸，不参加劳动，又缺乏运动。人体每天需要适当的活动，气血才能流畅，若长期不劳动，缺乏锻炼，可使气血不畅，筋骨柔弱，脾胃呆滞，表现为精神不振，肢体软弱，食少乏力，动则心悸、气喘、汗出，或发胖臃肿，抗病能力低下，易受外邪侵袭。

（五）病理产物性病因

疾病是由致病因素引起的一个复杂的病理过程。在这个复杂的病理过程中，每一阶段都有其特殊的病理变化和临床表现。

痰饮、瘀血等都是在疾病过程中形成的病理产物。这些病理产物形成后，又会直接或间接地作用于人体的脏腑组织，可引起多种病证，故又属致病因素之一。

1. 痰饮

（1）痰饮的含义 痰和饮都是水液代谢障碍所形成的病

理产物。一般较稠浊的称为痰，较清稀的称为饮。即所谓"湿聚为水，水停为饮，饮凝为痰"。

痰不仅是指人咳吐出来的有形可见的痰液，还包括瘰疬、痰核和停滞在脏腑经络等处而不能排出的痰浊，这种痰被称为"无形之痰"，临床上可通过其所表现的证候来确定。

饮即水液停留于人体局部者，因其所停的部位和症状不同而有不同的名称，故有"痰饮""悬饮""溢饮""支饮"的区别。

（2）痰饮的形成　痰饮多由于外感六淫或饮食及七情内伤等因素，引起肺、脾、肾及三焦等脏腑气化功能失常，水液代谢障碍，以致水津停滞而形成。水湿内停，受阳气煎熬则为痰，得阴气凝聚则为饮。痰饮形成后，饮多留积于肠胃、胸胁及肌肤，而痰则随气升降流行，内而脏腑，外至筋骨皮肉，引起多种病证。

（3）痰饮的致病特点　①阻滞气血运行：痰饮为有形之邪，若阻滞于经络，可到气血运行失畅；若停滞于脏腑，可使脏腑气机升降失常。②影响水液代谢：痰饮停滞于脏腑，可影响脏腑气机，导致脏腑功能失调，气化不利，水液代谢障碍。③易蒙蔽心神：心神以清明为要。痰饮为浊物，随气上逆，易蒙蔽清窍，扰乱心神。④致病广泛，变幻多端：痰饮可随气流行，内至脏腑，外至肌肤，引起各种不同的病变。痰饮不仅致病广泛，而且变幻多端，从而产生错综复杂的疾病。

2. 瘀血

（1）瘀血的含义 瘀血指体内有血液停滞，包括溢出脉外尚未消散之血和血行不畅所致的瘀滞之血。瘀血是在疾病过程中形成的病理产物，又是某些疾病的致病因素。

（2）瘀血的形成 瘀血的形成，一是由于气虚、气滞、血寒、血热等原因，使血行不畅所致。气为血帅，气虚或气滞，不能推动血液的正常运行；或寒邪客于血脉，使经脉卷缩拘急，血液凝滞不畅；或热入营血，血热搏结等，均可形成瘀血。二是因内伤或外伤、气虚失摄或血热妄行等原因，造成血溢脉外，成为离经之血，未能及时消散而停留体内，形成瘀血。

（3）瘀血的致病特点 ①阻碍气血运行：血能载气，瘀血形成后，必然导致气机失畅，出现气血瘀滞。②影响新血生成：瘀血内阻，气血运行失畅，脏腑失于濡养，功能失常，可影响新血的生成。③病位固定，病证繁多：瘀血常停留在人体某一部位，不易及时消散，表现出病位相对固定的特征。由于瘀血停留的部位不同，形成的原因各异，其病理表现也不相同，临床表现也繁多复杂。

（六）其他病因

导致疾病发生的原因，除外感病因、内伤病因和病理产物性病因之外，还有胎传、寄生虫、外伤等因素。

1. 胎传

胎传是指在胎儿发育过程中引发疾病的因素，或由父母遗传给胎儿的，导致出生后发病的因素。胎传疾病可由于父母精气不足引起，或在妊娠之时，因情志、饮食、起居调摄失常，影响胎儿的正常生长发育而引起，常见的有五软（头项软、口软、手软、足软、肌肉软），五迟（立迟、行迟、齿迟、发迟、语迟），解颅（囟门迟闭），梅疮，胎痫（又名胎搐），胎寒，胎热等。

2. 寄生虫

如果进食被寄生虫卵污染的食物，或接触疫水、疫土等，寄生虫（或卵）侵入人体，寄生于脏腑，即可导致疾病发生。因此，寄生虫因素也可归属病因范围。常见的寄生虫有蛔虫、钩虫、蛲虫、绦虫、血吸虫等。

寄生虫大都寄生于肠道之中，发病一般常见腹痛、嗜食异物、面黄肌瘦等，但由于感染的途径、虫体寄生的部位各有不同，故临床表现也不完全一样，如蛔虫病常见脘腹疼痛；胆道蛔虫病发作时则为上腹部剧痛，四肢厥冷；蛲虫病多见肛门瘙痒等。

3. 外伤

外伤指金创伤、烧烫伤、冻伤、雷电击伤、溺水、虫兽伤等直接侵害人体的损伤。

金创伤包括枪弹伤、金刃伤、跌打损伤、持重努伤、压轧撞击伤等。这些外伤，均能直接损伤人体的皮肤、肌肉、筋脉、骨骼以及内脏。

烧烫伤主要是由高温物体、火焰、火器等所引起的灼伤。烧烫伤属于火毒致病，机体受到火毒伤害，受伤部位就会立即出现水疱、皮焦、疼痛等症状。

冻伤是指人体遭受低温侵袭所引起的全身性或局部性损伤。一般来说，温度越低，冻伤时间越长，则冻伤程度越重。冻伤可分全身和局部两种，局部冻伤多发生在手、足、耳郭、鼻尖和面颊部位。

雷电击伤是指雷电对人体造成的伤害。

溺水，由于各种原因沉溺水中，可导致人窒息，甚则死亡。

虫兽伤包括毒蛇、猛兽、疯狗咬伤，或蝎、蜂蜇伤等。人体被虫兽所伤，轻则损伤皮肉，重则损伤内脏，或导致死亡。

二、发病机制

病机是疾病发生、发展与变化的机理，包括发病原理、发病类型和基本病机三个方面。

（一）发病原理

在正常情况下，人体脏腑经络的生理功能正常，气血阴阳协调平衡。在致病因素的作用下，人体的脏腑、经络的生理功能失常，气血阴阳协调平衡关系被破坏，导致"阴阳失调"，出现种种临床症状，也就导致了疾病的发生。

1. 疾病的发生关系到正气和邪气两个方面

正气，是指人体的机能活动和抗病、康复能力，简称为"正"。邪气，泛指各种致病因素，简称为"邪"。疾病的发生与变化，就是在一定条件下邪正斗争的反映。

（1）正气不足是疾病发生的内在根据　中医发病学很重视人体的正气。在一般情况下，人体的正气旺盛，气血充盈，卫外固密，邪气就不易侵入，人体就不会得病。只有人体的正气相对虚弱，卫外不固，抗邪无力，邪气才会乘虚而侵犯人体，发生疾病。

（2）邪气是发病的重要条件　中医发病学在重视正气，强调正气在发病学中的主导地位的同时，并不排除邪气对疾病发生的重要作用。邪气是发病条件，在一定的条件下，甚至起着主导作用，例如疠气、外伤致病就是如此。

2. 邪正斗争的胜负决定发病与否

邪正斗争，是指病邪与正气的斗争。这种斗争不仅关系着疾病的发生，而且影响疾病的发展与转归。

（1）正能胜邪则不发病　在邪正斗争过程中，若正气强盛，抗邪有力，则病邪难以侵入，或侵入后即被正气及时消除，不产生病理反应，就不会发生疾病。如自然界中经常存在着各种各样的致病因素，但并不是所有接触的人都会发病，此即正能胜邪的结果。

（2）邪胜正负则发病　在正邪斗争过程中，若邪气偏胜，正气相对不足，邪胜正负，使脏腑阴阳气血失调，气机逆乱，而导致疾病的发生。

发病以后，由于人体正气强弱的差异、病邪性质的不同和感受邪气的轻重不同，以及邪气所在部位的浅深不同，而产生不同的病证。①疾病与正气强弱的关系：正气强，邪正斗争剧烈，多表现为实证；正气虚，抗邪无力，多表现为虚证，或虚实错杂证。②疾病与感受邪气性质的关系：一般来说，感受阳邪，易导致阳偏盛而伤阴，出现实热证；感受阴邪，易导致阴偏盛而伤阳，出现实寒证。③疾病与感受邪气轻重的关系：邪轻则病轻，邪重则病重。④疾病与病邪所中部位的关系：病邪侵犯人体，有在筋骨经脉者，有在脏腑者，病位不同，病证各异。

3. 影响正气的各种因素

中医学认为，致病因素（邪）是发病的重要条件，正气不足或相对不足是发病的内在根据。影响正气的主要因素是体质和精神状态。

（1）体质与正气的关系 体质强壮，则脏腑机能活动旺盛；体质虚弱，则脏腑机能活动减退，精、气、血、津液不足，其正气虚弱。

体质与先天禀赋、饮食调养、身体锻炼有关。一般来说，禀赋充实，体质多壮实；禀赋不足，体质多虚弱。合理的饮食和充足的营养是保证人体生长发育的必要条件。饮食不足，缺少必要的营养，影响气血的生成，则可致体质虚弱。暴饮暴食，则损伤脾胃；饮食偏嗜，营养不均衡，也影响体质。体育锻炼和体力劳动，可使气血畅通，体质增强。而过度安逸，则不利于气血的流通，脾胃功能减退，使人的体质虚弱。

（2）精神状态与正气的关系 精神状态受情志因素的直接影响。情志舒畅，精神愉快，则气机畅通，气血调和，脏腑功能协调，正气旺盛；若情志不畅，精神抑郁，则使气机逆乱，阴阳气血失调，脏腑功能失常，正气减弱。因此，平时要注意调摄精神，保持思想上清静安定，不贪欲妄想，从而使真气调和，精神内守。

总之，正气不足是发病的内在根据。体质和精神状态影响着正气的强弱。体质强壮，情志舒畅，则正气充足，抗病力强，邪气难于侵入；即使人体受邪，病邪也难以发展，易被祛除。若体质虚弱，情志不畅，则正气不足，抗病力弱，邪气易于侵入而发病。

（二）发病类型

由于邪气的性质、感受邪气的轻重和致病途径等的不同，以及人体体质和正气强弱的差异，导致疾病的发病类型各不相同，主要有感而即发、伏而后发、徐发、继发、复发等不同发病类型。

1. 感而即发

感而即发是指机体感邪后立即发病。感而即发者多见于以下几种情况：一是新感外邪。外感六淫病邪致病，大多是感而即发的外感病。二是疫疠邪气致病。某些疫疠邪气，其致病性和传染性强，病多猝发，而且所致病情也较危重。三是情志骤变，如暴怒、大悲等剧烈的情志波动，可致气血逆乱而猝发疾病。四是中毒，如误食、误服有毒的食物、药物或吸入秽毒之气，或被毒虫、毒蛇咬伤，可迅速引起中毒反应而发病，甚者致人死亡。五是突发较严重外伤，如金刃、枪弹、坠落、跌打、烧烫、冷冻、电击等所伤，均直接迅速致病。

2. 徐发

徐发是与感而即发相对而言的。疾病徐发与致病邪气的性质，以及体质因素等密切相关。如外感病中的湿邪致病，因湿性黏滞，故湿邪为病，大多发病缓，病程长。某些年高体弱之人，正气较虚，虽感外邪，但由于机体反应能力低下，常可徐缓发病。

在内伤病中，也有徐缓发病者。如思虑过度，忧愁不释，房事不节，嗜酒成癖，嗜食膏粱厚味等因素致病，往往是积时日久，经过渐进性病理变化过程，方可表现出明显的病变。

3. 伏而后发

伏而后发是指机体感受某些病邪后，病邪潜伏于体内某些部位，经过一段时间之后，或在一定的诱因作用下才发病，如破伤风、狂犬病、艾滋病及中医所说的"伏气温病"等。

对于伏邪致病的机理，古代医家大都认为感邪轻浅，正气不足，因而病不猝发，但邪气可乘虚潜藏伏匿，以致其病逾时而发。

在内伤疾病中，伏邪致病者也不少见，如痰饮内伏，日久不去，可在情志波动等因素诱发下，导致风痰阻络，发为中风、偏瘫等。

4. 继发

继发是指在原有疾病的基础上继发新的病变。继发病变必然以原发病为前提，二者之间有着密切的病理联系。如胁痛、黄疸，若失治或久治不愈，日久可继发"癥积""臌胀"；又如疟疾反复发作，日久可继发"疟母"（脾脏肿大）；小儿脾胃虚弱，消化不良或虫积日久，则可继发"疳积"。

5. 复发

疾病的复发是指原病再度发作或反复发作。

（1）**复发的特点**　复发是指原有病变通过治疗或自身修复后，经过一段相对静止过程后的再度发作。疾病复发的特点：一是疾病的复发，应是原有疾病的基本病理变化和主要病理特征的重现；二是疾病的复发，大多较原病有所加重，且复发次数越多，病情越复杂；三是疾病的复发大都与一定的诱发因素有关。

（2）**复发的因素**　主要有以下几方面：①食复：疾病初愈，合理的饮食调养有助于身体康复。若进食过多，或进食不易消化的食物，既不利于正气恢复，又可因宿食、酒热等因素助长余邪，以致疾病复发。②劳复：凡病初愈，适当的休息、调养，有利于机体正气的恢复。若过早操劳，动形耗气，或房事不节，精气更伤，或劳神思虑，损及气血，均可致阴阳不和，气血失调，正气损伤，使余邪再度猖獗而疾病复发。如水肿、痰饮、哮喘等内伤杂病，常可因劳伤正气或复感邪气而反复发作。③药复：疾病将愈，辅以药物调理，只要使用得当，亦是促进正气恢复的重要手段。用药一般以扶正不助邪，祛邪不伤正为原则。如果病后药物调理不当，或滥施补药，或补之过早、过急，则易导致邪留不去，引起疾病复发。④重感致复：疾病将愈而未愈之际，复感外邪亦是导致原病复发的因素之一。如原病经过一个阶段之后，病变虽已进入静止期，但余邪并未尽除，而正气损伤未复，抗病能力降低，此时最易复感新邪而诱使原病复发。⑤其他因素致复：疾病的复发还与精神因素、地域环境因素、护理不当因素等有关。若情绪波动过大，或猝然遭受强烈的精神刺激，不仅直接影响病后正气的恢复，还可使人体气血逆乱而导致原病复发。⑥自复：指疾病初愈，不是因劳损、饮食、药物、情志所致的复发，亦不因外感邪气引发，而是自行复发者。多由余邪在里，正气亏虚，无力祛邪，致使邪气暗长，旧病复发。

（三）基本病机

基本病机，是指在疾病过程中人体病理变化的一般规律及基本原理。疾病的发生、发展及变化，与患病机体的体质强弱和致病因素的性质有关。邪气作用于人体，正气奋起抗邪，引起正邪斗争，破坏了人体的阴阳相对平衡，导致脏腑气机升降失常，气血功能紊乱，从而产生一系列的病理变化。所以，疾病虽然错综复杂，千变万化，但就其病理过程来讲，总不外乎正邪斗争、阴阳失调等病机变化的一般规律。

1. 邪正盛衰

正气与邪气的斗争，不仅关系着疾病的发生与否，而且影响着疾病的发展与转归，同时还直接影响着病证的虚实变化。

（1）正邪斗争与虚实变化 正邪双方在斗争过程中是互为消长的。一般来说，正气增长则邪气消退，而邪气增长则正气消减。随着邪正的消长，患病机体就表现出虚实两种不同的病机与证候。

实，主要指邪气亢盛，是以邪气盛为矛盾主要方面的一种病理反应。特点是邪气亢盛而正气未衰，正气足以与邪气抗争，故正邪斗争激烈，临床表现为反应剧烈的实证。常见于外感病的初、中期以及痰、食、血、水等滞留所引起的病证。如临床所见壮热、狂躁、声高气粗、腹痛拒按、二便不通、脉实有力等，都属于实证。

虚，主要指正气不足，是以正气虚为矛盾主要方面的一种病理反应。特点是正气已虚，无力与邪气抗争，病理反应不剧烈，临床可出现一系列虚弱、不足的证候。虚证多见于素体虚弱或疾病后期以及多种慢性病中。例如，大病久病，消耗精气，或大汗、吐、利、大出血等，耗伤人体气血津液，均会导致正气虚弱，机能衰退，表现为神疲体倦、面容憔悴、心悸、气短、自汗、盗汗，或五心烦热，或畏寒肢冷，脉虚无力等病证。

正邪的斗争与消长，不仅决定着虚或实的病理变化，而且在某些长期的、复杂的疾病中，由于病邪久留，损伤正气，或正气本虚，无力祛邪，导致痰食血水凝结阻滞而成虚实错杂的病变，或者因实邪结聚，阻滞经络，气血不能畅达，或脏腑气血不足，运化无力，而导致真实假虚、真虚假实的病变，也是临床常见的。

（2）邪正盛衰与疾病转归　在疾病过程中，正气与邪气不断进行斗争的结果，或为正胜邪退，疾病趋于好转而痊愈；或为邪胜正衰，疾病趋于恶化甚或致人死亡。若正邪斗争势均力敌，任何一方都不能取得胜利，便会在一定的时间内出现正邪相持。

正胜邪退是指正邪斗争中，若正气充实，抵抗力强，使邪气难以发展，进而促使病邪对机体的损害消失或终止，机体的脏腑、经络等器官组织的病理性损害逐渐得到修复，精、气、血、津液等的耗伤也逐渐得到恢复，机体阴阳两方面重新获得新的动态平稳，疾病即痊愈。例如由六淫所致的外感病，邪气经皮毛或口鼻侵入人体，若正气充足，抗邪有力，不仅可使病变局限在肌表或经络，而且在正气的抵御下，可以迅速祛邪外出，一经发汗解表，则邪祛表解，营卫和调，疾病痊愈。

邪胜正衰是指在正邪斗争中，若邪气强盛，正气虚衰，机体抗病能力日趋低下，不能遏制邪气的发展，机体受到的病理性损害日趋加剧，病情就会趋向恶化。若正气衰竭，邪气独盛，气血、脏腑、经络等的生理功能衰惫，阴阳离决，生命活动即告终止而死亡。例如，在外感热病过程中，"亡阴""亡阳"等证候的出现，即是正不敌邪、邪胜正衰的表现。

此外，在正邪斗争过程中，若正邪双方势均力敌，出现正邪相持或正虚邪恋，邪去而正气不复的情况，则常常是许多疾病由急性转为慢性，或留下某些后遗症，或慢性病经久不愈的主要原因之一。

2.阴阳失调

阴阳失调，是指在病因的作用下，人体的阴阳双方失去相对平衡，从而形成阴阳偏胜、偏衰，或阴不制阳、阳不制阴的病理状态。同时，阴阳失调又是对脏腑、经络、气血、营卫等关系失调，以及表里出入、上下升降等气机运动失常的总概括。由于六淫、七情、饮食劳倦等各种致病因素作用于人体，均可导致机体内部的阴阳失调，进而形成疾病，所以，阴阳失调又是疾病发生、发展的内在基础。

阴阳失调的病理变化非常复杂，但其表现，不外阴阳的偏胜、偏衰、互损、格拒，以及亡失等几个方面。

（1）阴阳偏胜 阴或阳偏胜，主要是指"邪气盛则实"的实证。病邪侵入人体，必从其类，即阳邪侵入人体，可形成阳偏胜；阴邪侵入人体，会形成阴偏胜。

阴和阳是相互制约的，阳长则阴消，阴长则阳消。阳偏胜必然会制阴，而导致阴偏衰；阴偏胜也必然会制阳，而导致阳偏衰，即阳胜则阴病，阴胜则阳病。

阳偏胜是指在疾病过程中，机体出现的阳气偏胜、功能亢奋、热量过剩的病理状态。其病机特点多表现为阳盛而阴未虚的实热证。阳偏胜形成的主要原因，多由于感受温热阳邪，或虽感受阴邪，但从阳化热；也可由于情志内伤，五志过极化火；或因气滞、血瘀、食积等郁而化热所致。阳以热、动、燥为特点，阳偏胜，表现为壮热、面红、目赤、烦躁不安、舌红、苔黄燥，或腹部胀满、腹痛拒按、潮热、谵语等实热证。由于阳胜则阴病，故阳偏胜还可兼见口渴、喜冷饮、大便秘结、小便短少等阴伤症状。

阴偏胜是指在疾病过程中，机体出现的阴气偏胜、功能障碍或减退、产热不足，以及病理性代谢产物积聚的病理状态。其病机特点多表现为阴盛而阳未虚的实寒证。阴偏胜多由感受寒湿阴邪，或过食生冷，寒滞中阻，阳不制阴而致阴寒内盛。阴以寒、静、湿为特点，阴偏胜多表现为形寒、肢冷、舌淡、脘腹冷痛拒按、大便溏泄等实寒证。由于阴胜则阳病，故阴偏胜还可兼见畏寒、神疲倦卧等阴胜则寒的阳虚症状。

（2）阴阳偏衰 阴或阳的偏衰，是指"精气夺则虚"的虚证。由于某些原因，出现阴或阳的某一方面物质减少或功能减退时，必然不能制约对方而引起对方的相对亢奋，形成阳虚则阴盛、阳虚则寒（虚寒）；阴虚则阳亢、阴虚则热（虚热）的病理表现。

阳偏衰是指在疾病过程中所出现的阳气虚损、机体功能减退或衰弱，温煦不足的病理状态。其病机特点多表现为机体阳气不足，阳不制阴，阴相对亢盛的虚寒证。阳偏衰多由于先天禀赋不足，或后天饮食失养及劳倦内伤，或久病损伤阳气所致。阳虚则寒，故临床多表现为畏寒肢冷、神疲蜷卧、腹痛喜温喜按、大便稀溏、小便清长、脉迟无力等虚寒证。

阴偏衰是指在疾病过程中所出现的精、血、津液等物质亏耗，以及阴不制阳，导致阳相对亢盛，脏腑机能虚性亢奋的病理状态。其病机特点多表现为阴液不足，滋养、宁静和制约阳热的功能减退，阳气相对偏盛的虚热证。阴偏衰多由于阳邪伤阴，或因五志过极，化火伤阴，或因久病耗伤阴液所致。阴虚则热，故临床表现为五心烦热、骨蒸潮热、面红升火、消瘦、盗汗、咽干口燥、舌红少苔、脉细数无力等虚热证。

（3）阴阳互损 是指在阴或阳任何一方虚损的情况下，病变影响到另一方，形成阴阳两虚的病理状态。

阴损及阳是指由于阴液亏损，累及阳气生化不足，或阳气无所依附而耗散，从而在阴虚的基础上又导致的阳虚，形成了以阴虚为主的阴阳两虚病理状态。如肾阴不足，出现头晕目眩、腰酸软，一旦累及肾阳，导致肾阳不足，会同时兼见阳痿、肢冷等肾阳虚的症状，从而转化为阴损及阳的阴阳两虚证。

阳损及阴是指由于阳气虚损，累及阴液的生化不足，从而在阳虚的基础上又导致的阴虚，形成了以阳虚为主的阴阳两虚的病理状态。如阳虚水泛的水肿，一旦累及阴精，导致肾阴不足，可同时兼见消瘦、心烦，甚则瘕疯等阴虚症状，转化为阳损及阴的阴阳两虚证。

（4）阴阳格拒 阴阳格拒包括阴盛格阳和阳盛格阴两方面。形成阴阳格拒的机理，主要是由于某些原因引起阴或阳的一方偏盛至极，因而壅遏于内，将另一方排斥（即格拒）于外，使阴阳之间不相维系，出现真寒假热或真热假寒等复杂的病理现象。

阴盛格阳是指阴寒之邪壅盛于内，逼迫阳气浮越于外，使阴阳之气不相顺接、相互格拒的一种病理状态。阴寒内盛是疾病的本质，但由于格阳于外，在临床上会出现身热反欲加衣、口渴但欲热饮、脉大无力等假热之象，故称之为真寒假热证。

阳盛格阴是指阳热内盛，深伏于里，阳气被遏，郁闭于内，不能外达于肢体而格阴于外的一种病理状态。阳热内盛是疾病的本质，但由于格阴于外，在临床上会出现四肢厥冷、脉象沉伏等假寒之象，故称之为真热假寒证。

（5）**阴阳亡失** 阴阳亡失包括亡阴和亡阳两大类，是指机体阴液或阳气突然大量的亡失，导致生命垂危的病理状态。

亡阳是指机体的阳气发生突然性脱失，而致全身机能突然衰竭的病理状态。亡阳多由于邪盛，正不敌邪，阳气突然脱失所致；或素体阳虚，正气不足，疲劳过度，耗气过甚；或误用、过用汗、吐、下，阳随津泄所致；或慢性消耗性疾病而致亡阳等，使虚阳外越所致。临床表现为大汗淋漓、手足逆冷、蜷卧、神疲、脉微欲绝等危重证候。

亡阴是指由于机体阴液发生突然性大量消耗或丢失，而致全身机能严重衰竭的病理状态。亡阴多由于热邪炽盛，或邪热久留，煎灼阴液所致；也可由于其他因素大量耗损阴液而致亡阴。临床表现为喘、渴、烦躁、手足虽温而汗多欲脱的危重证候。

由于阴阳互根互用，阴亡，则阳无所依附而耗散；阳亡，则阴无以化生而耗竭。故亡阴可迅速导致亡阳，亡阳亦可继而出现亡阴，最终导致"阴阳离决"而死亡。

3. 气血失常

气血失常是指在疾病过程中，由于正邪斗争的影响，或脏腑功能的失调，导致气或血的生成不足、运行失常和各自生理功能及其相互关系的失常而产生的病理状态。

（1）**气的失常** 是指气的生化不足或耗散过多而致气的不足，或气的功能减退，以及气机失调的病理状态。

气虚是指在疾病过程中，气的生化不足或耗散太过而致气的亏损，从而使脏腑组织功能活动减退、抗病能力下降的病理状态。气虚的形成多因先天禀赋不足，元气衰少；或后天失养，生化不足；或久病劳损，耗气过多；或肺、脾、肾等脏腑的功能失调，导致气的生成减少。

由于气具有推动、固摄、气化等作用，所以气虚的病变，常表现为推动无力，固摄失职，气化不足等异常改变，如精神疲乏、全身乏力、自汗、易于感冒等。气虚的进一步发展，还可导致精、血、津液的生成不足，或运行迟缓，或失于固摄而流失等，甚则气损及阳，出现阳虚。

气机失调是指在疾病过程中，由于邪气的干扰，或脏腑功能失调，导致气的升降出入运动失常而引起的病理变化。气机失调可以概括为气滞、气逆、气陷、气闭、气脱五个方面。

气滞：是指气运行不畅而郁滞的病理状态。主要是由于情志郁结不舒，或痰湿、食积、瘀血等有形实邪阻滞，或因外邪困阻气机，或因脏腑功能障碍，影响气的正常流通，引起局部或全身的气机不畅或阻滞所致。不同部位的气机阻滞，其具体病机和临床表现各不相同，如外邪犯肺，则肺失宣降，上焦气机壅滞，多见喘咳胸闷；饮食所伤，胃肠气滞，则胃之通降失职，多见腹胀而痛，时轻时重，得矢气、嗳气则舒等。虽然表现不同，但气机郁滞不畅是其共同的病机特点。因此，闷、胀、痛是气滞病变最常见的临床表现。

气逆：是指气的升降运动失常，升之太过，降之不及，以致气逆于上的病理状态。多由情志所伤，或因饮食寒温不适，或因外邪侵犯，或因痰浊壅滞所致。气逆病变以肺、胃、肝等脏腑最为多见，如外邪犯肺，或痰浊阻肺，可致肺失肃降而气机上逆，出现气喘、息短等症；饮食寒温不适，或饮食积滞不化，可致胃失和降而气机上逆，出现恶心、呕吐、嗳气、呃逆等症；情志所伤，怒则气上，或肝郁化火，可致肝气升动太过，气血冲逆于上，出现面红目赤、头胀头痛、急躁易怒，甚至吐血、昏厥等病症。

气陷：是在气虚的基础上，表现出以气的升举无力为主要特征的病理状态，也属于气的升降失常。由于脾胃居于中焦，为气血生化之源，脾气主升，胃气主降，为全身气机升降之枢纽，所以气陷病变与脾胃气虚关系密切，通常称气陷为"中气下陷"或"脾气下陷"。气陷主要是由于久病体虚，或年老体衰，或泄泻日久，或妇女产育过多等，出现气虚较甚，升举无力所致。因脾气亏虚，升清不足，无力将水谷精气充分上输至头目，则上气不足，头目失养，常表现为头晕眼花、耳鸣耳聋等。脾虚升举无力，则气陷不举，甚至引起脏器下垂，常表现为小腹坠胀、便意频频，或见脱肛、子宫脱垂、胃下垂等病变。

气闭：主要是指气机郁闭，气不外达，出现突然闭厥的病理状态。这是气机郁闭、外出受阻的病理变化。多因情绪过极，肝失疏泄，阳气内郁，不得外达，气郁心胸；或外邪闭郁，痰浊壅滞，肺气闭塞，气道不通等所致。气闭病变大都病情较急，常表现为突然昏厥、不省人事、四肢欠温、呼吸困难、面唇青紫等。

气脱：是气虚之极而有脱失消亡之危的病理变化。主要是正不敌邪，或正气持续衰弱，气虚至极，气失内守而外脱，出现全身性功能衰竭的病理状态。气脱是各种虚脱性病变的主要病机，多因疾病过程中邪气过盛，正不敌邪；或慢性疾病，长期消耗，气虚至极；或大汗出、大出血、气随津血脱失所致。由于气的大量流失，全身严重气虚，脏腑功能活动衰竭，所以气脱者多表现为面色苍白、汗出不止、口开目闭、全身软瘫、手撒、二便失禁等危重征象。

（2）血的失常 是指血的生化不足或耗伤太过而致血虚，或血的濡养功能减退，以及血的运行失常的病理状态。

血虚：是指血液不足，或血的功能减退的病理状态。由于心主血，肝藏血，故血虚的病变以心、肝两脏最为多见。形成血虚的原因，一是大出血或慢性失血等导致失血过多，新血未能及时生成和补充；二是化源不足，如脾胃虚弱，运化无力，血液生化减少，或肾精亏损，精髓不充，精不化血等；三是久病不愈，日渐消耗营血等。

由于全身各脏腑组织都依赖血液的濡养，血液又是神志活动的重要物质基础，而且血能载气，血少则血中之气亦虚，所以当血虚时，血脉空虚，濡养作用减退，就会出现全身或局部的失荣失养、机体功能活动逐渐衰退、神志衰惫等一派虚弱表现，如面色、唇色、爪甲淡白无华，头晕健忘，神疲乏力，形体消瘦，心悸失眠，手足麻木，两目干涩，视物昏花等。

血行失常：是指在疾病过程中，由于某些致病因素的影响，或脏腑功能失调，导致血液运行瘀滞不畅，或血液运行加速，甚至血液妄行、溢出脉外而出血的病理变化。血行失常分为以下三种情况：

血瘀是指血液运行迟缓或运行不畅的病理状态。常见的导致血瘀的因素有：气滞而血行受阻；气虚而推动无力，血行迟缓；寒邪入血，血寒而凝滞不通；邪热入血，煎熬津血，血液黏稠而不行；痰浊等阻闭脉络，气血瘀阻不通，以及"久病入络"等。血瘀既可见于某一局部，又可见于全身。血液瘀滞于脏腑、经络等某一局部，不通则痛，可出现局部疼痛，固定不移，甚至形成癥积肿块等。如果全身血行不畅，则可出现面、唇、舌、爪甲、皮肤青紫色黯等症。

血行迫疾是指在某些致病因素的作用下，血液被迫运行加速，失于宁静的病理变化。血行迫疾的形成多是外感阳热邪气，或情志郁结化火，或痰湿等阴邪郁久化热，热入血分所致；也可因脏腑阳气亢奋如肝阳上亢，血气躁动等所致。血液失于宁静而躁动，必然会引起血行迫疾，甚至损伤脉络，迫血妄行。同时因血液与神志的关系十分密切，血躁则神亦躁，易致神志不宁。所以，血行迫疾常表现为面赤、舌红、脉数、心烦，甚至出血、神昏等病症。

出血是指在疾病过程中，血液运行不循常道，溢出脉外的病理变化。导致出血的原因颇多，常见的有：外感阳热邪气入血，迫使血液妄行和损伤脉络；气虚固摄无力，血液不循常道而外溢；各种外伤，破损脉络；脏腑阳气亢奋，气血冲逆；或瘀血阻滞，以致脉络破损等。出血，主要有吐血、咯血、便血、尿血、月经过多，以及鼻衄、齿衄、肌衄等。由于导致出血的原因不同，其出血的表现亦各异。火热迫血妄行，或外伤破损脉络者，其出血较急，且血色鲜红，血量较多；气虚固摄无力的出血，其病程较长，且出血色淡，量少，大多出现在人体的下部；瘀血阻滞，脉络破损的出血，多是血色紫黯或有血块等。

（3）**气血关系失调** 气血关系失调是指气与血相互依存、相互为用的关系遭到破坏而产生的病理状态。

气滞血瘀：是指气滞和血瘀同时存在的病理状态。气的运行阻滞，可以导致血液运行的障碍，而血液瘀滞又必将进一步加重气滞。由于肝主疏泄而藏血，肝的疏泄在气机调畅中起着关键性作用，关系到全身气血的运行，因而气滞血瘀多与肝的功能密切相关。由于心主血，肺朝百脉，主司全身之气，所以心、肺两脏的功能失调也可引起气滞血瘀病变。

气不摄血：是指因气的不足，固摄血液的功能减弱，血不循经，溢出脉外，导致各种出血的病理状态。脾主统血，若脾气亏虚，统血无力，则易致血不循常道而外溢，甚至中气不举，血随气陷于下。

气虚血瘀：是指气虚无力推动血行，致使血液瘀滞的病理状态。气虚血瘀是以气虚为基础的。

气血两虚：是气虚与血虚同时存在的病理状态。多因久病消耗，渐致气血两伤；或先有失血，气随血脱；或先因气虚，血液生化无源而日渐衰少等所致。

气随血脱：是指在大量出血的同时，气也随着血的流失而耗脱的病理状态。气随血脱是以大量出血为前提的，如外伤出血、妇女崩漏、产后大失血等。由于血为气母，血能载气，大量出血，则气无所依附，气也随之耗散而亡失。

气血不荣经脉：是指因气血虚衰或气血失和，以致对经脉、筋肉、皮肤的濡养作用减弱，从而产生肢体筋肉等运动失常或感觉异常的病理状态。

4.津液代谢失常

津液代谢失常是指津液的生成、输布、排泄失常，引起体内津液不足，或水液在体内滞留的病理变化。

（1）**津液不足**　是指津液的亏少，导致脏腑、组织、官窍失于濡润滋养而干燥枯涩的病理状态。多由于外感阳热邪气，或五志化火，消灼津液；或多汗、剧烈吐泻、多尿、失血，或过用辛燥之物等，引起津液耗伤所致。

由于津和液在性状、分布、生理功能等方面均有所不同，因而津和液不足的病机及表现，也存在着一定的差异。津较稀薄，流动性较大．内则充润血脉、濡养脏腑，外则润泽皮毛和孔窍，易于耗散，也易于补充。如炎夏季节而多汗少尿，或高热而口渴引饮，或气候干燥而口、鼻、皮肤干燥等，均以伤津为主。液较稠厚，流动性较小，可濡润脏腑，充养骨髓、脑髓、脊髓和滑利关节，一般不易耗损，一旦亏损则又不易迅速补充。如外感热病后期，或久病耗阴，症见形瘦肉脱、舌光红无苔、手足震颤等，均以脱液为主。虽然伤津和脱液，在病机和表现上有所区别，但津和液本为一体，二者之间在生理上互生互用，在病理上也相互影响。伤津时不一定脱液，脱液时则必兼伤津。

（2）**水液停聚** 是对津液的输布、排泄障碍导致水湿痰饮积聚的病理概括。津液的输布和排泄障碍，主要与肺、脾、肾、膀胱、三焦的功能失常有关，并受肝失疏泄病变的影响。如脾失健运，则津液运行迟缓，清气不升，水湿内生；肺失宣降，则水道失于通调，津液不行；肾阳不足，气化失职，则清者不升，浊者不降，水液内停；三焦气机不利，则水道不畅，津液输布障碍；膀胱气化失司，浊气不降，则水液不行；肝失疏泄，则气机不畅，气滞则水停，影响三焦水液运行等。

汗和尿是体内津液代谢后，浊液排泄的重要途径，所以汗、尿的排泄障碍，既是内脏功能失调的表现，也是最易导致津液停蓄而内生水湿的环节。津液化为汗液，主要是依靠肺的宣发布散作用；津液化为尿液，并排出体外，主要是依靠肾阳的气化功能和膀胱的开阖作用。因此，肺、肾、膀胱的生理功能减退，不仅影响到津液的输布，还明显地影响着津液的排泄过程。其中肾阳的气化功能贯穿于整个津液代谢的始终，在津液排泄过程中同样起着主要作用。当肺气失于宣发布散，腠理闭塞，汗液排泄障碍时，津液代谢后的废液，仍可化为尿液而排出体外。但是如果肾阳的气化功能减退，尿液的生成和排泄障碍，则必致水液停留而为病。

（3）**津液与气血关系失调** 津液的生成、输布和排泄，依赖于脏腑的气化和气的升降出入，而气之循行亦以津液为载体，通达上下内外，遍布全身。津液与气血的功能协调是保证人体生理活动正常的重要方面。一旦关系失调，可出现如下几种病理变化：

水停气阻：指津液代谢障碍。水液停聚于体内，导致气机阻滞的病理状态。其病理表现因津气阻滞部位不同而异，如痰饮阻肺，则肺气壅滞，宣降不利，可见胸满咳嗽、痰多、喘促不能平卧等病症；水湿停留中焦，则阻遏脾胃气机，导致清气不升，浊气不降，可见脘腹胀满、嗳气食少等症；水饮泛溢四肢，则可阻滞经脉气机，而见肢体沉重、胀痛不适等症。

气随津脱：指由于津液大量亡失，气随津液外泄，致使阳气暴脱的病理状态。多由高热伤津，或大汗出，或严重吐泻、多尿等，耗伤津液，气随津脱所致。如夏季暑热邪气致病，迫使津液外泄而大汗出，病人不仅表现有口渴饮水、尿少而黄、大便干结等津伤症状，而且常伴有疲倦乏力、少气懒言等耗气症状。由于津能载气，所以大量亡失津液，必然导致不同程度的伤气表现，轻者津气两虚，重者津气俱脱。

津枯血燥：是指津液和血同时出现亏损不足的病理状态。由于津血同源，津液是血液的重要组成部分，所以津伤可致血亏，失血可致津少。如高热、大汗、大吐、大泻等，在大量耗伤津液的同时，可导致不同程度的血液亏少，形成津枯血燥的病变，常表现有心烦、肌肤干涩、皮肤瘙痒等症。

津亏血瘀：是指因津液亏损而导致血液运行瘀滞不畅的病理状态。由于津液是血液的重要组成部分，因此津液充足则血行滑利。如因高热、大面积烧烫伤，或大吐、大泻、大汗等，导致津液大量耗伤，则可致血量减少，血液浓稠而运行涩滞不畅，可在津液耗损的基础上，发生血瘀病变。其临床表现除了津液不足的症状外，还可见到面色紫暗、皮肤紫斑、舌体紫暗，或有瘀点、瘀斑等血瘀表现。

5.内生五邪

"内生五邪"，或称"内生五气"，是指在疾病的发展过程中，由于脏腑阴阳失调，气、血、津液代谢异常所产生的类似风、寒、湿、燥、火（热）五种外邪致病特征的病理变化。由于病起于内，所以分别称为"内风""内寒""内湿""内燥""内火（热）"。"内生五邪"不是外来致病邪气，而是由于脏腑阴阳失调，气、血、津液失常所形成的综合性病理变化。

（1）风气内动 是指机体阳气亢逆变动而形成的一种病理状态。由于风气内动多是由于肝失调畅所引起的一系列病理变化，故又称为肝风或肝风内动。根据其成因和临床特点不同，分为肝阳化风、热极生风、阴虚风动、血虚风动四类。

肝阳化风多是由于情志所伤、操劳太过等，耗伤肝肾之阴，筋脉失养，阴虚阳亢，水不涵木所形成的病理状态。其临床表现，轻则肢体麻木、震颤，眩晕欲仆，或为口眼㖞斜，或为半身不遂，甚则血随气逆于上，出现猝然昏倒、不省人事等。

热极生风又称热甚动风，多见于外感热性病的热盛阶段，是因邪热炽盛，煎灼津液，伤及营血，燔灼肝经，使筋脉失养，阳热亢盛而化风的病理状态。热极生风的主要病机是邪热亢盛，属实性病变。故其临床表现为高热、神昏谵语、四肢抽搐、目睛上吊、角弓反张等症。

阴虚风动是指机体阴液枯竭，无以濡养筋脉，筋脉失养而变生内风的病理状态。多由热性病后期，阴津亏损，或慢性久病，阴液耗伤所致。由于其病变本质属虚，所以其动风之状多较轻、较缓，常表现为手足蠕动等症。

血虚生风是指血液亏虚，筋脉失养，或血不荣络而变生内风的病理状态。多是由于失血过多，或血液生化减少，或久病耗伤阴血，或年老精血亏少，以致肝血不足所引起。病变本质属虚，其动风之状亦较轻、较缓。多表现为肢体麻木、筋肉跳动、手足拘挛等。

（2）寒从中生 即内寒，是指机体阳气虚衰，温煦气化功能减退，虚寒内生，或阴寒之邪弥漫的病理状态。内寒的形成多与脾肾阳气虚衰有关。

阳气不足，虚寒内生，其病理变化主要表现在三个方面：一是阳气不足，机体失于温煦，如畏寒肢冷等；二是气化功能减退，津液代谢障碍，导致病理产物在体内聚积，如痰饮、水湿等；三是阳不化阴，蒸化无权，津液不化，如尿频清长、痰涎清稀等。

寒从中生与外感寒邪之间既有区别，又有联系。"内寒"主要是体内阳虚阴盛而寒，以正虚为主，属虚寒；"外寒"主要是外感寒邪为病，虽然也有寒邪伤阳的病理变化，但以邪实为主，属实寒。两者之间的主要联系是寒邪侵犯人体，必然会损伤机体的阳气，病变发展可以导致阳虚；而阳气亏虚之体，因抵御外邪能力低下，则又易感寒邪而致病。

（3）**湿浊内生**　是指因体内津液的输布、排泄障碍，导致水湿痰饮内生并蓄积停滞的病理状态。内湿的形成以脾的运化功能失常为病机关键。

湿浊内生的病理变化主要表现在两个方面：一是由于湿性重浊黏滞，易阻滞气机，出现胸闷、腹胀、大便不爽等症；二是湿为阴浊之物，湿邪内阻，可进一步影响肺、脾、肾等脏腑的功能活动。如湿阻于肺，则肺失宣降，可见胸闷、咳嗽、吐痰等症；若湿浊内困日久，进一步损伤脾肾阳气，则可致阳虚湿盛的病理改变。湿浊可阻滞于上、中、下三焦的任何部位，但以湿阻中焦，脾虚湿困最为常见。

"外湿"是从外感受湿邪为病，以湿邪伤及肌表、筋骨关节为主；"内湿"是由肺、脾、肾等脏腑的功能失调，尤其是脾失健运，水津不布，留而生湿所致。两者之间的联系是湿邪外袭，每易伤脾，若湿邪困脾伤阳，则易致脾失健运而滋生内湿；脾虚失运，内湿素盛者，又每易招致外湿入侵而致病。

（4）**津伤化燥**　是指体内津液不足，导致人体各组织器官失于濡润而出现一系列干燥枯涩症状的病理状态。

内燥病变的形成，多由于久病耗伤阴津，或大汗、大吐、大下，或亡血、失精等，导致阴液亏少，或某些外感热性病过程中热盛伤津等所致。由于津液亏少，内不足以灌溉脏腑，外不足以润泽肌肤官窍，则出现一系列干燥失润的症状，如肌肤干燥、口燥咽干、大便燥结等。由于内燥的本质是体内津液亏损，故内燥病变可发生于各个脏腑组织，但以肺、胃、大肠最为多见。

（5）火热内生　是指由于阳盛有余，或阴虚阳亢，或五志化火等而致的火热内扰，人体机能亢奋的病理状态。火热内生有虚实之别，其病机如下：

阳气过盛化火：人身的阳气在正常情况下，有温煦脏腑组织的作用，称为"少火"。但在病理状态下，若阳气过于亢奋，则亢烈化火，可使人体的机能活动异常兴奋，这种病理性的阳亢，则称为"壮火"。

邪郁化火：一是外感风、寒、湿、燥等病邪，在病理过程中，郁久而化热化火，如寒邪化热、湿郁化火等；二是体内的病理产物，如痰湿、瘀血、饮食积滞等，郁久而化火。

五志过极化火：指由于情志刺激，影响脏腑气血阴阳，导致脏腑阳盛，或气机郁结，气郁日久而从阳化火所形成的病理状态。

阴虚火旺：指阴液大伤，阴不制阳，阴虚阳亢，虚热内生的病理状态。多见于久病之人。如阴虚而引起的牙龈肿痛、咽喉疼痛、骨蒸颧红等，均为虚火上炎之象。

第六章　中医食疗养生保健

第一节　中医食疗的起源与发展

人类的食物和中药都来源于自然界。它们的不同点是：中药有治疗作用，它的药效强，也就是人们常说的"药劲大"，用药正确时，效果突出，而用药不当时，容易出现较明显的副作用；而食物一般没有治疗作用，即使有，它的治疗效果也不及中药那样突出和迅速，配食不当，也不至于立刻产生不良的结果。《素问·藏气法时论》曰："五谷为养，五果为助，五畜为益，五菜为充，气味合而服之，以补精益气。"可见五谷、五果、五畜、五菜主要提供对人体健康有益的营养。

人类为了生存和繁衍后代，就必须摄取食物，以维持身体的代谢。所以饮食的出现，比医药要早得多。经过长期的生活和生产实践，人们逐渐了解了哪些食物有益，可以进食；哪些有害，不宜进食。通过调整饮食，并配合一些药物，使某些疾病得到一定程度的治疗，或者得到辅助治疗，此外还能起到预防和保健作用，从而逐渐形成了药膳食疗学。

药膳是中国传统医学知识与食物烹调经验相结合的产物，是以药物和食物为原料，经过烹饪加工制成的一种具有食疗作用的膳食。它"寓医于食""寓药于食"，既将药物作为食物，又将食物予以药用；既具有营养价值，又可防病治病、强身健体、延年益寿。因此，药膳是一种兼有药物功效和食物美味的特殊膳食。它可以使食用者得到美食享受，又在享受中，使其身体得到助益，疾病得到治疗。

中国经过数千年的医药发展，从《神农本草经》《食疗本草》到《本草纲目》，已经将食物及医药融为一体，演化出"药食同源"之文化。中医学发展过程中，首重预防。预防之道，在于遵循自然治疗之原则，因此食疗须求其所宜，避其所忌。

第二节　中医食疗养生的机理

一、固护先天、后天

人体健康长寿很重要的条件是先天禀赋强盛，后天营养充足。脾胃为后天之本，气血生化之源，机体生命活动需要的营养，都靠脾胃供给。肾为先天之本，生命之根，元阴元阳之所在，肾气充盛，机体新陈代谢能力强，衰老的速度也缓慢。正因如此，食疗的健身防老作用，多立足于固护先天、后天，即以护脾、固肾为重点，并辅以行气、活血、清热、利湿等方法，以达到强身、保健的目的。

二、着眼补虚、泻实

《中藏经·论服饵得失》指出："其本实者，得宣通之性，必延其寿；其本虚者，得补益之情，必长其年。"用方药延年益寿，主要在于运用药物补偏救弊，调整机体阴阳气血出现的偏差，协调脏腑功能，疏通经络血脉。而机体的偏颇，不外虚实两大类，应本着"虚则补之，实则泻之"的原则，予以辨证施药。

虚者，多以气血阴阳的不足为其主要表现。在食疗养生中，即以药膳进补，予以调理。气虚者补气，血虚者养血，阴虚者滋阴，阳虚者温阳，补其不足而使其充盛，则虚者不虚，身体可强健而延年。

实者，多以气血痰食的郁结、壅滞为主要表现。在食疗养生方面，即以药膳宣通予以调理。气郁者理气，血瘀者化瘀，湿痰者化湿，热盛者清热，寒盛者祛寒，此为泻实之法，以宣畅气血、疏通经络、化湿导滞、清热、祛寒为手段，以达到行气血、通经络、协调脏腑的目的，从而使人健康长寿。

此外，必须指出，纯虚者是较为少见的。这是因为正气虚者往往兼有实邪，用药自当补中有泻，泻中有补。故程国彭指出："用药补正，必兼泻邪，邪去则补自得力。"同理，食疗也应遵循这一原则。

总之，无论补虚、泻实，皆以补偏救弊来调整机体，起到益寿延年的作用。

三、意在调和阴阳

中医学认为，人之所以长寿，全赖阴阳气血平衡，这也就是《素问·生气通气论》中所说："阴平阳秘，精神乃治。"运用食疗养生以求益寿延年，其基本点即在于调整阴阳的偏盛偏衰，使其复归于"阴平阳秘"的动态平衡状态。这正如清代医家徐灵胎所说："……当审其阴阳之偏胜而损益使平。"可以说，"损益使平"便是食疗养生的关键。

第三节　中医食疗养生的原则

食疗养生的具体应用着眼在补、泻两个方面。用之得当，在一定程度上可起到延年益寿的作用。但药膳不是万能的，只是一种辅助的养生措施。在实际应用中，如果只依靠药膳，而不靠自身的锻炼和摄养，其效果会大打折扣。食疗养生应掌握如下原则：

一、辨证进补

进补的目的在于协调阴阳，宜恰到好处，不可过偏。虚人当补，无病体健之人，一般不需服用补益类药物。尤其需要注意的是，服用补药应有针对性。倘若一见补药，即以为全然有益无害，贸然进补，很容易加剧机体的气血阴阳平衡失调。故不可盲目进补，应有针对性地进补。

虚人的具体情况各有不同，故进补时一定要分清脏腑、气血、阴阳、寒热、虚实，辨证施补，方可取得益寿延年之效，而不致出现偏颇。

此外，服用补药，宜根据四季阴阳盛衰消长的变化，采取不同的方法。否则，不但无益，反而有害健康。

二、盛者宜泻

食疗养生固然是年老体弱者延年益寿的辅助方法，以补虚为主亦无可厚非，然而，自感体虚而本实者也并不少见。只谈其虚而不论其实，则未免失之偏颇。恰如徐灵胎所说："能长年者，必有独盛之处。阳独盛者，当补其阴""而阳之太盛者，不独当补阴，并宜清火以保其阴""若偶有风、寒、痰、湿等因，尤当急逐其邪。"

当今之人，生活水平提高了，往往重补而轻泻。然而，平素膏粱厚味不厌其多者，往往形体肥胖，气血、痰食壅滞已成为其隐患。因之，泻实之法也是抗衰延年的一个重要原则。《中藏经》所说的"其本实者，得宣通之性，必延其寿"，即是这个意思。

三、泻不伤正

体盛邪实者，得宣泄通利，方可使阴阳气血得以平衡。但在养生调摄中，亦要注意恰当应用攻泻之法，不可因其体盛而过分攻泻，攻泻太过则易导致人体正气虚乏，不但起不到延年益寿的作用，反而适得其反。故食疗养生中的泻实之法，以不伤其正为原则。力求达到汗毋大泄、清毋过寒、下毋峻猛。

在实际应用中，应注意以下几点：①对确实有过盛、壅滞之实证者，方可考虑用攻泻之法；②食疗选药必须贴切，安全有效；③药量必须适当，不可过量；④不可急于求成，强求速效。

四、用药缓图

衰老是一个复杂而缓慢的过程，任何益寿延年的方法，

  中老年中医药养生宝典

都不是一朝一夕即能见效。食疗养生也不例外，不可能指望在短时期内依靠药膳达到养生益寿的目的。因此，食疗宜缓图，要有一个渐进过程，不宜急于求成。若不明此理，则欲速不达，非但无益，反而有害。这是食疗养生的原则，也是千百年来，历代养生家的经验之谈，应该予以足够的重视。

第四节　药食同源的常用中药

我国于 2002 年颁布的《关于进一步规范保健食品原料管理的通知》中，对药食同源的中药做出具体规定，公布了 86 种既是药物又是食物的中药名单。本节将其中的生姜（干姜）和大枣（黑枣）分为生姜、干姜和大枣、黑枣分别加以介绍，共计 88 种，如下：

丁香、八角茴香、刀豆、小茴香、小蓟、山药、山楂、马齿苋、乌梢蛇、乌梅、木瓜、火麻仁、代代花、玉竹、甘草、白芷、白果、白扁豆、白扁豆花、龙眼肉、决明子、百合、肉豆蔻、肉桂、余甘子、佛手、杏仁、沙棘、牡蛎、芡实、花椒、赤小豆、阿胶、鸡内金、麦芽、昆布、大枣、黑枣、罗汉果、郁李仁、金银花、青果、鱼腥草、生姜、干姜、枳椇子、枸杞子、栀子、砂仁、胖大海、茯苓、香橼、香薷、桃仁、桑叶、桑椹、橘红、桔梗、益智仁、荷叶、莱菔子、莲子、高良姜、淡竹叶、淡豆豉、菊花、菊苣、黄芥子、黄精、紫苏、紫苏籽、葛根、黑芝麻、黑胡椒、槐花（槐米）、蒲公英、蜂蜜、榧子、酸枣仁、鲜白茅根、鲜芦根、蝮蛇、橘皮、薄荷、薏苡仁、薤白、覆盆子、藿香。

2014年新增了14种中药（参见表6-1中序号1～14）纳入既是药物又是食物的原料名单，2018年又新增9种中药（参见表6-1中序号15～23）纳入既是药物又是食物的原料名单。但这两批既是药物又是食物的中药目录，大多仅用作凉茶饮料的原料，或作为香辛料，或作为调味品，或是有严格的使用剂量，故本节仅对山银花、芫荽、玫瑰花、松花粉、粉葛这5个品种做介绍，其他品种不做详细介绍。

表6-1　23种中药（既是药品又是食品）

序号	物质名称	使用部分	备注
1	人参	根和根茎	为5年及5年以下人工种植的人参；食用量≤3克/天；孕妇、哺乳期妇女及14周岁以下儿童不宜食用
2	山银花	花蕾或带初开的花	
3	芫荽	果实、种子	
4	玫瑰花	花蕾	
5	松花粉	干燥花粉	
6	粉葛	根	
7	布渣叶	叶	仅作为凉茶饮料原料；使用量≤15克/天
8	夏枯草	果穗	仅作为凉茶饮料原料；使用量≤9克/天
9	当归	根	仅限用于香辛料；使用量≤3克/天
10	山奈	根茎	仅作为调味品使用；使用量≤6克/天；在调味品中标示"根、茎"
11	西红花	柱头	仅作为调味品使用；使用量≤1克/天；在调味品中也称"藏红花"
12	草果	果实	仅作为调味品使用；使用量≤3克/天
13	姜黄	根茎	仅作为调味品使用；使用量≤3克/天；在调味品中标示"根、茎"

序号	物质名称	使用部分	备注
14	荜茇	果实或成熟果穗	仅作为调味品使用；使用量≤1克/天
15	党参（素花党参、川党参）	根	使用量≤9克/天，孕妇、婴幼儿不宜食用
16	荒漠肉苁蓉	肉质茎	使用量≤3克/天，孕妇、哺乳期妇女及婴幼儿不宜食用
17	铁皮石斛	茎	使用量≤3.5克/天，孕妇不宜食用
18	西洋参	根	使用量≤3克/天，孕妇、哺乳期妇女及婴幼儿不宜食用
19	黄芪（蒙古黄芪、膜荚黄芪）	根	使用量≤9克/天
20	灵芝（赤芝、紫芝）	子实体	使用量≤6克/天，孕妇不宜食用
21	山茱萸	果实	使用量≤6克/天，孕妇、哺乳期妇女及婴幼儿不宜食用
22	天麻	块茎	使用量≤3克/天，孕妇、哺乳期妇女及婴幼儿不宜食用
23	杜仲叶	叶	使用量≤7.5克/天，孕妇、哺乳期妇女及婴幼儿不宜食用

一、解表类

白芷

【来源】本品为伞形科植物白芷或杭白芷的干燥根。

【别名】杭白芷、川白芷、芳香等。

【性味与归经】辛，温。归胃、大肠、肺经。

【功效与应用】本品具有解表散寒、祛风止痛、宣通鼻窍、燥湿止带、消肿排脓的功效。主要用于风寒感冒、时气瘟疫；窍闭不通、多种痛证；痈疽肿痛、已溃未溃；湿阻吐泻、带下湿疮；瘀血经闭、产后腹痛；吐衄崩漏、痔血便血；脾胃不和、肠风脏毒等。

【用法与用量】3～10g，煎汤，或入丸、散。

【不良反应及注意事项】主要为中毒反应，可出现恶心、呕吐、头晕、气短、心慌、大汗淋漓、呼吸困难等症状，严重者可出现呼吸中枢麻痹。阴虚血热者忌用。因含光敏活性物质，光敏性皮炎、红斑狼疮、皮肌炎等患者慎用。血虚有热及阴虚阳亢头痛者禁服。

紫苏

【来源】为唇形科植物紫苏的茎、叶，其叶称紫苏叶，其茎称紫苏梗。

【别名】桂荏、白苏、赤苏等。

【性味与归经】辛，温。归肺、脾经。

【功效与应用】本品具有行气宽中除胀、和胃止呕作用，兼有理气安胎之功，可用于治疗中焦气机郁滞之胸脘胀满、恶心呕吐。此外，紫苏能解鱼蟹毒。

【用法与用量】5～9g，煎服，不宜久煎。

【注意事项】温病及气弱、阴虚者慎服。

生姜

【来源】本品为姜科植物姜的新鲜根茎。

【别名】姜根、炎凉小子、百辣云。

【性味与归经】辛，微温。归肺、脾、胃经。

【功效与应用】本品具有解表散寒、温中止呕、温肺化饮、解鱼蟹毒的功效。主要用于风寒感冒、少阳证；咳喘痰壅、喘息气促；恶心呕吐、腹痛腹胀；水肿胀满、中风痰壅；风湿痹痛、跌打瘀痛；心悸气短、消渴虚劳等。

【用法与用量】3～9g，煎汤，或捣汁。

【注意事项】实热证、表虚自汗及阴虚内热者忌用。

芫荽

【来源】本品为伞形科芫荽属植物芫荽，以全草与成熟的果实入药。

【别名】胡荽、香菜、香荽、延荽。

【性味与归经】辛，温。入肺、胃经。

【功效与应用】本品具有发表透疹、健胃作用，主要用于麻疹不透、感冒无汗；消化不良、食欲不振。

【用法与用量】10～15g，煎汤，或捣汁服等。

【注意事项】芫荽性温，因热毒壅盛而非风寒外来所致的疹出不透者忌食；小儿麻疹已经透发后即不能食用；患有癌症、慢性皮肤病和眼病、气虚体弱和患有胃及十二指肠溃疡之人不宜多食。

薄荷

【来源】本品为唇形科薄荷属植物薄荷的干燥地上部分。

【别名】别名蕃荷菜、水益母、接骨草、土薄荷、鱼香草等。

【性味与归经】辛，凉。归肺、肝经。

【功效与应用】本品具有疏风、散热、辟秽、解毒作用。主治外感风热、头痛、目赤、咽喉肿痛、食滞气胀、口疮、牙痛、疮疥、瘾疹等。

【用法与用量】3～6g，煎汤（不宜久煎），或入丸、散。

【不良反应及注意事项】超量服用后可引起中枢麻痹，表现为恶心、呕吐、眩晕、眼花、大汗、腹痛、腹泻、口渴、四肢麻木、血压下降、心率缓慢、昏迷等。表虚汗多者忌服。

香薷

【来源】本品为唇形科植物石香薷或江香薷的干燥地上部分。前者习称"青香薷"，后者习称"江香薷"。

【别名】蜜蜂草、香茸。

【性味与归经】辛，微温。归肺、胃经。

【功效与应用】本品具有发汗解表、化湿和中、利水消肿的功效。主要用于阴寒闭暑、霍乱吐泻；伤暑伏热；水肿胀满、小便不利等。

【用法与用量】5～15g，煎汤，或入丸、散，或煎汤含漱。

【不良反应及注意事项】如用量过大，可致虚脱。停药后注意休息可恢复。表虚者忌服。火盛气厚、阴虚有热、体虚多汗、阳暑证者禁用。内服宜凉饮，热服易致呕吐。

桑叶

【来源】本品为桑科植物桑的干燥叶。

【别名】霜桑叶、黄桑等。

【性味与归经】甘、苦，寒。归肺、肝经。

【功效与应用】本品具有疏散风热、清肺润燥、清肝明目、凉血止血的功效。主要用于风热感冒、温病初起、肺热咳嗽、喉痧、咽喉红肿、牙痛、目赤肿痛、肝阳眩晕、眼目昏花、出血证等。

【用法与用量】5～10g，煎服，或入丸、散。

【不良反应及注意事项】过量服用后，可出现恶心、呕吐、腹痛、腹泻、腹胀、大便呈果酱样，以及皮疹、风团、喉咽肿胀、胸闷不适等症状，伴有烦躁不安、精神倦怠、面色青灰、口唇干燥、四肢发凉等症状，严重时因出血性肠炎导致血压下降、脱水、休克而死亡。脾胃虚寒者慎用。

菊花

【来源】本品为菊科植物菊的干燥头状花序。

【别名】药菊、馒头菊。

【性味与归经】辛、甘、苦，微寒。归肺、肝经。

【功效与应用】本品具有疏风清热、平肝明目、清热解毒的功效。主要用于风热感冒、发热头痛，风邪上扰、头痛目眩、目赤昏花、翳膜内障、眩晕惊风、疔疮肿毒等。

【用法与用量】煎服，10～15g，或入丸、散，或泡茶。

【不良反应及注意事项】有引起过敏性接触性皮炎的报告。脾胃虚寒者、泄泻者慎用。

葛根

【来源】本品为豆科植物野葛的干燥根。

【别名】柴葛、药葛。

【性味与归经】甘、辛，凉。归脾、胃、肺经。

【功效与应用】本品具有解肌退热、生津止渴、透疹、升阳止泻、通经活络、解酒毒的功效。主要用于风寒外感、风热外感、温病初起、斑疹不透、热病口渴、阴虚消渴、热呕热痢、牙齿头痛、大头瘟毒、高热抽搐、大便不通、脾虚泄泻等。

【用法与用量】10～15g，煎服。退热生津宜生用，升阳止泻宜煨用。

【不良反应及注意事项】表虚多汗及虚阳上亢者慎服。

粉根

【来源】本品为豆科植物甘葛藤的干燥根。

【性味与归经】甘、辛，凉。归脾、胃经。

【功效与应用】本品具有解肌退热、生津止渴、透疹、升阳止泻、通经活络、解酒毒的功效。主要用于外感发热、头痛、项背强痛、口渴、消渴、麻疹不透、热痢、泄泻、眩晕头痛、中风偏瘫、胸痹心痛、酒毒伤中。

【用法与用量】10～15g，煎服。

【不良反应及注意事项】表虚多汗及虚阳上亢者慎服。

淡豆豉

【来源】本品为豆科植物大豆的成熟种子的发酵加工品。

【别名】黄豆、白豆。

【性味与归经】苦、辛，凉。归肺、胃经。

【功效与应用】本品具有解表、除烦、宣发郁热等功效。

主要用于感冒、寒热头痛、烦躁胸闷、虚烦不眠等。

【用法与用量】6～12g，煎服，或入丸剂。

【注意事项】胃气虚弱泛恶者慎用。

黄芥子

【来源】十字花科植物芥的干燥成熟种子。

【别名】芥菜子、青菜子。

【性味与归经】辛，温。归肺经。

【功效与应用】本品有温肺豁痰、利气散结、通络止痛的作用。主要用于寒痰咳嗽、胸胁胀痛、痰滞经络、关节麻木或疼痛、痰湿流注、阴疽肿毒。

【用法与用量】3～9g，煎服，或入丸、散。

【不良反应及注意事项】肺虚咳嗽及阴虚火旺者忌服。内服过量可致呕吐。

二、清热类

芦根

【来源】本品为禾本科植物芦苇的新鲜或干燥根茎。

【别名】苇根、苇子根。

【性味与归经】甘，寒。归肺、胃经。

【功效与应用】本品具有清热泻火、生津止渴、除烦、止呕、利尿的功效。主要用于热病烦渴、胃热呕哕、肺热咳嗽、肺痈吐脓、热淋涩痛、麻疹初起等。

【用法用量】15～30g（鲜品60～120g），煎汤，或鲜品捣汁。

【不良反应及注意事项】具有雌性激素作用，易引起性早熟。虚寒证、脾胃虚寒者慎用。

栀子

【来源】本品为茜草科植物栀子的干燥成熟果实。

【别名】枝子、红栀子。

【性味与归经】苦，寒。归心、肺、三焦经。

【功效与应用】本品具有泻火除烦、清热利湿、凉血解毒的功效。主要用于热病烦闷、肺热咳嗽、胃火呕吐、肝火目赤、黄疸、热淋、血热吐衄、热毒疮疡等。外用消肿止痛。

【用法与用量】3～10g，煎服，或入丸、散。清热泻火宜生用；凉血止血宜炒炭；除烦呕宜姜汁炒。

【不良反应及注意事项】据报道，服用本品可导致药疹或粟粒样丘疹等过敏反应。脾虚便溏者及虚寒证者不宜使用。

淡竹叶

【来源】本品为禾本科植物淡竹叶的干燥茎叶。

【别名】竹叶麦冬、地竹等。

【性味与归经】甘、淡，寒。归心、胃、小肠经。

【功效与应用】本品具有清热除烦、通利小便的功效。主要用于热病烦渴、口疮尿赤。

【用法与用量】6～10g，煎服。

【注意事项】虚寒证、阴虚内热证、肾亏尿频者及孕妇忌用。不宜久煎，入食以鲜品为佳，煮粥时宜稀薄，不宜稠厚。

马齿苋

【来源】本品为马齿苋科植物马齿苋的干燥地上部分。

【别名】瓜子菜、长命菜、五行草。

【性味与归经】酸，寒。归肝、大肠经。

【功效与应用】本品具有清热解毒、凉血止血、止痢的功效。主要用于热毒血痢、疮疡丹毒、昆虫咬伤、崩漏便血等。

【用法与用量】煎服，15～30g，或绞汁，鲜品加倍。另外，可鲜食、开水烫软食、煮汤、炒食、凉拌、煮粥、拌馅、拌果酱、下挂面等。

【注意事项】孕妇慎用。脾胃虚寒，滑肠泄泻者忌服。煎服方中不得与鳖甲同入。

金银花

【来源】本品为忍冬科植物忍冬的干燥花蕾或带初开的花。

【别名】忍冬花、银花、双花等。

【性味与归经】甘，寒。归肺、心、胃经。

【功效与应用】本品具有清热解毒、疏散风热的功效。主要用于痈肿疔疮、肠痈肺痈、外感风热、温病初起、热毒痢疾、喉痹咽痛等。

【用法与用量】10～15g，煎服，或入丸、散。

【注意事项】高血压患者、出血患者、孕妇、脾胃虚寒及气虚疮疡脓清者忌用。

山银花

【来源】本品为忍冬科植物灰毡毛忍冬、红腺忍冬、华南忍冬、成黄褐毛忍冬干燥花蕾或带初开的花。

【别名】山花、南银花、山金银花、土忍冬等。

【性味与归经】甘，寒。归肺、心、胃经。

【功效与应用】本品具有清热解毒、疏散风热作用。用于痈肿疔疮、喉痹、丹毒、热毒血痢、风热感冒、温病发热。

【用法与用量】10～15g，煎服。

【注意事项】高血压患者、出血患者、孕妇、脾胃虚寒及气虚疮疡脓清者忌用。

决明子

【来源】本品为豆科植物决明或小决明的干燥成熟种子。

【别名】草决明、假绿豆。

【性味与归经】甘、苦、咸，微寒。归肝、大肠经。

【功效与应用】本品具有清热明目、润肠通便的功效。主要用于目赤目暗、头痛眩晕、热结便秘等。

【用法与用量】煎服，10～15g，或泡茶。用于通便，不宜久煎。

【不良反应及注意事项】据报道，本品长期服用可引起肾、结肠、直肠、肠系膜淋巴结、睾丸等靶器官的病理改变以及妇女月经不规律。孕妇忌服，脾胃虚寒泄泻、气血不足及低血压者不宜服用。

青果

【来源】本品为橄榄科植物橄榄的干燥成熟果实。

【别名】橄榄、干青果。

【性味与归经】甘、酸，平。归肺、胃经。

【功效与应用】本品具有清热解毒、生津利咽的功效。主要用于咽喉肿痛、咳嗽痰黏、烦热口渴、鱼蟹中毒。

【用法与用量】5～15g，煎服，或熬膏，或入丸剂。

【注意事项】表证初起者、脾胃虚寒及大便秘结者慎用。

鱼腥草

【来源】本品为三白草科植物蕺菜的新鲜全草或干燥地上部分。

【别名】蕺菜、肺形草、折耳根等。

【性味与归经】辛，微寒。归肺经。

【功效与应用】本品具有清热解毒、消痈排脓、利尿通淋的功效。主要用于肺痈吐脓、痰热喘咳、痈肿疮毒、热淋、热痢等。

【用法与用量】煎服，15～30g，不宜久煎；鲜品加倍，水煎或捣汁服。

【注意事项】虚寒证及阴证疮疡者忌服。

蒲公英

【来源】本品为菊科植物蒲公英、碱地蒲公英或同属数种植物的干燥全草。

【别名】黄花地丁、婆婆丁。

【性味与归经】苦、甘，寒。归肝、胃经。

【功效与应用】本品具有清热解毒、消肿散结、利尿通淋的功效。主要用于痈肿疔疮、乳痈内痈、热淋涩痛、湿热黄疸、目赤咽痛等。

【用法与用量】10～30g，煎服，或捣汁，或煮粥，或入散剂。

【不良反应及注意事项】口服煎剂偶见胃肠道反应，亦有出现全身瘙痒、荨麻疹等。服用酒浸剂有头晕、恶心、多汗等反应，少数病人出现荨麻疹并发结膜炎，停药后消失。部分病人服片剂后有胃部发热感。个别病例在静脉滴注蒲公英注射液后出现寒战、面色苍白青紫及精神症状；肌内注射可致局部疼痛。阳虚外寒、脾虚便溏者慎用。

余甘子

【来源】本品为大戟科植物余甘子的根。

【别名】余甘、庵摩勒、土橄榄、油甘子、牛甘子。

【性味与归经】苦、甘、酸，性凉。归脾、胃、肺、大肠经。

【功效与应用】本品具有益肺养胃、解毒利咽、生津止渴等功效。主要用于感冒发热、咳嗽、咽痛、白喉、烦热口渴、高血压等症。

【用法与用量】15～30g，煎汤，或鲜品取汁冲服，或煲汤。

【注意事项】脾胃虚寒者慎服。

荷叶

【来源】本品为睡莲科植物莲的干燥叶片。

【性味与归经】苦，平。归肝、脾、胃经。

【功效与应用】本品具有清暑化湿、升发清阳、凉血止血的功效。主要用于暑热烦渴、暑湿泄泻、血热吐衄、便血崩漏、出血证和产后血晕。

【用法与用量】荷叶饮片 6 ～ 10g（鲜品 15 ～ 30g），煎汤，或入丸、散，或煲汤，或磨粉冲服等。

【注意事项】气血虚者慎用。

三、泻下类

火麻仁

【来源】本品为桑科植物大麻的干燥成熟种子。

【别名】麻仁、麻子仁。

【性味与归经】甘，平。归脾、胃、大肠经。

【功效与应用】本品具有润肠通便的功效。主要用于肠燥便秘、风水、脚气。

【用法与用量】10 ～ 15g，煎服，或入丸、散，或煲汤，或磨粉冲服。

【不良反应及注意事项】大剂量使用，可出现神志异常、血压升高、抽搐、衰竭而死亡等不良反应。脾虚便溏者忌用。孕妇禁用。肾虚阳痿、遗精慎用。

郁李仁

【来源】本品为蔷薇科植物欧李、郁李或长柄扁桃的干燥成熟种子。前二种习称"小李仁"，后一种习称"大李仁"。

【别名】郁里仁、李仁肉等。

【性味与归经】辛、苦、甘，平。归脾、大肠、小肠经。

【功效与应用】本品具有润肠通便、下气利水的功效。主要用于肠燥便秘、水肿胀满、脚气浮肿。

【用法与用量】6～12g，煎服，或入丸、散。

【不良反应及注意事项】本品过量食用可导致中毒。脾虚泄泻者禁服，孕妇慎服。

四、祛风湿类

乌梢蛇

【来源】本品为游蛇科动物乌梢蛇的干燥体。

【别名】乌蛇、黑花蛇。

【性味与归经】甘，平。归肝经。

【功效与应用】本品具有祛风、通络、止痉的功效。主要用于风湿顽痹、破伤风、干湿皮癣、麻风。

【用法与用量】9～12g，煎服，或研末冲服，或入丸剂，或浸酒。

【注意事项】血虚生风者忌用，煎制时忌用铁器。

蝮蛇

【来源】本品为蝰科动物五步蛇的除去内脏的干燥体。

【别名】虺、土虺蛇、土锦等。

【性味与归经】甘、温。有毒。归脾、肝经。

【功效与应用】本品具有祛风、通络、止痛、解毒功效。

主要用于风湿痹痛、麻风、瘰疬、疮疖、疥癣、痔疾、肿瘤。

【用法与用量】浸酒，每条蝮蛇用 60 度白酒 1000mL 浸 3 个月，每次饮 5 ～ 10mL，日饮 1 ～ 2 次；或烧存性研成细粉，每次 0.5 ～ 1.5g，日服 2 次。

【不良反应及注意事项】阴虚生风者忌服。

木瓜

【来源】本品为蔷薇科植物贴梗海棠的干燥近成熟果实。

【别名】贴梗木瓜、宣木瓜、川木瓜等。

【性味与归经】酸，温。归肝、脾经。

【功效与应用】本品具有舒筋活络、和胃化湿的功效。主要用于湿痹脚气、筋脉拘挛、足膝肿痛、吐泻转筋、食积口干。

【用法与用量】5 ～ 10g，煎汤，或入丸、散剂。

【不良反应及注意事项】据报道，木瓜的种子含氢氰酸，大剂量使用会引起中毒。胃酸过多者不宜大量使用。不可多食，损牙齿及骨。忌铅、铁。下部腰膝无力、精血虚、真阴不足者，不宜用。伤食而脾胃未虚、积滞多者，不宜用。

五、化湿类

藿香

【来源】本品为唇形科植物广藿香的干燥地上部分。

【别名】广藿香。

【性味与归经】辛，微温。归脾、胃、肺经。

【功效与应用】本品具有芳香化浊、和中止呕、发表解暑的功效。主要用于湿阻中焦、中气不运、暑湿证、湿温证初起、呕吐、秽浊、疫疠等。

【用法与用量】5～10g，煎服，或入丸、散。鲜品加倍。藿香叶偏于解表，藿香梗偏于和中止呕。

【不良反应及注意事项】据报道，个别患者服用藿香正气水后出现过敏性药疹，甚至发生过敏性休克。不宜久煎，阴虚血燥者不宜用。

砂仁

【来源】本品为姜科植物阳春砂、绿壳砂或海南砂的干燥成熟果实。

【别名】阳春砂仁、缩砂仁、绿壳砂。

【性味与归经】辛，温。归脾、胃、肾经。

【功效与应用】本品具有化湿开胃、温脾止泻、理气安胎的功效。主要用于脾胃气滞、湿阻中焦、虚寒吐泻、冷痢、胎动不安、妊娠恶阻、心腹疼痛、奔豚、口舌生疮等。

【用法与用量】5～10g，用时捣碎，入煎剂宜后下。也可入丸、散剂。

【不良反应及注意事项】口服偶有过敏反应。主要表现为腹部、外生殖器出现大小不等的团块、淡红色皮疹、风团。阴虚有热者忌服。

六、利水渗湿类

茯苓

【来源】本品为多孔菌科真菌茯苓的干燥菌核。

【别名】松薯、茯灵。

【性味与归经】甘、淡，平。归心、肺、脾、肾经。

【功效与应用】本品具有利水渗湿、健脾补中、宁心安神的功效。主要用于小便不利、水肿胀满、痰饮眩悸、脾虚泄泻、心悸怔忡、失眠健忘、带下淋浊等。

【用法与用量】10～15g，水煎服，或入丸、散，或煲汤，或研末冲服。

【注意事项】阴虚而无湿热、虚寒滑精、气虚下陷者慎服。素体虚弱、津亏血少者不宜多食。

薏苡仁

【来源】本品为禾本科植物薏苡的干燥成熟种仁。

【别名】薏米。

【性味与归经】甘、淡，凉。归脾、胃、肺经。

【功效与应用】本品具有利水渗湿、健脾止泻、舒筋除痹、清热排脓的功效。主要用于水肿脚气、小便不利、脾虚泄泻、湿痹湿温、筋脉拘挛、肺痈肠痈等。

【用法与用量】9～30g，煎服，或入丸、散，或浸酒，或煮粥，或做羹。健脾止泻宜炒用，利水渗湿、清热排脓、舒筋除痹宜生用。本品力缓，宜多服久服。

【注意事项】脾虚无湿、大便秘结的患者及孕妇慎用。

赤小豆

【来源】本品为豆科植物赤小豆或赤豆的干燥成熟种子。

【别名】红小豆、猪肝豆。

【性味与归经】甘、酸，平。归心、小肠经。

【功效与应用】本品具有利水消肿、解毒排脓的功效。主要用于水肿胀满、脚气浮肿、痈肿疮毒、肠痈腹痛。

【用法与用量】10 ～ 30g，煎汤，或入丸、散，或煲汤，或磨粉冲服。

【注意事项】阴虚津伤者慎用，过剂可渗利伤津。

枳椇子

【来源】本品为鼠李科植物枳椇的干燥成熟种子。

【别名】拐枣、鸡爪梨。

【性味与归经】甘、酸，平。归脾经。

【功效与应用】本品具有利水消肿、解酒毒的功效。主要用于水肿证、酒醉。

【用法与用量】9 ～ 15g，水煎服，或入丸、散，或泡酒服。

【注意事项】本品不宜久服。脾胃虚寒者禁用。

菊苣

【来源】本品为菊科植物毛菊苣或菊苣的干燥地上部分或根。

【别名】蓝菊。

【性味与归经】微苦、咸，凉。归肝、胆、胃经。

【功效与应用】本品具有清肝利胆、健胃消食、利尿消肿的功效。主要用于湿热黄疸、胃痛食少、水肿尿少。

【用法与用量】9 ～ 18g，煎汤。

【注意事项】无。

七、温里类

丁香

【来源】本品为桃金娘科植物丁香的干燥花蕾。

【别名】丁子香、公丁香、雄丁香。

【性味与归经】辛，温；归脾、胃、肺、肾经。

【功效与应用】本品具有温中降逆、散寒止痛、温肾助阳的功效。主要用于胃寒呕吐、呃逆、胃寒、脘腹冷痛、肾虚阳痿或宫冷等。

【用法与用量】1.5～6g，煎服，或入丸、散。

【注意事项】热证及阴虚内热者忌用。不宜与郁金同用。孕妇慎用。

干姜

【来源】本品为姜科植物姜的干燥根茎。

【别名】白姜、均姜、干生姜。

【性味与归经】辛，热。归脾、胃、肾、心、肺经。

【功效与应用】本品具有温中散寒、回阳通脉、温肺化饮的功效。主要用于腹痛、呕吐泄泻、亡阳证、寒饮咳嗽、蛔厥证、寒积便秘、水肿证等。

【用法与用量】3～10g，煎服，或入丸、散。

【注意事项】高血压患者慎用。阴虚内热、血热妄行者忌用。

高良姜

【来源】本品为姜科植物高良姜的干燥根茎。

【别名】小良姜、良姜、海良姜。

【性味与归经】辛，热。归脾、胃经。

【功效与应用】本品具有温胃止呕、散寒止痛的功效。主要用于脘腹冷痛、胃寒呕吐、嗳气吞酸。

【用法与用量】3～10g，煎服，或入丸、散。

【注意事项】阴虚有热、胃火作呕、伤暑霍乱、火热泄泻、心虚作痛者均忌用。高血压、痔疮患者不适宜服用。

小茴香

【来源】本品为伞形科植物茴香的干燥成熟果实。

【别名】茴香、谷香、小香。

【性味与归经】辛，温。归肝、肾、脾、胃经。

【功效与应用】本品具有散寒止痛、理气和胃的功效。主要用于寒疝腹痛、睾丸偏坠胀痛、少腹冷痛、痛经、虚寒气滞、脘腹胀痛、肾虚腰痛等。

【用法与用量】3～6g，煎服，或入丸、散。

【不良反应及注意事项】本品具有中枢麻痹作用。本品香气浓烈，剂量稍大或对此不习惯的人，可能有恶心反应。阴虚火旺者慎用。

肉桂

【来源】本品为樟科植物肉桂的干燥树皮。

【别名】辣桂、桂皮、玉桂。

【性味与归经】辛、甘，大热。归肾、脾、心、肝经。

【功效与应用】本品具有补火助阳、引火归原、散寒止痛、温通经脉的功效。主要用于阳痿宫冷、虚喘心悸、亡阳证、小儿遗尿、泻痢日久、心腹冷痛、寒疝作痛、寒痹腰痛、胸痹、痰疽流注、闭经痛经、产后瘀阻腹痛、癥瘕积聚、久病体虚、气血不足、奔豚等。

【用法与用量】2～5g，煎服，宜后下或焗服；研末冲服，每次1～2g，或入丸剂。

【不良反应及注意事项】据报道，有人顿服肉桂36g，发生头晕、眼花、眼胀、咳嗽、尿少、干渴、脉数及鼻衄等副作用。阴虚火旺、里有实热及血热妄行之出血者及孕妇禁用。不宜与赤石脂同用。忌生葱。

花椒

【来源】本品为芸香科植物青椒或花椒的干燥成熟果皮。

【别名】蜀椒、川椒、点椒。

【性味与归经】辛，温。归脾、胃、肾经。

【功效与应用】本品具有温中止痛、杀虫止痒的功效。主要用于中寒腹痛、寒湿吐泻、虫积腹痛、湿疹瘙痒、妇人阴痒、肾虚喘咳等。

【用法与用量】3～10g，煎服，或入丸、散。

【不良反应及注意事项】据报道，长时间大量服用本品，可导致喘促、呼吸困难、中枢麻痹甚至中毒死亡。杀虫止痒宜煎汤熏洗。阴虚火旺者禁服，孕妇慎用。

八角茴香

【来源】本品为木兰科植物八角茴香的干燥成熟果实。

【别名】大茴香、红八角。

【性味与归经】辛，温。归肝、肾、脾、胃经。

【功效与应用】本品具有温阳散寒、理气止痛的功效。用于寒疝腹痛、肾虚腰痛、胃寒呕吐、脘腹冷痛。

【用法与用量】3～6g，煎服，或入丸、散。

【注意事项】火旺者禁服。肺胃有热及热毒盛者禁用。多食损目发疮。

黑胡椒

【来源】本品为胡椒科植物胡椒的干燥近成熟或成熟果实。

【别名】古月、白胡椒、胡椒、白川、黑川等。

【性味与归经】辛，热。归胃、大肠经。

【功效与应用】本品具有温中散寒、下气消痰的功效。主要用于胃寒呕吐、腹痛泄泻、食欲不振、癫痫痰多。

【用法与用量】2～4g，煎服，或入丸、散。

【注意事项】热病及阴虚内热者忌用，孕妇慎服。

八、理气类

陈皮

【来源】本品为芸香科植物橘及其栽培变种的干燥成熟果皮。药材分为"陈皮"和"广陈皮"。

【别名】橘皮。

【性味与归经】苦、辛，温。归肺、脾经。

【功效与应用】本品具有理气健脾、燥湿化痰的功效。主要用于脾胃气滞、湿痰或寒痰咳嗽。

【用法与用量】3～10g，煎服，或入丸、散。

【不良反应及注意事项】据报道，本品可致肝细胞轻度浊肿，呈水样变，以及便血、过敏性反应。高血压患者、孕妇慎用。阴虚燥咳，或吐血、咯血者不宜服用。

薤白

【来源】本品为百合科植物小根蒜或薤的干燥鳞茎。

【别名】小蒜、薤白头、大头菜子。

【性味与归经】辛、苦，温。归心、肺、胃、大肠经。

【功效与应用】本品具有通阳散结、行气导滞的功效。主要用于胸痹、脘腹痞满胀痛、泻痢里急后重、咳喘。

【用法与用量】5～10g，煎服，或入丸、散，亦可煮粥食用。

【不良反应及注意事项】据报道，服用本品可导致活动减少、四肢乏力、软瘫、抽搐，甚至出现水样泻等中毒症状。溃疡患者不宜常用，气虚或不耐蒜味者不宜用。阴虚及发热者慎服。

佛手

【来源】本品为芸香科植物佛手的干燥果实。

【别名】佛手柑、五指柑、福寿柑。

【性味与归经】辛、苦、酸，温。归肝、脾、胃、肺经。

【功效与应用】本品具有疏肝理气、和胃止痛、燥湿化痰的功效。主要用于胸胁胀满、肝胃气痛、脾胃气滞、久咳痰多、胸闷胁痛等。

【用法与用量】3～10g，煎服，或泡茶饮。

【注意事项】阴虚火旺、肝阳上亢或肝火上炎、胃阴不足、无气滞者均不宜服用。

香橼

【来源】本品为芸香科植物枸橼或香圆的干燥成熟果实。

【别名】枸橼、香圆。

【性味与归经】辛、苦、酸，温。归肝、脾、肺经。

【功效与应用】本品具有疏肝理气、宽中、化痰的功效。用于胸胁胀痛、脾胃气滞、痰饮咳嗽、胸膈不利。

【用法与用量】3～10g，煎服，或入丸、散。

【注意事项】阴虚血燥及孕妇气虚者慎用。

橘红

【来源】本品为芸香科植物化州柚或柚及其栽培变种的成熟或未成熟干燥外层果皮。

【别名】化州橘红。

【性味与归经】辛、苦，温。归脾、肺经。

【功效与应用】本品具有理气宽中、燥湿化痰的功效。主要用于风寒咳嗽、喉痒痰多、食积伤酒、呕恶痞闷等。

【用法与用量】3～9g，煎服，或入丸、散。

【注意事项】阴虚燥咳及久嗽气虚者禁服。

刀豆

【来源】本品为豆科植物刀豆的干燥成熟种子、果壳及根。

【别名】挟剑豆、野刀板藤、葛豆、刀坝豆、大刀豆。

【性味与归经】甘，温。归胃、肾经。

【功效与应用】本品具有温中、下气、止呃的功效。主要用于虚寒呃逆、呕吐等。

【用法与用量】4.5～9g，煎服，或烧存性研末。

【注意事项】胃热、肝火旺盛者忌食，且需煮熟，如不煮熟易导致食物中毒。

代代花

【来源】本品为芸香科植物代代花的花蕾。

【别名】玳玳花。

【性味与归经】甘、微苦，平。归肝、胃、心包经。

【功效与应用】本品具有疏肝、和胃、理气功效。主要治疗胸中痞闷、脘腹胀痛、呕吐、少食。

【用法与用量】1.5～2.5g，煎服，或泡茶。

【注意事项】胃热盛者慎服。

九、消食类

山楂

【来源】本品为蔷薇科植物山里红或山楂的干燥成熟果实。

【别名】酸楂、山里红果、山梨。

【性味与归经】酸、甘，微温。归脾、胃、肝经。

【功效与应用】本品具有消食健胃、行气散瘀、化浊降脂的功效。主要用于肉食积滞、泻痢腹痛、疝气作痛、瘀阻胸腹痛、痛经。

【用法与用量】10～15g，大剂量30g，煎服；或入丸、散。生山楂、炒山楂多用于消食散瘀，焦山楂、山楂炭多用于止泻止痢。

【不良反应及注意事项】据报道，过量食用本品后，会导致胃酸过多、胃结石及肠梗阻等。脾胃虚弱而无积滞者或胃酸分泌过多者、孕妇、龋齿者均慎用。

鸡内金

【来源】本品为雉科动物家鸡的干燥砂囊内壁。

【别名】鸡黄皮、鸡合子。

【性味与归经】甘，平。归脾、胃、小肠、膀胱经。

【功效与应用】本品具有健胃消食、涩精止遗、通淋化石的功效。主要用于饮食积滞、小儿疳积、肾虚遗精、遗尿、砂石淋证、胆结石。

【用法与用量】3～10g，煎服，或研末服，或煲汤。

【不良反应及注意事项】据报道，服用本品或可出现鼻出血等不良反应。脾虚无积滞者慎用。孕妇慎用。

麦芽

【来源】本品为禾本科植物大麦的成熟果实经发芽干燥的炮制加工品。

【别名】大麦毛、大麦芽。

【性味与归经】甘，平。归脾、胃经。

【功效与应用】本品具有行气消食、健脾开胃、回乳消胀的功效。主要用于米面薯芋食滞、断乳致乳房胀痛、胁痛、脘腹痛、肝气郁滞等。

【用法与用量】10～15g，煎服，或入丸、散。消食健脾宜生用，回乳消胀宜炒用。

【不良反应及注意事项】本品所含麦芽毒素属于快速去极化型肌松剂，会使肌肉先短暂兴奋，而后迅速引起神经肌肉接点阻断。哺乳期妇女忌用。孕妇、无积滞者慎服。

莱菔子

【来源】本品为十字花科植物萝卜的干燥成熟种子。

【别名】萝卜子。

【性味与归经】辛、甘，平。归肺、脾、胃经。

【功效与应用】本品具有消食除胀、降气化痰的功效。主要用于食积气滞、咳喘痰多、胸闷食少、气胀等证。

【用法与用量】6～10g，煎服，或入丸、散。

【不良反应及注意事项】本品能导致滑肠、便溏、排便不爽及胃中嘈杂等胃肠道反应。心脏疾患患者、气虚无积滞者慎用。不宜与人参同用。

十、驱虫类

榧子

【来源】本品为红豆杉科植物榧的干燥成熟种子。

【别名】香榧、榧树、玉榧、野杉、柀子。

【性味与归经】甘，平。归肺、胃、大肠经。

【功效与应用】本品具有杀虫消积、润燥通便的功效。主要用于钩虫、蛔虫、绦虫病，以及虫积腹痛、小儿疳积、大便秘结。

【用法与用量】9～15g，煎服，或入丸、散。

【不良反应及注意事项】榧子壳反绿豆。多服易滑肠。

十一、止血类

小蓟

【来源】本品为菊科植物刺儿菜的地上部分。

【别名】刺儿菜、小恶鸡婆、刺萝卜。

【性味与归经】苦、甘，凉。归心、肝经。

【功效与应用】本品具有凉血止血、解毒消肿的功效。主要用于血热妄行、吐衄咯血、血淋涩痛、崩中下血；热毒疮痈、外伤出血；湿热黄疸等。

【用法与用量】10～30g，鲜品加倍，煎汤，或捣汁冲服，或煲汤。

【注意事项】虚寒出血及脾胃虚寒者忌服。煎煮时忌用铁器。

白茅根

【来源】本品为禾本科植物白茅的干燥根茎。

【别名】丝毛草根、甜草根、地节根。

【性味与归经】甘，寒。归肺、胃、膀胱经。

【功效与应用】本品具有凉血止血、清热利尿的功效。主要用于血热妄行、咯血吐衄；热淋、血淋、小便不利；胃热呕哕、肺热咳喘。

【用法与用量】15～30g，煎服；鲜品加倍，以鲜品为佳，可捣汁服。多生用，止血可炒炭。

【注意事项】脾胃虚寒、溲多不渴者忌用。

槐花（槐米）

【来源】本品为豆科植物槐的干燥花及花蕾，前者习称"槐花"，后则习称"槐米"。

【别名】槐蕊。

【性味与归经】苦，微寒。归肝、大肠经。

【功效与应用】本品具有凉血止血、清肝泻火的功效。用于血热吐衄、便血痔血；崩中下血、白带不止；肝热目赤、眩晕头胀。

【用法与用量】10～15g，煎服，或入丸、散剂。止血宜炒用，清热降火宜生用。

【不良反应及注意事项】据报道，槐花对人淋巴细胞具有致突变作用。脾胃虚寒及阴虚发热而无实火者慎用。

松花粉

【来源】本品为松科植物马尾松、油松或同属数种植物的干燥花粉。

【别名】松黄、松花、松粉。

【性味与归经】甘、温。归肝、脾经。

【功效与应用】本品具有收敛止血、燥湿敛疮的功效。用于外伤出血、湿疹、黄水疮、皮肤糜烂、脓水淋漓。

【用法与用量】3～5g，入汤剂，或浸酒、冲服。

【注意事项】血虚、内热者慎服，多食发上焦热病。

十二、活血祛瘀类

桃仁

【来源】本品为蔷薇科植物桃或山桃的干燥成熟种子。

【别名】山桃仁、单桃仁。

【性味与归经】苦、甘，平。有小毒。归心、肝、大肠经。

【功效与应用】本品具有活血祛瘀、润肠通便的功效。主要用于经闭癥瘕、产后瘀痛、跌打损伤、瘀血肿痛、肠燥便秘、肺痈、肠痈、咳嗽气喘。

【用法与用量】5～10g，煎服，用时打碎，或入丸、散。

【不良反应及注意事项】桃仁有小毒，服用后可导致小鼠肌肉松弛、运动失调、竖毛等；过量服用可致中枢抑制、眩晕、头痛、心悸、瞳孔放大，甚至呼吸衰竭而死亡。孕妇、便溏者慎用。

玫瑰花

【来源】本品为蔷薇科植物玫瑰初放的花。

【别名】徘徊花、笔头花、刺玫菊、湖花、刺玫花。

【性味与归经】甘微苦，温。归肝、脾二经。

【功效与应用】本品具有行气解郁、和血散瘀的功效。主要用于肝胃气痛、新久风痹、吐血咯血、月经不调、赤白带下、痢疾、乳痈、肿毒。

【用法与用量】3～6g，煎服，或浸酒，或泡茶饮。

【不良反应及注意事项】阴虚火旺慎服。

十三、化痰止咳平喘类

白果

【来源】本品为银杏科植物银杏的干燥成熟种子。

【别名】银杏、佛指甲。

【性味与归经】甘、苦、涩，平；有毒。归肺、肾经。

【功效与应用】本品具有敛肺定喘、止带缩尿的功效。主要用于哮喘痰咳、带下白浊。

【用法与用量】5～10g，煎服，或煲汤，或捣汁服。

【不良反应及注意事项】因白果含有银杏酚酸类有毒物质，故多食生白果可导致恶心呕吐、腹痛腹泻，并迅速出现惊厥、抽搐、呼吸困难、昏迷，严重者可因呼吸中枢麻痹而死亡。小儿、孕妇慎用。

【中毒解救】出现中毒，可服鸡蛋清，或用生甘草60g水煎服，也可用白果树皮30g，或用白果壳50g水煎服。病情严重者送医院抢救。

杏仁

【来源】本品为蔷薇科植物山杏、西伯利亚杏、东北杏或杏的干燥成熟种子。

【别名】山杏仁、杏梅仁。

【性味与归经】苦，微温；有小毒。归肺、大肠经。

【功效与应用】本品具有降气止咳平喘、润肠通便的功效。主要用于咳嗽气喘、胸膈痞闷、肠燥便秘。

【用法与用量】3～10g，煎服，宜打碎入药。

【不良反应及注意事项】大量口服本品可引起氰化物中毒，严重者可导致中枢神经系统麻痹而死亡。阴虚咳喘及大便溏泄者忌用。婴儿慎服。

昆布

【来源】本品为海带科植物海带或翅藻科植物昆布的干燥叶状体。

【别名】海昆布、海带。

【性味与归经】咸，寒。归肝，胃、肾经。

【功效与应用】本品具有消痰软坚散结、利水消肿的功效。主要用于瘿瘤瘰疬、水肿尿少、膈食不下。

【用法与用量】6～12g，煎服，或入丸散。

【不良反应及注意事项】据报道，大剂量服用本品后可导致滑肠、便溏等胃肠道反应。脾胃虚寒、寒痰凝滞者，甲状腺肿大及功能亢进者忌用。

罗汉果

【来源】本品为葫芦科植物罗汉果的干燥果实。

【别名】拉汗果、假苦瓜。

【性味与归经】甘，凉。归肺、大肠经。

【功效与应用】本品具有清热润肺、利咽开音、滑肠通便的功效。主要用于肺火燥咳、伤津口渴、肠燥便秘。

【用法与用量】10～15g，煎服，或炖肉，或开水泡。

【注意事项】本品甘润性凉，故外感及肺寒咳嗽者忌用。

胖大海

【来源】本品为梧桐科植物胖大海的干燥成熟种子。

【别名】膨大海、大海子、胡大发。

【性味与归经】甘，寒。归肺、大肠经。

【功效与应用】本品具有清热润肺、利咽开音、润肠通便的功效。主要用于肺热声哑、干咳咽痛、热结便秘、头痛目赤。

【用法与用量】2～4枚，沸水泡服或煎服，或入散剂。

【注意事项】脾胃虚寒泄泻、肺阴虚咳嗽者慎用。

桔梗

【来源】本品为桔梗科植物桔梗的干燥根。

【别名】苦桔梗、和尚头花根、土人参。

【性味与归经】苦、辛，平。归肺经。

【功效与应用】本品具有宣肺、利咽、祛痰、排脓的功效。主要用于咳嗽痰多、胸闷不畅、咽痛音哑、肺痈胸痛、咳吐脓痰、胸中气陷、下痢后重。

【用法与用量】3～10g，煎服，或入丸、散。

【注意事项】溃疡、阴虚久咳及咯血者禁用。用量过大易致恶心呕吐。

紫苏子

【来源】本品为唇形科植物紫苏的干燥成熟果实。

【别名】紫苏籽、苏子、香苏子、铁苏子。

【性味与归经】辛，温。归肺经。

【功效与应用】本品具有降气化痰、止咳平喘、润肠通便的功效。主要用于痰壅气逆、胸闷喘咳、肠燥便秘。

【用法与用量】5～10g，煎服，或入丸、散。

【注意事项】肺虚喘咳及脾虚便溏者慎用。

十四、安神类

酸枣仁

【来源】本品为鼠李科植物酸枣的干燥成熟种子。

【别名】山酸枣、酸枣核。

【性味与归经】甘、酸，平。归肝、胆、心经。

【功效与应用】本品具有养心补肝、宁心安神、敛汗、生津的功效。主要用于惊悸失眠、自汗盗汗。

【用法与用量】10～20g，煎服，或研末吞服，或入丸、散。

【不良反应及注意事项】服用本品后可见荨麻疹、皮肤瘙痒、恶寒发热等变态反应。有实邪郁火者慎用。

十五、平肝息风类

牡蛎

【来源】本品为牡蛎科动物长牡蛎、大连湾牡蛎或近江牡蛎的贝壳。

【别名】蛎蛤、牡蛤、海蛎子壳、蚝壳。

【性味与归经】咸、涩，微寒。归肝、肾经。

【功效与应用】本品具有重镇安神、平肝潜阳、软坚散结、收敛固涩的功效。主要用于心神不安、惊悸失眠；肝阳上亢、头目眩晕；痰核、瘰疬、瘿瘤、癥瘕积聚；自汗、盗汗、遗精、滑精、遗尿、尿频、崩漏、带下等滑脱诸证；胃痛泛酸；百合病；疮痈肿毒；外伤出血等。

【用法与用量】10～30g，宜打碎先煎，或入丸、散。

【不良反应及注意事项】据报道，在常规剂量内服用本品，常有胃脘不舒、胃痛、吐泻等胃肠道反应。虚而有寒者忌用。肾虚无火、精寒自出者慎用。本品多服久服，易引起便秘和消化不良。

十六、补虚类

大枣

【来源】本品为鼠李科植物枣的干燥成熟果实。

【别名】红枣、干枣、枣子。

【性味与归经】甘，温。归脾、胃经。

【功效与应用】本品具有补中益气、养血安神、缓和药性的功效。主要用于脾胃虚弱、血虚萎黄、妇人脏躁，可缓和药性、增助药性等。

【用法与用量】10～30g，煎服，亦可去皮核，捣烂为丸服。

【不良反应及注意事项】生食易引起腹部饱胀、腹泻、食欲减退等胃肠道反应。实热、湿热、痰热所致疾患、虫积患者不宜使用。

山药

【来源】本品为薯蓣科植物薯蓣的干燥根茎。

【别名】怀山药、淮山药、药蛋、山薯等。

【性味与归经】甘，平。归脾、肺、肾经。

【功效与应用】本品具有益气养阴、补脾肺肾、固精止带的功效。主要用于脾胃虚弱、肺虚喘咳、肾虚遗精、尿频带下、内热消渴。

【用法与用量】煎服，15～30g。研末吞服，每次6～10g。补阴生津宜生用，健脾止泻宜炒用。

【注意事项】湿盛中满或有积滞者，不宜单独使用本品。

白扁豆

【来源】本品为豆科植物扁豆的干燥成熟种子。

【别名】蛾眉豆、羊眼豆、小刀豆。

【性味与归经】甘，微温。归脾、胃经。

【功效与应用】本品具有健脾、化湿、消暑的功效。主要用于脾虚泄泻、湿浊带下、暑泻吐泻、解药食毒。

【用法与用量】10～30g，煎服，或生品研水绞汁，或入丸、散。健脾止泻宜炒用，清暑解毒宜生用。也可煮粥、炒食等。

【不良反应】本品所含血球凝集素 A 不溶于水，有报道可抑制实验动物生长，甚至引起肝区坏死，以及过敏性鼻炎等。

白扁豆花

【来源】本品为豆科扁豆属植物扁豆的花。

【别名】南豆花。

【性味与归经】甘，平。归脾、胃、大肠经。

【功效与应用】本品具有解暑化湿、和中健脾的功效。主要用于夏伤暑湿、发热、泄泻、痢疾、赤白带下。

【用法与用量】3～9g，煎汤，或研末冲服。

甘草

【来源】本品为豆科植物甘草、胀果甘草或光果甘草的干燥根和根茎。

【别名】国老、甜草。

【性味与归经】甘，平。归心、肺、脾、胃经。

【功效与应用】本品具有补脾益气、清热解毒、祛痰止咳、缓急止痛、调和诸药的功效。主要用于脾胃气虚、心悸脏躁、咳嗽气喘、脘腹四肢挛急疼痛、痈疽疮疡、咽喉肿痛、食物中毒，调和药性。

【用法与用量】2～10g，煎服，或入丸、散，或煲汤。清热解毒宜生用，补中缓急宜炙用。

【不良反应及注意事项】本品大剂量久服可导致血压增高、浮肿、血钾降低及头痛、眩晕、心悸等。不宜与京大戟、芫花、甘遂、海藻同用。水肿、肾病、高血压、低血钾、充血性心力衰竭患者忌用。

沙棘

【来源】本品为胡颓子科植物沙棘的干燥成熟果实。

【别名】醋柳、沙枣。

【性味与归经】酸、涩、微甘，温。归脾、胃、肺、大肠、肝经。

【功效与应用】本品具有益气生津、祛痰止咳、消食止泻、活血化瘀的功效。主要用于气阴不足、津伤口渴、肺虚久咳、寒痰湿痰、脾虚泻痢、食积腹痛、血瘀经闭、跌打瘀肿。

【用法与用量】10～15g，煎服，或入丸、散。鲜品30～50g，捣汁服。

【注意事项】空腹不宜食用。本品甘酸，故胃酸过多或胃及十二指肠溃疡患者慎用。

蜂蜜

【来源】本品为蜜蜂科昆虫中华蜜蜂或意大利蜂所酿的蜜。

【别名】蜜、食蜜、蜂糖。

【性味与归经】甘，平。归肺、脾、大肠经。

【功效与应用】本品具有补中缓急、润燥、解毒的功效，外用生肌敛疮。主要用于脾胃虚弱、脘腹疼痛、肺虚久咳、肺燥干咳、肠燥便秘、疮疡、烫伤。

【用法与用量】15～30g，冲服，或入丸、膏剂。

【注意事项】本品不宜放置过久。便溏或泄泻者慎用。蜂蜜不与茶、葱一起服用。

龙眼肉

【来源】本品为无患子科植物龙眼的假种皮。

【别名】龙眼干、桂圆肉等。

【性味与归经】甘，温。归心、脾经。

【功效与应用】本品具有补益心脾、养血安神的功效。主要用于心脾两虚、气血双亏证。

【用法与用量】9～15g，煎汤，或熬膏、浸酒，或入丸、散。

【不良反应及注意事项】据报道，服用本品可导致皮疹、荨麻疹、眩晕、水肿等。湿阻中满或有停饮、痰火者忌用。

阿胶

【来源】本品为马科动物驴的干燥皮或鲜皮经煎煮、浓缩制成的固体胶。

【别名】驴皮胶、盆腹胶等。

【性味与归经】甘，平。归肺、肝、肾经。

【功效与应用】本品具有补血、止血、滋阴润燥的功效。主要用于心肝血虚证、出血证、热病伤津、虚风内动、虚劳喘咳、阴虚燥咳、肠燥便秘。

【用法与用量】5～15g，入汤剂烊化兑服，或入丸、散。

【不良反应及注意事项】据报道，服用本品可导致鼻出血、牙龈出血等出血倾向，以及粟粒样红色丘疹、荨麻疹、过敏性皮炎等过敏反应。脾胃虚弱、食少便溏者，肾病及肾功能不全者慎用。

益智仁

【来源】本品为姜科植物益智的干燥成熟果实。

【别名】益智子、摘芋子。

【性味与归经】辛，温。归脾、肾经。

【功效与应用】本品具有温肾壮阳、固精缩尿、温脾止泻、摄涎止唾的功效。主要用于腰膝冷痛、遗精白浊；小便频数、肾虚遗尿；腹痛吐泻、口涎自流；寒疝腹痛。

【用法与用量】3～9g，煎汤，或入丸、散。

【注意事项】本品燥热，能伤阴助火，故阴虚火旺者忌用。

玉竹

【来源】本品为百合科植物玉竹的干燥根茎。

【别名】玉术、尾参等。

【性味与归经】甘，微寒。归肺、胃经。

【功效与应用】本品具有养阴润燥、生津止渴的功效。主要用于肺胃阴伤、燥热咳嗽、咽干口渴、消渴、阴虚外感。

【用法与用量】10～15g，煎汤，或熬膏、浸酒，或入丸、散，也可炖肉、炖鸡、鸭煲、蒸食等。阴虚有热者宜生用，阴虚而热不甚者宜炙用。酒制以增强祛风作用。

【不良反应及注意事项】据报道，服用本品可出现瘙痒、红斑等过敏反应。脾虚便溏、痰湿气滞者及孕妇慎用。畏咸卤。

百合

【来源】本品为百合科植物卷丹百合或细叶百合的干燥肉质鳞叶。

【别名】卷丹、白百合等。

【性味与归经】甘，寒。归心、肺经。

【功效与应用】本品具有养阴润肺、清心安神的功效。主要用于肺热咳嗽、干嗽、阴伤燥咳、劳嗽咯血、百合病虚烦口渴、失眠多梦、天疱湿疮、耳聋、耳痛。

【用法与用量】10 ～ 30g，煎汤，或蒸食、煮粥食或拌蜜蒸食。

【不良反应及注意事项】据报道，服用本品可出现心悸、面红、全身有蚁行感等过敏反应及致畸胎的作用。风寒咳嗽、中寒便溏者忌用。初嗽不宜使用。

枸杞子

【来源】本品为枸杞子为茄科植物宁夏枸杞的干燥成熟果实。

【别名】枸杞果、血杞子等。

【性味与归经】甘，平。归肝经、肾经。

【功效与应用】本品具有滋补肝肾、益精养血、明目消翳、润肺止咳的功效。主要用于肾虚骨痿、阳痿遗精、久不生育；早老早衰、须发早白；血虚萎黄、劳伤虚损、产后乳少；目暗不明、内外障眼、漏眼脓出；内热消渴、劳热骨蒸、衄血；中风头眩；虚烦失眠、易惊善恐；阴虚痨咳、干咳少痰；风湿痹痛。

【用法与用量】5～15g，煎汤，或入丸、散、膏、酒剂。

【不良反应及注意事项】据报道，服用本品可导致全身性红色丘疹、腹痛、腹泻等。脾虚便溏者、孕妇慎用。

桑椹

【来源】本品为桑科植物桑的干燥果穗。

【别名】桑实、椹、桑果等。

【性味与归经】甘、酸，寒。归心、肝、肾经。

【功效与应用】本品具有滋阴补血、生津润燥的功效。主要用于眩晕耳鸣、须发早白、血虚经闭、津伤口渴、内热消渴、肠燥便秘。

【用法与用量】10～15g，煎汤，或煎膏、浸酒，或入丸、散。

【注意事项】大便溏泄者慎用，孕妇禁服。儿童不宜大量食用。

黄精

【来源】本品为百合科植物滇黄精、黄精或多花黄精的干燥根茎。

【别名】老虎姜、鸡头参等。

【性味与归经】甘，平。归脾、肺、肾经。

【功效与应用】本品具有补气养阴、健脾益气的功效。用于阴虚肺燥、劳嗽咯血、精血亏虚、内热消渴、脾胃虚弱、食少倦怠、口干舌红。

【用法与用量】10～30g，煎汤，或入丸、散，或熬膏、浸酒。

【注意事项】脾虚湿阻、痰湿壅滞、气滞腹满者及内分泌功能低下者不宜服用。

黑枣

【来源】本品为柿树科君迁子的果实。

【别名】乌枣、君迁子、野柿子、软枣等。

【性味与归经】甘、酸，平。归心、脾、胃、肾经。

【功效与应用】本品具有补中益气、养血安神、润燥生津、清热止渴、调和百药的功效。主要用于脾胃虚弱、气血不足、倦怠无力、失眠。

【用法与用量】15～30g，煎汤。

【注意事项】多食本品可引动宿病，益冷气，发咳嗽。

黑芝麻

【来源】本品为脂麻科植物脂麻的干燥成熟种子。

【别名】胡麻、脂麻、黑脂麻等。

【性味与归经】甘，平。归肝、肾、大肠经。

【功效与应用】本品具有补益精血、润燥滑肠的功效。主要用于须发早白、血虚眩晕、妇女产后少乳、风痹、肠燥便秘。

【用法与用量】10～30g，煎汤，或入丸、散，或煲汤，或泡茶，或磨粉冲服。

【不良反应及注意事项】大便溏泄者及孕妇慎用。

十七、收涩类

乌梅

【来源】本品为蔷薇科植物梅的干燥近成熟果实。

【别名】酸梅、黄仔、合汉梅等。

【性味与归经】酸、涩，平。归肝、脾、肺、大肠经。

【功效与应用】本品具有敛肺止咳、涩肠止泻、生津止咳、安蛔止痛的功效。主要用于肺虚久咳、久泻久痢、虚热消渴、蛔厥腹痛、呕吐、崩漏、便血、尿血。

【用法与用量】3～9g，煎汤，或搓丸吞服。

【注意事项】本品酸涩收敛，不可多食久食，多食损齿。外有表邪或内有实热积滞者不宜用。

肉豆蔻

【来源】本品为肉豆蔻科植物肉豆蔻的干燥种仁。

【别名】肉果、玉果等。

【性味与归经】辛，温。归脾、胃、大肠经。

【功效与应用】本品具有温中行气、涩肠止泻的功效。主要用于虚泻、冷痢、胃寒胀痛、食少呕吐。

【用法与用量】3～6g，煎汤，或入丸、散。内服须煨熟去油。

【不良反应及注意事项】长期服用或大剂量服用本品，会导致肝功能异常、脂肪变性等肝毒性及神经毒性反应，故不宜长期大剂量使用。湿热泻痢者忌用。

芡实

【来源】本品为睡莲科植物芡的干燥成熟种仁。

【别名】鸡头米、鸡头莲等。

【性味与归经】甘、涩，平。归脾、肾经。

【功效与应用】本品具有益肾固精、补脾止泻、除湿止带的功效。主要用于脾虚泄泻、肾虚遗精、白浊、小便失禁、带下证。

【用法与用量】10～15g，煎服，或入丸、散，或煮粥。

【注意事项】凡湿热为患所致遗精、白浊、尿频、带下、泻痢者忌用。食滞不化者慎服。

莲子

【来源】本品为睡莲科植物莲的干燥成熟种子。

【别名】白莲、莲实、莲米、莲肉等。

【性味与归经】甘、涩，平。归脾、肾、心经。

【功效与应用】本品具有补脾止泻、益肾涩精、养心安神的功效。主要用于脾虚泄泻、遗精滑精、带下证、心肾不交、虚烦失眠。

【用法与用量】10～15g，煎汤，或入丸、散，或泡茶，或磨粉冲服等。

【注意事项】中满痞胀及大便燥结者禁服。

覆盆子

【来源】本品为蔷薇科植物华东覆盆子的干燥果实。

【别名】黑刺莓、小托盘、山泡等。

【性味与归经】甘、酸，温。归肝、肾、膀胱经。

【功效与应用】本品具有益肾固精缩尿、养肝明目的功效。主要用于遗尿、尿频、遗精、滑精、阳痿、不孕、肝肾不足、目暗不明。

【用法与用量】5～15g，煎服，或入丸、散，或可浸酒、熬膏。

【注意事项】阴虚火旺、膀胱湿热而小便短涩者忌用。

第七章　针灸养生保健

　　针灸养生保健是在中医理论指导下，运用针刺和灸疗等方法，作用于机体的经络腧穴系统，激发经气，调整脏腑而产生防治疾病、养生保健作用的方法，是极具特色的中医养生法之一。《扁鹊心书》记载："人于无病时，常灸关元、气海、命门……虽未得长生，亦可保百年寿也。"

　　中医学认为，经络是人体的重要组成部分，它以十二正经为主体，通过经脉、络脉和奇经八脉的沟通、调节作用，将人体脏腑、肢节、筋肉、皮肤有机联系起来，并与外界环境保持密切联系，以维持机体的正常生命活动。

　　作为中医养生方法的重要组成部分，针灸养生充分体现了中医学疏通经络、调和气血、协调脏腑、平衡阴阳的理论特色和实践优势。通过针灸的作用，可以发挥机体的固有潜力，调整机体的内部功能，使脏腑、气血、阴阳、经络等达到形安神和的完美状态。

　　气血是人的生命活动的物质基础。气血依赖经络的传输布达全身，发挥推动、温煦、气化、巩固、防御、营养等作用。只有经络畅通，气血调和，脏腑功能才能正常，才能形泰而神安。通过一定的针灸手法，在腧穴部位进行适量的刺激，可以使阻塞的经络通畅而发挥其正常的生理功能，达到延年益寿的目的。疏通经络、调和气血，是针灸养生的作用机理所在。

阴阳平衡又称为阴平阳秘，是人体正常的生理状态。人体的阴阳相互作用，共同护卫着机体，使之不受邪气的侵袭，维持着人体的动态平衡。《素问·生气通天论》说："阴平阳秘，精神乃治。"针灸养生的目的就是调整和维系这种状态。针灸平衡阴阳、协调脏腑的作用，基本上是根据经络的阴阳属性和经穴的配合关系，通过针灸手法，使机体内外交通，营卫周流，阴阳和谐。如此则新陈代谢自然健旺，达到养生保健的目的。

本章主要介绍针刺、艾灸、天灸贴、随身灸、拔罐、天灸罐等六种常用针灸类养生保健方法。其中"天灸贴""随身灸""天灸罐"是本书编者姜兴鹏的发明，属于第一类医疗器械。因其安全有效，既可广泛应用于医院临床各科，又能在家庭自行操作使用，所以本书"下篇"中各类疾病的针灸治疗部分只列举了这三种方法。

总之，针灸养生法能够调和气血、平衡阴阳，进而补虚泻实，全面调整脏腑的功能。针灸可以改善人体各个系统的功能，提高人体的抗病能力，从而有利于疾病的康复，对于养生保健具有重要意义。

第一节　针刺养生保健

一、概念

针刺养生保健，是以毫针刺激人体穴位，运用手法以激发经气，疏通经络，调理虚实，平衡阴阳，从而达到强壮保健、延年益寿的目的。

二、操作方法

1. 选穴

根据人体不同状态，可选用单穴，以突出其效应；或选用一组穴位，以增强其效果。

2. 针刺

针刺养生，一般以中等刺激为宜，针刺不宜过深，留针不宜过久，对于年老体弱及小儿，得气后即可出针。

3. 禁忌

正在大汗、大渴、大怒、大惊、过饥、过饱、过劳等的时候，均不宜针刺；孕妇及身体虚弱者，也不宜针刺。

三、相关基础知识

（一）经络相关知识

经络是经脉和络脉的总称。它内属于脏腑，外络于肢节，将人体的脏腑、组织、器官联系成为一个有机整体；它运行气血，将人体赖以生存的基础物质带到全身各部。经指经脉，是经络系统的主干；络为络脉，犹如网络，较经脉细小，纵横交错，遍布全身，是经络系统中的分支。

经脉以十二经脉为主，还有奇经八脉、十二经别、十二经筋、十二皮部。络脉分为十五大络及无数的浮络和孙络。

十二经脉是经脉的主体，又称"十二正经"，它包括手太阴肺经、手少阴心经、手厥阴心包经、手阳明大肠经、手太阳小肠经、手少阳三焦经、足阳明胃经、足太阳膀胱经、足少阳胆经、足太阴脾经、足少阴肾经、足厥阴肝经。

奇经八脉是任、督、冲、带、阴维、阳维、阴跷、阳跷脉的总称。它们与十二正经不同，既不直属脏腑，又无表里配合，故称"奇经"。其生理功能主要是对十二经脉的气血运行起溢蓄、调节作用。任、督二脉与十二经脉合称为"十四经"。

（二）腧穴相关知识

腧穴是人体脏腑、经络之气输注于体表的特殊部位。腧，有转输、输注的含义，为经气转输之所；穴，即孔隙的意思，为经气所居之处。《黄帝内经》称之为"节""会""气穴"等，宋代的《新铸铜人腧穴针灸图经》通称为"腧穴"。

正确的取穴和疗效密切相关，常用的腧穴定位方法有骨度分寸定位法、体表解剖标志定位法、手指同身寸定位法、简便取穴法。

1. 骨度分寸定位法

骨度分寸定位法是以人体体表的骨节作为主要标志，折量全身各部的长度和宽度，定出分寸，作为腧穴定位的方法（表7-1）。

表 7–1 常用"骨度"折量寸表

部位	起止点	折量寸	度量法
头面部	前发际正中至后发际正中	12	直寸
	两额角发际（头维）之间	9	横寸
	耳后乳突（完骨）之间	9	横寸
胸腹部	胸骨上窝（天突）至胸剑结合中点（歧骨）	9	直寸
	胸剑结合中点至脐中	8	直寸
	脐中至耻骨联合上缘（曲骨）	5	直寸
	两乳头之间	8	横寸
	腋窝顶点至第 11 肋游离缘（章门）	12	直寸
背腰部	肩胛内缘至后正中线	3	横寸
	肩峰至后正中线	8	横寸
上肢部	腋前、后纹头至肘横纹（平肘尖）	9	直寸
	肘横纹（平肘尖）至腕掌（背）侧远端横纹	12	直寸
下肢部	耻骨联合上缘至股骨内上髁缘	18	直寸
	胫骨内侧髁下方至内踝尖	13	直寸
	股骨大转子至腘横纹	19	直寸
	腘横纹至外踝尖	16	直寸

2. 体表解剖标志定位法

体表解剖标志定位法是以人体解剖学的各种体表标志为依据来确定腧穴位置的方法。如两眉之间取"印堂"；两乳之间取"膻中"；微张口，在耳屏前取"听宫"等。

3. 手指同身寸定位法

手指同身寸定位法是以患者的手指为标准，进行测量以定穴的方法（图 7–1）。

（1）中指同身寸：是以患者的中指中节屈曲时内侧两端横纹头之间的长度作为 1 寸，可用于四肢部取穴的直寸和背部取穴的横寸。

（2）拇指同身寸：是以患者拇指指关节的宽度作为1寸，亦适用于四肢部的直寸取穴。

（3）横指同身寸：又名"一夫法"，是令患者将食指、中指、无名指和小指并拢，以中指中节横纹处为准，四指的宽度为3寸。

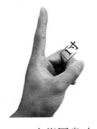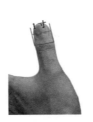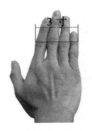

A. 中指同身寸　　　　B. 拇指同身寸　　　　C. 横指同身寸

图 7-1　手指同身寸定位法

4. 简便取穴法

简便取穴法是临床上简便易行的辅助取穴方法。如，双手虎口自然平直交叉，一手食指按压在另一手桡骨茎突上方，食指尖下即是列缺穴。直立垂手，中指端所对即风市穴。

第二节　艾灸养生保健

一、概念

保健灸法是把用艾绒为主要材料制成的艾炷或艾条点燃以后，在体表的一定部位熏灼，给人体以温热刺激以防治疾病的一种疗法。《灵枢·官能》篇指出："针所不为，灸之所宜。"《医学入门·内集》也说："药之不及，针之不到，必须灸之。"这些均说明灸法可以弥补针刺之不足。保健灸不仅可强身保健，还可用于久病体虚之人的调养。

二、作用

《本草正》指出："艾叶，能通十二经……善于温中、逐冷、除湿、行血中之气、气中之滞。"因此，艾灸的应用范围比较广泛，尤其对慢性、虚弱性病证及风寒湿邪为患的病证更为适宜。

艾灸有温经通络、行气活血的作用，可用来治疗气血虚引起的眩晕、贫血、乳少、闭经等病证。

艾灸有温补中气、回阳固脱的作用，可用来治疗久泻、久痢、遗尿、崩漏、脱肛、阴挺及寒厥等病证。

艾灸有消瘀散结的作用，对于乳痈初起、瘰疬、疖肿未化脓者，有一定疗效。

常灸神阙、关元、气海、足三里等腧穴，可鼓舞人体正气，增强抗病能力，起防病保健的作用。《备急千金要方·针灸上·灸例》说："凡入吴蜀地游官，体上常须三两处灸之，勿令疮暂瘥，则瘴疬温疟毒气不能着人也。"

三、操作方法

（一）选穴

根据人体不同情况选择相应穴位，多为一些具有养生保健功能的穴位，如足三里、关元、气海、膏肓等，将点燃的艾条或艾炷对准穴位施灸，以局部有温热感、能耐受为度。

（二）操作

1. 艾炷灸

将纯艾绒用手搓成大小不等的圆锥形艾炷，放置于施灸部位点燃而防治疾病的方法。

（1）隔姜灸 取新鲜生姜，将其切成厚约0.3cm的薄片，中间用针穿刺数孔，上置艾炷，放在穴位处或患处点燃施灸。隔姜灸具有温胃止呕、散寒止痛的作用，常用于治疗因寒而致的呕吐、腹痛及风寒痹痛等。

（2）隔蒜灸 取独头大蒜，将其切成约0.3cm厚的薄片，中间用针穿刺数孔，上置艾炷，放在穴位处或患处点燃施灸。隔蒜灸具有清热解毒、杀虫的作用，多用于治疗肺痨、腹中积块及乳痈、疖肿、瘰疬、神经性皮炎等。

（3）隔盐灸 又称神阙灸，本法只适用于脐部。取干燥、纯净的食盐，用其填平脐窝，上置艾炷点燃施灸。隔盐灸具有回阳救逆的作用，多用于治疗急性腹痛、吐泻、痢疾、四肢厥冷和虚脱等。

（4）隔附子饼灸 取生附子，将其研成细末，用黄酒调制成饼，厚0.3～0.5cm，直径1～2cm，中间用针穿刺数孔，上置艾炷，放在穴位处或患处点燃施灸。附子辛温大热，有温肾补阳的作用，故隔附子饼灸多用于治疗各种阳虚证，如灸关元、命门等穴，可用于治疗阳痿、早泄、遗尿、尿频、宫寒不孕、痛经等。

2. 艾条灸

艾条灸是将艾条点燃，置于应灸部位上施灸的一种操作方法。点燃艾条的一端，对准施灸部位，距离皮肤 2～3cm 进行熏烤，或上下、左右移动，或反复旋转施灸（图 7-2），使局部有温热感而无灼痛为宜。一般每穴灸 10～15 分钟，至皮肤红晕为度。

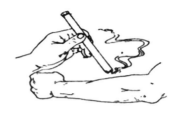

图 7-2　艾条灸

3. 温针灸

温针灸是将针刺与艾灸结合应用的一种方法，适用于既需要留针又需要施灸的病证。方法是：在针刺得气后，将针留在适当的深度，将长约 1.5cm 的艾条点燃，插在针柄上，或将少许艾绒捏至针尾，点燃施灸（图 7-3）。待艾条或艾绒燃尽后，除去灰烬，将针取出。此法具有针刺与艾灸的双重功效。

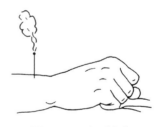

图 7-3　温针灸

4. 温灸器灸

温灸器是一种便于施灸的器械，用温灸器施灸的方法称为温灸器灸（图 7-4）。方法是：将艾绒装入温灸器的小筒，点燃后，用盖盖好，然后放置于施灸部位，进行熨灸，直至所灸处出现红晕为度。此法具有调和气

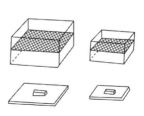

图 7-4　温灸器

血、温中散寒的作用，适宜于病变部位较大的病证或者小儿、妇女及惧怕灸治者。

（三）注意事项

1. 施灸顺序

一般先上后下，并应注意先灸背腰部，后灸腹部；先灸头身，后灸四肢。先灸阳经，后灸阴经。壮数是先少后多，艾炷是先小后大。

2. 几种不宜施灸的情况

颜面部、五官、心区、大血管部位及关节部位不宜采用瘢痕灸；孕妇腹部和腰骶部不宜施灸；对昏迷、肢体麻木不仁及感觉迟钝的患者，勿灸过量，以免引起烧烫伤。

3. 施灸出现水疱的处理

施灸过量，时间过长，容易出现水疱，不要擦破，可任其自然吸收。若水疱过大，可用消毒针刺破水疱，挤出水液，再涂以龙胆紫药水，并以消毒纱布敷盖。

4. 施灸注意事项

室内注意通风，保持空气清新，避免烟尘污染。施灸时，防止艾火脱落烧伤衣物或皮肤。

四、常用保健灸法

1. 足三里灸

足三里为强壮保健要穴。以艾条、艾炷灸足三里 15～20 分钟，以穴位处皮肤发红为度。隔日施灸 1 次，10 次为 1 个疗程。

古代医家认为，在此穴施灸，可强身健体，延年益寿。

张杲的《医说》说："若要安，三里莫要干。"《外台秘要》记载："凡人年三十以上，若不灸三里，令人气上眼暗，所以三里下气也。"现代研究表明，灸足三里可改善人体免疫功能，并对消化系统、心血管系统等有一定影响。

2. 关元灸

关元为养生保健要穴，也是老年常用保健灸穴。以艾灸之温和灸或温灸器，灸关元穴 15 ～ 20 分钟，以穴位处皮肤发红为度，每周 1 ～ 2 次，10 次为 1 个疗程，可温肾固本，调理冲任，培补元气。

关元灸适用于阳气不足所致的诸虚劳损、怕冷乏力、遗精、阳痿等病证。《扁鹊心书·住世之法》说："每夏秋之交，即灼关元千壮，久久不畏寒暑……人至三十，可三年一灸脐下三百壮；五十，可二年一灸脐下三百壮；六十，可一年一灸脐下三百壮，令人长生不老。"

3. 膏肓灸

膏肓穴可宣通阳气，杀虫定喘。以艾条温和灸灸膏肓穴 15 ～ 20 分钟，或艾炷灸 5 ～ 7 壮，以穴位处皮肤发红为度，隔日 1 次，10 次为 1 个疗程。《备急千金要方》说："此灸讫，后令人阳气壮旺。"现代研究表明，灸此穴可提高人体的抗病能力，能预防结核及感冒。

4. 中脘灸

中脘为强壮要穴，可健脾益胃，调理胃肠功能，促进消化吸收，培补后天之本。以艾条温和灸灸中脘穴 15 ～ 20 分钟，或隔姜灸 5 ～ 7 壮，以穴位处皮肤发红为度，隔日 1 次，

10 次为 1 个疗程。

5. 三阴交灸

三阴交为足三阴经的交会穴，可补益肝、脾、肾三脏。以艾条温和灸灸三阴交 15 ～ 20 分钟，或艾炷灸 5 ～ 7 壮，以穴位处皮肤发红为度，隔日 1 次，10 次为 1 个疗程。现代研究表明，三阴交灸可调理泌尿、生殖、消化、内分泌、心血管等多个系统。

第三节 天灸贴养生保健

一、概念

天灸贴是将食药两用植物精华提炼出来，融入医用硅胶中精制而成，通过贴敷不同穴位或痛点，可进行保健或者治疗不同疾病，特别适合四肢肘膝关节以下和颈部等部位，具有方便、安全、不过敏及反复使用的优势。天灸贴包括天灸片和固定用的胶带。

二、作用

天灸贴具有活血化瘀、祛风除湿、温经止痛的功效，适用于颈、肩、腰、腿部及各关节的疼痛，内科、外科及妇科慢性疾病的调理，疾病预防。

三、操作方法

1. 局部准备

将贴敷部位的皮肤清洁干净。

2. 敷贴方法

将天灸片正对穴位或者痛点贴上，用不易过敏的胶带固定，使其贴牢。

3. 局部反应

天灸片将会持续刺激穴位或者痛点，30～60分钟后，开始感觉发热或有轻微针刺感为正常反应。

四、注意事项

1. 使用时间

每次使用时间为3～5小时，可依据个人的敏感程度进行调整。刚使用时，时间宜短，之后随着适应度提高，可逐渐增加使用时间。

2. 重复使用

天灸片可以重复使用，一般可重复使用500小时。

3. 使用禁忌

天灸片不可直接与伤口接触。皮肤有未痊愈瘢痕及高过敏者、孕妇、各类疾病的高危期，均禁用。

4. 用后洗手

使用后，请立刻洗手，并确保不要用手接触眼睛等敏感部位。万一手指不小心碰到眼睛等部位，感到火辣疼痛时，即刻用纯净水冲洗几次即可。

第四节　随身灸养生保健

一、概念

随身灸是将食药两用中药的有效成分萃取后，融入医用硅胶精制而成。通过贴敷于穴位或者疼痛部位，疏通经络气血，达到治疗及养生保健作用。

二、作用

随身灸具有温经散寒、活血化瘀、祛风除湿、行气止痛的功效，适用于颈、肩、腰、腿及全身各关节的疼痛，内科、外科、妇科慢性疾病的调理，疾病预防等。

三、操作方法

1. 贴敷方法

打开包装，取出随身灸，撕去背面的隔离膜，把背面没有字的光滑面贴于需要贴敷的部位（图7-5）。

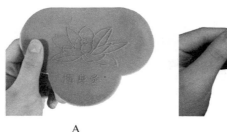
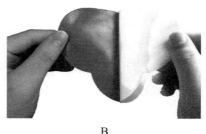

A   B

图7-5　随身灸使用方法

2.使用时间

建议每天使用 2 次，每次使用时间 1 小时左右。贴敷几分钟到 10 多分钟时，首先可能有轻微的针刺感，然后是热烘烘、火辣辣的灸疗感觉，感觉再大也不会伤害皮肤。感觉的快慢及大小与体质和环境气温差异相关，气温高的环境发热快，气温低的环境发热慢。

3.脱落后的处理方法

使用时，如果皮肤干燥，随身灸容易掉。可以把随身灸贴敷皮肤的一面用清水或消毒液湿润后，再贴敷，随身灸贴敷面湿润后，发热效果更佳。也可以用冰箱保鲜膜或者其他方式固定于穴位。

四、注意事项

1.重复使用

随身灸可重复使用，每片正常使用寿命为 100 小时左右，因体质不同，使用时间各异。

2.使用时间

每天使用 1 ～ 2 次，每次使用时间为 1 小时左右。贴敷时间可根据个人感觉延长或缩短。初次使用时，感觉明显，可适当减少时间。使用几次之后，感觉会下降，可以通过延长贴敷时间或者用消毒液湿润后再贴敷。

3.不能立刻洗澡

使用后请不要立即洗澡，最好间隔 2 小时以上再洗澡。

4.污染的处理

使用后如有污染，请用 75% 乙醇或消毒液清洁并自然晾干，放于包装袋内，以便下次使用。

附：随身灸提高免疫力以应对新型冠状病毒肺炎（简称"新冠肺炎"）的建议

随身灸既能提高抗病能力，又能减轻临床症状，可尝试用于新冠肺炎的预防和新冠肺炎的康复。2020年3月4日，央视四套《今日关注》栏目在报道雷神山医院中西医结合精准施治时，被誉为"小神器"的随身灸也出现在救治画面中。此外，随身灸也被英国和加拿大的部分家庭用于新冠肺炎的防治。以下资料为中国针灸学会建议的随身灸干预新型冠状病毒肺炎的操作指南。

一、随身灸简介

传统的穴位敷贴和天灸疗法均属于中医外治方法，其共同之处是采用刺激性药物贴敷于穴位皮肤上，使局部皮肤的毛细血管扩张，皮肤发红、充血，甚至表皮下渗液形成水疱，发生无菌性渗出性炎症反应，激发和调节人体自身免疫，增强机体的免疫力。这两种外治方法均是通过穴位—经络—脏腑系统的整体调节，激发经气，疏通经络，调理气血，平衡阴阳，最终达到防病治病的目的，具有适用范围广泛、使用方法简便、毒副反应少等特点。

随身灸借鉴传统穴位敷贴和天灸疗法理论，结合现代技术，把食药两用的植物成分融入医用硅胶，通过贴敷穴位皮肤，缓慢刺激局部经络穴位，达到防病治病目的。随身灸为第一类医疗器械（粤深械备20190640号）。随身灸的操作方法简单方便，作为一种穴位刺激方法，配合中国针灸学会组织专家制定的《新型冠状病毒肺炎针灸干预的指导意见》，用于预防新型冠状病毒感染或辅助治疗。根据指南中建议的操作方法，或按专业医生制定的相应病证的穴位处方，患者可自行操作，将随身灸贴放在相应部位即可。

二、随身灸操作方法

1.打开包装，取出随身灸，撕去背面的隔离膜，把背面没有字的光滑面贴于需要贴敷的部位（图7-6）。

2.建议每天使用2次，每次使用时间1小时左右。穴位贴敷几分钟到10多分钟时，首先可能有轻微的针刺感，然后是热烘烘、火辣辣的灸疗感觉，感觉再大也不会伤害皮肤；感觉的快慢及大小与体质和环境气温差异相关，气温高的环境发热快，气温低的环境发热慢。

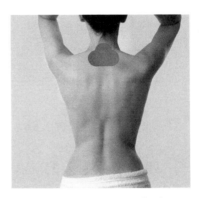

图7-6　随身灸贴敷方法

3.使用时如果皮肤干燥容易掉，可以把随身灸贴敷皮肤的一面用清水或消毒液湿润后再贴敷，随身灸贴敷面湿润后发热效果更佳。

三、随身灸预防疾病方法

目的：增强免疫力。

敷贴部位（穴位）：关元（图7-7A），大椎、风门、肺俞（图7-7B）。

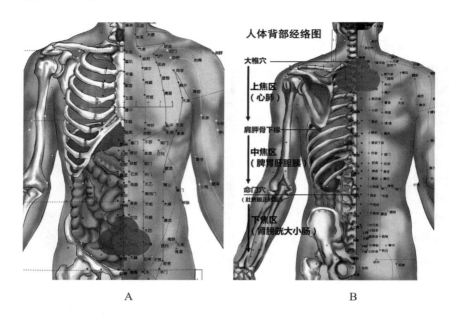

A   B

图7-7　随身灸预防疾病敷贴部位

四、疑似病人的随身灸方法

目的：调节免疫力，改善症状。

敷贴部位（穴位）：

1.若乏力伴发热、鼻塞、咳嗽等，取背部大椎、风门、肺俞等（图7-8A）；

2.若乏力伴胃肠不适，呕恶、腹泻等，取脾俞、胃俞、大肠俞（图7-8B），中脘、下脘、神阙、天枢、气海、关元等（图7-8C）。

  中老年中医药养生宝典

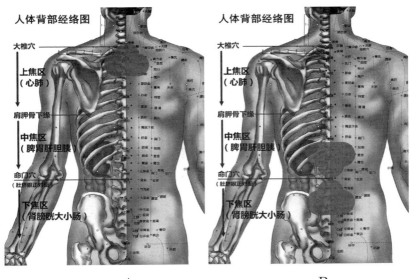

A   B

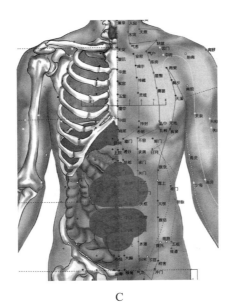

C

图 7-8　疑似病人随身灸敷贴部位

五、轻症及恢复期病人的随身灸方法

目的：恢复脾胃功能、增强人体正气。

敷贴部位（穴位）：气短、乏力、纳差、痞满、大便无力等，取大椎、风门、肺俞、脾俞、胃俞、大肠俞等（图7-9A），中脘、下脘、神阙、天枢、关元、气海等（图7-9B）。

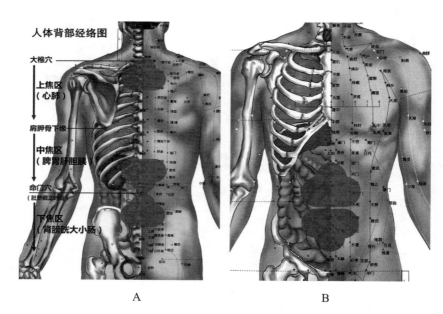

A   B

图 7-9　轻症及恢复期病人随身灸敷贴部位

六、注意事项

1. 随身灸禁止交叉使用。

2. 随身灸每片可重复使用 100 小时左右。

3. 每次贴敷时间可根据个人感觉增加或减少，初次使用时感觉明显，可适当减少时间；使用几次之后感觉会下降，可以通过延长贴敷时间或者用消毒液湿润后再贴敷。

4.使用后请不要立即洗澡，需要间隔2小时以上。

5.使用后可用消毒液清洁。

6.使用后请立即洗手，不要接触眼睛等敏感部位。

7.随身灸不可与伤口直接接触。皮肤有未痊愈瘢痕者、过敏者、孕妇、儿童及各类疾病的高危期患者，均慎用。

第五节　拔罐养生保健

一、概念

拔罐养生保健是以罐为工具，利用燃烧排除罐内空气，造成负压，使罐吸附于施术部位，以通畅气血、疏通经络、拔除病气，从而达到扶正祛邪、强身健体、防治疾病的目的。火罐种类有玻璃罐、竹罐、塑料罐等（图7-10）。

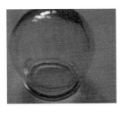
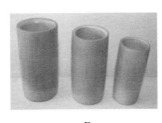
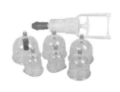

A　　　　　　B　　　　　　C

图7-10　拔罐工具

二、操作方法

（一）罐的吸拔方法

常用的拔罐方法为闪火法。用镊子或止血钳夹住燃烧的95% 乙醇棉球，在火罐内壁中段绕一圈后，迅速退出，然后将罐口罩在施术部位。此法较安全，不受体位限制，节约棉球（图 7-11）。

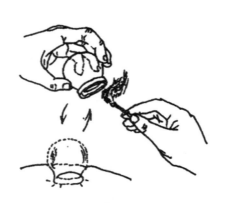

图 7-11　拔罐法——闪火法

（二）拔罐的运用方法

1. 留罐

留罐又称坐罐，即拔罐后将罐留置一段时间，一般5～15分钟。单罐、多罐均可用。罐大、吸附力强的，应适当缩短留罐时间；肤薄、敏感者，以及老年人和儿童，留罐时间也不宜过长。

2. 闪罐

闪罐就是用闪火法将罐拔好后，随即取下，再拔再起，如此反复多次，直至皮肤潮红为度。此法多用于局部皮肤麻木、疼痛或功能减退等疾患，如面瘫等。尤其适用于不宜留罐的患者，如小儿、年轻女性等。

3. 走罐

走罐又称"推罐"，选用罐口较大的玻璃罐，先在拔罐部位涂上凡士林、润肤霜或刮痧油等润滑剂，将罐拔上后，用手握住罐体，稍用力慢慢向前推动，方向为或上下、或左右、或循经，反复推拉数次，至皮肤潮红为度。此法适用于面积较大、肌肉丰厚部位，如脊背、腰臀、大腿等部位。

（三）取罐法

拔罐后，如采用留罐法，留罐 5～15 分钟，待局部皮肤充血，瘀血呈紫红色时，即可取罐。取罐时，一手扶罐身，一手手指按压罐口的皮肤，使空气进入罐内，火罐即可脱落，不可硬拉或拖动。闪罐、走罐的取罐法相同。

三、适用范围

拔罐可用于如下病证的养生保健：风寒湿痹，如肩背痛，腰腿痛；胃肠疾病，如胃痛、呕吐、腹泻；肺部疾病，如咳嗽、哮喘。刺血拔罐适用于急性扭伤有瘀血者，疮疡和部分皮肤病，如丹毒、神经性皮炎等。

四、注意事项

1. 拔罐体位、部位与手法要求

受术者要采取舒适的体位。拔罐应注意选择肌肉丰满、富有弹性、没有浓密毛发和骨骼凹凸不明显的部位，以防掉罐。应根据不同部位选择不同口径的火罐。拔罐动作要做到稳、准、快。

2.禁忌证

皮肤有溃疡、水肿及大血管的部位，不宜拔罐；高热抽搐者，不宜拔罐；孕妇的腹部和腰骶部也不宜拔罐。自发性出血和损伤性出血不止的患者，不宜使用拔罐法。

3.出现烫伤的处理

拔罐中如出现烫伤，对于小水疱可不必处理，任其自然吸收。如水疱较大或皮肤有破损，应先用消毒针刺破水疱，放出水液，或用注射器抽出水液，然后涂以龙胆紫药水，并以纱布包敷，保护创口。

第六节　天灸罐养生保健

一、概念

天灸罐是将食药两用中药的有效成分提炼出来后，混合在医用硅胶中所制成的拔罐器。天灸罐拔在相应部位后，可让药物缓慢释放，具有天灸（灸疗的一种，是采用对皮肤有刺激性的药物敷贴于穴位或患处，使其局部皮肤自然充血、潮红或起疱的治疗方法）和拔罐的双重作用。

二、操作方法

把罐体翻过来，将圆形突起的部分放在需要拔罐的部位，然后把罐体逐步翻转，排尽里面的空气，紧贴在皮肤上即可。取罐时，直接拔下罐体或按压周边皮肤，让空气进入罐内，即可取下。

（一）颈椎部

从头发下缘开始，正中上下排列 1 ～ 2 个罐。治疗头、颈、上肢、咽喉部疾病，对于上肢及咽喉部疾病，可加拔不舒适部位（图 7–12）。

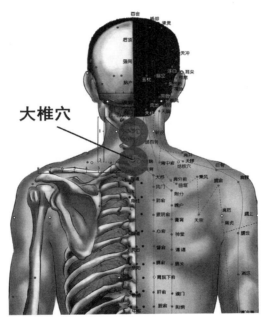

图 7–12　颈椎部拔罐部位

（二）胸椎部

可治疗背痛、肋间痛以及肺、心、肝、胆、胃、脾、胰的各种疾病。

1. 胸椎上部

此部位即胸腔对应的脊柱部位，从颈椎和胸椎交界的最高部位开始，从上到下，正中排列 3 ～ 4 个，两旁从上到下也各排列 3 ～ 4 个。用于治疗感冒、咳喘、背部怕冷等呼吸系统疾病以及心血管系统疾病。如咽喉部不适，则加颈椎部位；咳喘及心脏病，也可加胸部不适部位（图 7-13）。

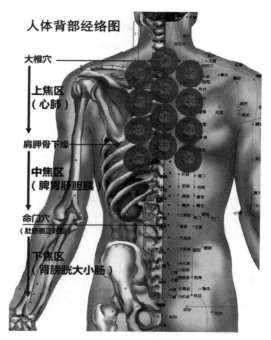

人体背部经络图

大椎穴

上焦区
（心肺）

肩胛骨下缘

中焦区
（脾胃肝胆胰）

命门穴
（肚脐眼正对面）

下焦区
（肾膀胱大小肠）

图 7-13　胸椎上部拔罐部位

2. 胸椎正中部

此部位在上腹部正对的后背，胸椎正中及两旁从上到下各排列 3 ～ 4 个，用于治疗肝、胆、胃、脾、胰的各种疾病。

如上腹部不适者，可加拔局部（图 7-14）。

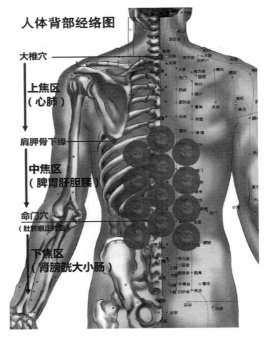

图 7-14　胸椎正中部拔罐部位

（三）腰骶椎部

在下腹部正对的腰骶椎正中及两旁，从上到下各排列
3～4 个，用于治疗肠道、泌尿系统、男科、妇科以及腰椎的
各种疾病。如下腹部不适者，可加拔局部；下肢不适者，也
可加拔局部（图 7-15）。

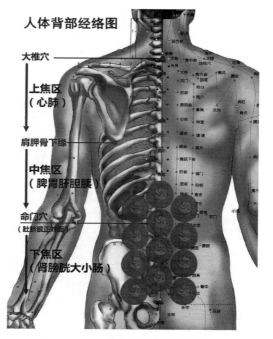

人体背部经络图

大椎穴

上焦区
（心肺）

肩胛骨下缘

中焦区
（脾胃肝胆胰）

命门穴
（肚脐眼正对面）

下焦区
（肾膀胱大小肠）

图 7-15　腰骶椎部拔罐部位

（四）督脉、华佗夹脊穴及膀胱经

天灸罐拔背脊部的督脉、华佗夹脊穴及膀胱经，能补充阳气，调节五脏六腑及脊柱功能，达到治未病的目的。

1. 基本方法

需要使用 8 ～ 10 个天灸罐，从上到下同时拔在整个背脊上（图 7-16）。

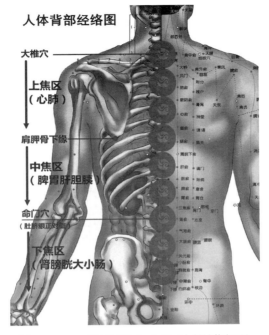

人体背部经络图

大椎穴 ——

上焦区
（心肺）

肩胛骨下缘 ——

中焦区
（脾胃肝胆胰）

命门穴 ——
（肚脐眼正对背后）

下焦区
（肾膀胱大小肠）

图 7-16　采用基本方法的拔罐部位

2.加强方法

在脊柱正中及两侧膀胱经从上到下拔罐，还可以拔在肚脐及肚脐的上下、左右各一个（图 7-17）。

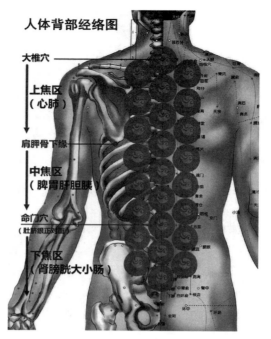

图 7-17　采用加强方法的拔罐部位

三、适用范围

天灸罐兼有灸疗与拔罐的优点，具有扶正祛邪、疏通经络、调整阴阳平衡的作用，适合各种疾病的治疗及养生保健。

天灸罐通过灸疗补充人体阳气，通过拔罐祛除体内的风、寒、湿、瘀等邪气，使经络里面的气血畅通，达到阴阳平衡的作用。它对呼吸、消化、神经、心血管、内分泌、泌尿、生殖系统及骨关节一般疾病的急性发作具有明显的缓解作用；对各种慢性疾病，如坚持使用，又能达到根本的治疗作用；正常人天天使用，还能达到治未病、健康长寿的目的。

四、注意事项

（一）局部感觉

拔罐数分钟到 10 多分钟后，局部有热烘烘、火辣辣的感觉。敏感者发热快，感觉迟钝者发热慢；运动及身体出汗时，感觉更快、更大。但无论有多大感觉，都不会损害皮肤。取罐后，这种感觉还可能维持数小时至 10 多小时。

（二）防止脱罐

对于皮肤干燥、有毛发的部位，或者太瘦的人，如果出现罐体拔不紧或容易脱落的现象，可在罐体内壁或皮肤表面涂一层凡士林、含油脂类的护肤膏或者酵素等，以增加吸附力。

（三）拔罐时间

刚开始使用时，每次拔 30 ～ 60 分钟，每日 1 ～ 2 次。适应后，每次可拔 1 ～ 2 小时（时间过长易起疱），每日 1 次，直到疾病痊愈。

（四）消毒方法

罐的内外壁可用消毒酒精或者其他没有颜色的消毒液清洁。有传染病的患者须单独使用，无传染病的可一个家庭共同使用。

（五）禁忌证

皮肤破损处、皮肤高度过敏者、孕妇的腰骶部及腹部、各类疾病的危险期，均禁用天灸罐。

第八章　推拿养生保健

第一节　传统推拿养生保健

一、传统推拿养生保健的概念

传统推拿养生保健是在中医理论的指导下，通过在人体体表的特定部位施以各种手法，或配合某些特定的肢体活动来防治疾病的一种养生保健方法。推拿是一种简便易行、效果显著的方法。

二、传统推拿养生保健的原理

（一）疏通经络，行气活血

经络，内属脏腑，外络肢节，通达表里，贯穿上下，像网络一样，通布全身，将人体各部分联系成一个有机整体。它是人体气血运行的通路，具有"行气血而营阴阳，濡筋骨，利关节"（《灵枢·本脏》）的作用，以维持人的正常生理功能。如果气血不和，外邪入侵，经络闭塞，不通则痛，就会产生疼痛、麻木等一系列症状。

推拿手法作用于经络腧穴，可以疏通经络，行气活血，散寒止痛。其中的疏通作用有两层含义：首先，通过手法对人体体表的直接刺激，促进了气血的运行。其次，通过手法对机体体表做功，产生热效应，从而加强了气血的流动。

（二）理筋整复，滑利关节

筋骨、关节是人体的运动器官。只有气血调和、阴阳平衡，才能确保机体筋骨强健，关节滑利，从而维持正常的生活起居和活动功能。筋骨关节受损，必累及气血，致脉络损伤，气滞血瘀，为肿为痛，从而影响肢体关节的活动。

推拿具有理筋整复、滑利关节的作用，表现在三个方面：一是手法作用于损伤局部，可以促进气血运行，消肿祛瘀，理气止痛；二是推拿的整复手法，可以通过力学的直接作用来纠正筋出槽、骨错缝，达到理筋整复的目的；三是适当的被动运动手法，可以起到松解粘连、滑利关节的作用。

（三）调整脏腑功能，增强抗病能力

疾病的发生、发展及其转归的全过程，是正气和邪气相互斗争、盛衰消长的结果。"正气存内，邪不可干"，说明只要机体有充分的抗病能力，致病因素就不起作用；"邪之所凑，其气必虚"，说明疾病之所以发生和发展，是因为机体的抗病能力处于相对劣势，邪气才能乘虚而入。

人体脏腑的功能与人体的正气有直接关系。中医所说的脏腑，包括五脏、六腑和奇恒之腑。脏腑有受纳、排泄、化生气血的功能。如果脏腑功能失调或减退，则受纳有限，化生无源，排泄困难，从而正气虚弱，邪气壅盛。

推拿手法作用于人体体表的相应经络腧穴，可以改善脏腑功能，增强抗病能力。手法对脏腑疾病的治疗有三个途径：一是在体表的相应穴位上施以手法，可以通过经络的介导发挥治疗作用；二是针对脏腑的器质病变，可以通过功能调节来发挥治疗作用；三是手法对脏腑功能具有双向调节作用，手法操作需要辨证得当。

推拿手法通过对脏腑功能的调整，使机体处于良好的功能状态，有利于激发机体内的抗病因素，扶正祛邪。

三、颈肩腰腿痛的常用推拿养生保健方法

（一）颈椎病

患者取坐位，施术者立于其后，用小鱼际自颈上部向肩部推；双手拇指自肩井向风池推，以局部有酸胀感、皮肤发热发红为度；以掌揉法放松肩胛区等疼痛明显部位，5～8分钟。有头晕、头痛者，加揉同侧风池2～3分钟。

（二）肩周炎

患者取坐位，施术者用一手托举患肢手臂约呈60°，用按揉摩法或一指禅推法在肩前部、肩外侧、肩后部、上臂往返施术，配合患肢外展、后伸、旋转等被动活动，约5分钟。按揉肩井、肩髃、肩髎、肩贞、天宗、曲池，每穴约1分钟。拿捏、按揉肩井及三角肌部，2～3分钟。最后在肩关节周围施以擦法，并从肩部至前臂用搓法往返搓动3～5次；肩臂外展约60°，抖动肩部。

（三）腰腿痛

1. 慢性腰肌劳损

患者先取俯卧位，施术者沿腰臀部两侧膀胱经，往返施以循经按揉法，5～6遍，用掌根按揉压痛点1～2分钟；用双手按压双侧三焦俞、肾俞、气海俞、大肠俞、关元俞、膀胱俞、八髎等穴，以酸胀为度。然后患者取仰卧位，做屈髋

屈膝被动活动数次。在腰背两侧膀胱经、八髎施以直擦法，在腰骶部施以横擦法，以透热为度。最后，用虚掌有节律叩打腰臀部、大腿后外侧，用力由轻到重，以患者耐受为度。

2. 腰椎间盘突出症

患者取俯卧位，施术者在患侧腰臀部及下肢施以按压、揉法、弹拨法等，重点刺激腰部夹脊、阿是穴、肾俞、大肠俞、环跳、委中、阳陵泉、承山等处。然后施以纵向拔伸法，在腰部病变节段施以双掌有节奏的按压法；在腰骶部施以横擦法，以透热为度。最后，用虚掌有节律叩打腰臀部、大腿后外侧，用力由轻到重，以患者耐受为度。

操作期间，患者宜卧硬板床休息，并佩戴腰围，避免弯腰活动。病情好转后，适当进行腰背肌肉功能锻炼，促进恢复。

第二节　原始点疗法养生保健

一、概述

原始点疗法是中国台湾的张钊汉医师总结出的一套行之有效的治疗方法。原始点疗法认为，"病痛的地方"不过像是人的"影子"而已。任何一处病痛，都有一个固定的起源点，只要在起源的"原始点"进行适当的处理，那么病痛就会立竿见影地消失。所以当身体有病痛产生时，不能从病痛的地方去治疗，而应从病痛的上方或别处去处理，即病痛在下，从上方处理；病痛在前，从后背处理；病痛在旁侧，从中间处理。由此，张钊汉医师研究创造出 10 项治疗原则及 13 处人体部位的具体治疗方法。

张医师总结的人体生病过程是：人体寒证—使原始点筋绷紧—血气不畅—免疫力（人体运输垃圾能力，自身修复能力）下降—产生病点（垃圾点）—显示出症状。

二、相关概念

（一）原始点与原始痛点

原始点是人们身体上与生俱来的一些固定的点，这些点是全身所有不适症状的开关，这些开关掌控着人们身体上所有对应部位的各种症状的出现和消失。所有的原始点均位在骨旁之筋上。人体颈椎、胸椎、腰椎 24 节脊椎骨两侧的部位，是人体原始点最集中的地方，它们可以调整人体五脏六腑的所有的不适症状。此外，另有 7 处原始点，外加 2 个特别原始点。以上就是人体全部的原始点。

在原始点中找到的具有疼痛感的点，被称为原始痛点，亦称"筋伤"。人们身体所出现的各种疼痛和其他各种症状，都有一个最初的起源点。这个起源点，就是原始痛点，张钊汉医师也把它称为"本尊"，也就是很多患者所苦苦寻找的"病根"。原始点上的病变在人们身上的表现，就是稍一用力触及，就很疼痛，所以张钊汉医师把它称为"原始痛点"。把这个起源点上的病变调整好了，身体对应部位所出现的各种疼痛和其他各种症状也就随之消失了，病也就痊愈了，身体就回归到正常的状态了。

（二）筋与筋伤

原始点疗法所提及的"筋"，是由人们身体上的一些组织组合而成的，包括肌肉、肌腱、韧带、血管、神经等。这些组合成分及其形态是随时都处在变化之中的。

"筋伤"是指施术者通过按推以寻找患者的原始点时，经患者确认特别疼痛的部位，才能被确认为原始痛点。它不是依靠仪器测出来的，也不是仅凭施术者的感觉摸出来的。

总结：原始点是身体上一系列已被确定的固定部位。在这些部位中找到较痛的点，称为原始痛点，亦称筋伤。

（三）寒性体质

体质是指未患病前身体在平常所表现的状态。寒性体质包括以下特征：

1.寒性体质的主要特征

颧骨以上到额头的面部皮肤颜色呈青白或黄色（黄色是中性偏寒，故肤黄、苔黄、涕黄、带黄、尿黄，仍属偏寒体质），黑眼圈，舌胖有齿痕，舌质淡白，舌润，白苔；无神、倦怠、嗜睡、懒言、少气。凭此条进行临床辨证最为容易、最为准确、最为重要。

2.寒性体质的其他特征

鼻子过敏，早晚症状较严重；怕冷，冬天四肢冰冷肌肉僵硬；受风寒或进凉食即症状加重。

3.寒性体质的水液代谢特征

口淡或口甘甜，流口水；不喜欢喝水，就算想喝也喜欢热饮；痰多；大小便频数。

4. 寒性体质的脉诊特征

脉细微、无力。

三、原始点

（一）部位

1. 脊椎两侧

脊椎两侧之原始痛点，可处理身体相对应部位之疾病。

2. 其他部位

（1）**头部**　耳后乳突和枕骨下沿。

（2）**肩胛部**　双侧肩胛骨上原始点、双侧肩胛骨内侧的原始点。

（3）**骶椎部**　位于骶椎骨的两侧。

（4）**臀部**　位于臀部两侧髂脊最高点与尾椎的连线上。

（5）**双踝部**　双侧踝关节的周边。

（6）**双足背部**　双足背侧各相邻两趾间，直至跖骨接合部。

（7）**双肘部**　肘关节外上方前侧凹陷处，沿肱骨上行约一食指长部位。

（8）**双手背部**　双手背侧由食指到小指的各相邻两指间，直至掌骨结合部。

（9）**特殊原始点**　位于股四头肌。

（二）处理方法

张钊汉医师认为，所有的疾病都是因筋伤（体伤）和体寒（热能不足）引起的，所以采用按推和使用热源治疗相结合的方法，可解决筋伤和体寒这两个问题。

1. 按推

原始点大多位于骨旁之筋上，找到原始痛点后，按推力道之轻重，应以患者能承受为宜，但又不能太轻，否则效果不佳，最好是患者感觉在按推时有点疼痛，但又能承受为宜。按推力道最好由轻而重。

轻症患者 2～3 天按推一次，也可每天按推作为保健；重症患者在能承受的范围内，一天可按推 3～4 次。

每个按推点约进行 3 秒，可来回处理 2～3 次，只要患者的症状减轻了，即可停止操作。按推的时间因病情不同，很难加以规定，也许是几秒钟，也可能是几分钟。

2. 温敷或温热类药膳内服

另一种治疗方法是使用热源来治疗，即采用温敷或温热类药膳内服。热源可分为内热源及外热源两种。内热源包括温热类中药、温热类饮食、运动等，外热源包括温灸、温敷袋、电热毯、电热器、远红外线等。使用热源应以患者感觉温暖、舒服为宜，不可有烫的感觉。

四、原始痛点

（一）头面部

头面部可能出现的症状：头痛、偏头痛、头晕、眼皮跳、眼睛痛、眼睛凸、眼睛酸涩、口眼㖞斜、口齿不清、牙齿咬合疼痛、舌头麻或痛及灼热感、三叉神经痛、颜面神经麻痹、耳聋、耳鸣、四肢抽搐或麻或无力。

头部之疾病：如脑中风、脑震荡、癫痫、忧郁、失眠、痴呆、过敏性鼻炎、青春痘、脑癌、口腔癌、鼻咽癌、舌癌等。此外，还包括全身性病症，如感冒、发热等。

处理方法：按推耳后骨旁及枕骨下沿之原始痛点，偏寒体质须用热源温之。

（二）颈部

颈部可能出现的症状：颈椎痛、喉咙痛、锁骨痛、肩膀痛等。

处理方法：按推枕骨下沿及颈椎棘突旁两侧之原始痛点，偏寒体质须用热源温之。

注：颈椎俯仰痛，请见上背部原始痛点。

（三）上背部

上背部可能出现的症状：背痛（肩胛骨痛、膏肓痛、胸椎痛）、胸闷痛、肩后痛、颈椎俯仰痛。此外，还包括了小腿肚痛及抽筋。

上背部之疾病：如气喘、咳嗽、心肌梗死、心痛、心悸、乳癌、肺癌、胃痛、胃癌等。

处理方法：按推上背部棘突旁两侧之原始痛点，偏寒体质须用热源温之。

（四）肩部

肩部可能出现的症状：肩痛（肩上痛及肩前痛）、肩臂痛、腋下痛及侧胸痛。

处理方法：按推肩胛骨之原始痛点，偏寒体质须用热源温之。

注：肩胛骨旁内侧有加强上背部及肩胛骨原始点疗效之功能，且对应前胸乳头，故对乳癌、肺癌、咳嗽、胸闷等也

有疗效。

（五）下背部

下背部可能出现的症状：胁肋痛、腰痛、腹痛、髂骨上侧痛、骶椎痛。

处理方法：按推下背部棘突旁两侧之原始痛点，偏寒体质须用热源温之。

（六）骶椎棘突旁两侧

骶尾部可能出现的症状：臀部痛（臀外侧痛、臀横纹部痛）、耻骨痛、尾椎痛。

处理方法：按推骶椎棘突旁两侧之原始痛点，偏寒体质须用热源温之。

（七）臀部

臀部可能出现的症状：腹股沟痛、腿部痛（大腿痛、膝痛、膝后痛，还包括膝不能弯曲，小腿前内外侧痛、跟腱痛、踝关节痛及踝骨旁痛）。

处理方法：按推同侧臀部原始痛点，偏寒体质须用热源温之。

注1：小腿痛及抽筋，请见上背部原始痛点。下背部、骶椎部、臀部之疾病，如腹胀、腹泻、下腹部胀痛、肝癌、肾脏病、胰脏癌、便秘、痔疮、尿频、少尿、尿痛、月经异常（含痛经）、子宫肌瘤、白带、阴道炎、卵巢癌、子宫颈癌、大肠癌、腹部及下肢痒疹等，参见各部相关原始点的处理方法。

注2：膝盖上方的内侧或外侧之痛点，治疗髌骨痛。

（八）踝部

踝部可能出现的症状：足跟痛（足底后段痛）。

处理方法：按推内踝骨旁后侧及后侧上部之原始痛点，偏寒体质须用热源温之。

（九）足背跖骨间

足背可能出现的症状：足趾痛、足底前段痛、湿疹、足汗、足裂、足癣（香港脚）、痛风等。

处理方法：按推足背跖骨间之原始痛点，偏寒体质须用热源温之。

（十）肘部

肘部可能出现的症状：手肘痛、肘臂痛、手腕痛、掌背痛。

处理方法：按推肘后之原始痛点，偏寒体质须用热源温之。

（十一）拇指掌骨旁

拇指部可能出现的症状：拇指痛。

处理方法：按推拇指掌骨旁之原始痛点，偏寒体质须用热源温之。

（十二）掌骨间

手掌部可能出现的症状：手掌正面痛、手指痛、手指麻、手背部之湿疹（含富贵手）、手汗、手癣、手部的类风湿性关节炎等。

处理方法：按推肘部原始点、掌骨间之原始点，偏寒体质须用热源温之。

第九章 中医辨体质养生保健

第一节 中医体质概念和分类

一、中医体质概念

体质，有身体素质、形体质量、个体特质等多种含义。体，指身体、形体、个体；质，指素质、质量、性质。在中医体质学中，体质的概念是指人体在先天禀赋和后天获得的基础上所形成的综合了形态结构、生理功能和心理状态等方面的、相对稳定的固有特质，是人类在生长、发育过程中所形成的与自然、社会环境相适应的人体个性特征。体质表现为结构、功能、代谢以及对外界刺激的反应等方面的个体差异性，对某些病因和疾病的易感性，以及疾病传变和转归中的某种倾向性。它具有个体差异性、群类趋同性、相对稳定性和动态可变性等特点。体质的这些特点或隐或现地体现于健康和疾病过程之中。

先天因素是人体体质形成的重要基础，而体质的转化与差异性在很大程度上还取决于后天因素的影响。中医体质学中的体质概念，一方面强调了体质的形成基于先天禀赋和后天调养两个基本因素，另一方面也反映了机体内外环境相统一的整体观念，说明个体体质在后天生长、发育过程中是与外界环境相适应而形成的个性特征，即人与社会的统一，人与自然的统一。可以看出，中医学的体质概念与其他学科体质概念的不同点就在于它充分体现了中医学"形神合一"的生命观和"天人合一"的整体观。

二、体质分类

2009年4月9日，《中医体质分类与判定》标准由中华中医药学会正式发布，该标准是我国第一部指导和规范中医体质研究及应用的文件，旨在为体质辨识及与中医体质相关疾病的防治、养生保健、健康管理提供依据，使体质分类科学化、规范化。

《中医体质分类与判定》标准制订工作于2006年6月正式启动，由国家中医药管理局主管，中华中医药学会中医体质分会编制完成。中医学者根据人体形态结构、生理功能、心理特点及反应状态，对体质进行了分类，制定出中医体质量表及《中医体质分类与判定》标准。该标准共分为范围、术语和定义、中医体质9种基本分类和特征、中医体质分类的判定、附录（中医体质分类和判定表）5个部分，应用了中医体质学、遗传学、流行病学、心理测量学、数理统计学等多学科交叉的方法，经中医体质专家、临床专家、流行病学专家多次讨论和论证而建立，并在全国范围内进行了21948例流行病学调查研究，显示出良好的适应性、可行性。

该标准将体质分为平和质、气虚质、阳虚质、阴虚质、痰湿质、湿热质、血瘀质、气郁质、特禀质九个类型，是体质辨识的标准化工具，并在国家重点基础研究发展计划（973计划）"基于因人制宜思想的中医体质理论基础研究"课题中得到进一步完善。

（一）平和质（A 型）

1.总体特征：阴阳气血调和，以体态适中、面色红润、精力充沛等为主要特征。

2.形体特征：体形匀称健壮。

3.常见表现：面色、肤色润泽，头发稠密有光泽，目光有神，鼻色明润，嗅觉灵敏，唇色红润，不易疲劳，精力充沛，耐受寒热，睡眠良好，胃纳佳，二便正常，舌色淡红，苔薄白，脉和缓有力。

4.心理特征：性格随和开朗。

5.发病倾向：平素患病较少。

6.对外界环境适应能力：对自然环境和社会环境适应能力较强。

（二）气虚质（B 型）

1.总体特征：元气不足，以疲乏、气短、自汗等气虚表现为主要特征。

2.形体特征：肌肉松软不实。

3.常见表现：平素语音低弱，气短懒言，容易疲乏，精神不振，易出汗，舌淡红，舌边有齿痕，脉弱。

4.心理特征：性格内向，不喜冒险。

5.发病倾向：易患感冒、内脏下垂等疾病，病后康复缓慢。

6.对外界环境适应能力：不耐受风、寒、暑、湿之邪。

（三）阳虚质（C 型）

1. 总体特征：阳气不足，以畏寒怕冷、手足不温等虚寒表现为主要特征。

2. 形体特征：肌肉松软不实。

3. 常见表现：平素畏冷，手足不温，喜热饮食，精神不振，舌淡胖嫩，脉沉迟。

4. 心理特征：性格多沉静、内向。

5. 发病倾向：易患痰饮、肿胀、泄泻等疾病；感邪易从寒化。

6. 对外界环境适应能力：耐夏不耐冬；易感受风、寒、湿之邪。

（四）阴虚质（D 型）

1. 总体特征：阴液亏少，以口燥咽干、手足心热等虚热表现为主要特征。

2. 形体特征：体形偏瘦。

3. 常见表现：手足心热，口燥咽干，鼻微干，喜冷饮，大便干燥，舌红少津，脉细数。

4. 心理特征：性情急躁，外向好动，活泼。

5. 发病倾向：易患虚劳、失精、不寐等疾病；感邪易从热化。

6. 对外界环境适应能力：耐冬不耐夏；不耐受暑、热、燥之邪。

（五）痰湿质（E 型）

1. 总体特征：痰湿凝聚，以形体肥胖、腹部肥满、口黏苔腻等痰湿表现为主要特征。

2. 形体特征：体形肥胖，腹部肥满松软。

3. 常见表现：面部皮肤油脂较多，多汗且黏，胸闷，痰多，口黏腻或甜，喜食肥甘甜黏，苔腻，脉滑。

4. 心理特征：性格偏温和、稳重，多善于忍耐。

5. 发病倾向：易患消渴、中风、胸痹等疾病。

6. 对外界环境适应能力：对梅雨季节及湿重环境的适应能力差。

（六）湿热质（F型）

1. 总体特征：湿热内蕴，以面垢油光、口苦、苔黄腻等湿热表现为主要特征。

2. 形体特征：形体中等或偏瘦。

3. 常见表现：面垢油光，易生痤疮，口苦口干，身重困倦，大便黏滞不畅或燥结，小便短黄，男性易阴囊潮湿，女性易带下增多，舌质偏红，苔黄腻，脉滑数。

4. 心理特征：容易心烦急躁。

5. 发病倾向：易患疮疖、黄疸、热淋等疾病。

6. 对外界环境适应能力：对夏末秋初的湿热气候、湿重或气温偏高的环境较难适应。

（七）血瘀质（G型）

1. 总体特征：血行不畅，以肤色晦黯、舌质紫黯等血瘀表现为主要特征。

2. 形体特征：胖瘦均见。

3. 常见表现：肤色晦黯，色素沉着，容易出现瘀斑，口唇黯淡，舌黯或有瘀点，舌下络脉紫黯或增粗，脉涩。

4.心理特征：易烦，健忘。

5.发病倾向：易患癥瘕及痛证、血证等。

6.对外界环境适应能力：不耐受寒邪。

（八）气郁质（H型）

1.总体特征：气机郁滞，以神情抑郁、忧虑脆弱等气郁表现为主要特征。

2.形体特征：形体瘦者为多。

3.常见表现：神情抑郁，情感脆弱，烦闷不乐，舌淡红，苔薄白，脉弦。

4.心理特征：性格内向不稳定、敏感多虑。

5.发病倾向：易患脏躁、梅核气、百合病及郁证等。

6.对外界环境适应能力：对精神刺激的适应能力较差；不适应阴雨天气。

（九）特禀质（I型）

1.总体特征：先天失常，以生理缺陷、过敏反应等为主要特征。

2.形体特征：过敏体质者一般无特殊表现；先天禀赋异常者或有畸形，或有生理缺陷。

3.常见表现：过敏体质者常见哮喘、风团、咽痒、鼻塞、喷嚏等；患遗传性疾病者有垂直遗传、先天性或家族性特征；患胎传性疾病者具有母体影响胎儿个体生长发育及相关疾病特征。

4.心理特征：随禀质不同情况各异。

5. 发病倾向：过敏体质者易患哮喘、荨麻疹、花粉症及药物过敏等；遗传性疾病如血友病、先天愚型等；胎传性疾病如五迟（立迟、行迟、发迟、齿迟和语迟）、五软（头软、项软、手足软、肌肉软、口软）、解颅、胎惊等。

6. 对外界环境适应能力：适应能力差，如过敏体质者对易致过敏季节的适应能力差，易引发宿疾。

第二节　九种中医体质的养生保健

一、平和质

1. 体质分析

平和质先天禀赋良好，后天调养得当，故其神、色、形、态、局部特征等方面均表现良好，性格随和开朗，平素患病较少，对外界环境适应能力较强。

2. 精神调摄

平和质在心理特征方面表现出较为稳定的心理素质，包括坚定的意志、高尚的情操、良好的性格等，机体适应环境的能力以及抵抗疾病的能力较强。平和体质的个体，由于其脏腑阴阳气血趋于均衡稳定，一般表现为精神愉悦、乐观开朗。

心理状态、情志反应与内外环境的多种因素有关，精神刺激和情志变化是不可避免的。历代医家都非常重视心性的修养，认为精神、情志调摄是养生之本。调摄精神，可以及时调摄不良情绪，对防止平和质出现偏颇和预防病理体质的出现、增进健康是十分重要的。

（1）**节制法**　节制法是调和、节制情感，和畅性情，防止七情过极，达到心理平衡的精神调摄方法。

（2）**疏泄法**　疏泄法是宣达、发泄不良情绪，防止情感过度压抑，以恢复心理平衡的方法。例如，痛痛快快地大哭一场，无拘无束地喊叫一阵，或者找朋友、亲人等倾诉苦衷，把自己心中的苦闷写在日记里等，从而达到消除不良情绪的目的。

（3）**转移法**　通过一定方式积极避开刺激源，从而转变情感投向，转移对不良情绪的注意力，使苦闷得以解脱的方法，称之为转移法。以顽强的意志和理性战胜情欲之惑，做到淡然少欲，或变换环境，参观游览，以陶冶身心。

（4）**移情易性法**　移情易性是变易人的情志的方法。移情，即排遣情思，改变情绪的指向性；易性，即改易心志，排除内心杂念和抑郁，改变导致不良情绪的生活习惯。具体的排遣方法，如琴棋书画，陶冶性情，振奋精神，调节心理。

3.饮食调养

平和质的人具有阴阳和调、血脉畅达、五脏匀平的生理特点，其饮食调养的第一原则是膳食平衡，要求食物多样化。

（1）**气味调和**　平和质的人应力求五味调和，不可偏嗜。五味有所偏嗜，则脏气有所偏伤，甚至累及其他脏腑而引发各种病变，天长日久必然导致体质失和。

（2）**四时调补**　在顺应四时、因时制宜原则的指导下，对四时进补要分别制订方案，即"四时调补"法：

春宜升补，即顺应阳气升发之性，食物之性宜轻清升发，宣透阳气。但应注意升而不散，温而不热，不过用辛热升散之品。宜多食蔬菜，如菠菜、韭菜、芹菜、春笋、荠菜等轻灵宣透、清温平淡之品。

夏宜清补，应选用清热解暑、清淡芳香之品，不可食用味厚发热的食物。宜多食新鲜水果，如西瓜、番茄、菠萝等，其他清凉生津食物，如金银花、菊花、芦根、绿豆、冬瓜、苦瓜、黄瓜、生菜、豆芽等均可酌情食用，以清热祛暑。

长夏季节，宜用淡补，即用淡渗利湿之品以助脾气之健运，防止湿困中焦。多选用茯苓、藿香、山药、莲子、薏苡仁、扁豆、冬瓜、丝瓜等淡渗利湿健脾之品，最忌滋腻碍胃。

秋季进食补品，宜选用寒温偏性不明显的平性药食，即所谓平补之法，不宜用大寒大热之品。同时，因秋风劲急，气候干燥，宜食用濡润养阴类食物以保护阴津，如沙参、麦冬、胡麻仁、阿胶、甘草、五谷、鱼虾、家畜、家禽等。

冬宜温补，选用温热助阳之品，以扶阳散寒，如姜、桂、胡椒、羊肉、牛肉、鹿脯、枣、狗肉、鳝鱼等常用食物。

4. 起居调护

（1）起居有常，不妄作劳　人的生命活动如情绪、体力、智力等，都遵循着一定周期或节律展开。"起居有常，不妄作劳"就是顺从人体的生物钟以调理起居，有规律地生活，合理安排学习、工作、睡眠、休息，养成良好的起居习惯。

起居有常，保持良好的生活习惯，能提高人体的适应能力，使气血调畅，营卫通达，正气旺盛，从而预防疾病，增强体质，延缓衰老。

（2）顺应四时，调摄起居 即根据季节变化和个人的具体情况，制订出符合自己生理特点的作息方案，并养成按时作息的良好习惯，使身体的生理功能保持稳定、平衡的状态，以适应生活、社会和自然环境。

5. 运动锻炼

平和质可以通过运动保持和加强现有的良好状态，使体质水平得到进一步提高。可根据年龄、性别、个人兴趣爱好的差异，自行选择不同的锻炼方法。男性可以选择以增强力量和耐力的项目为主，如器械训练、跑步、球类等。女性可以选择加强身体柔韧性的练习方法，如健美操等。

二、气虚质

1. 体质分析

由于一身之气不足，脏腑功能减退，故出现气短懒言，语音低怯，精神不振，目光少神；气虚不能推动营血上荣，则头晕，健忘，唇色少华，舌淡红；卫气虚弱，不能固护肌表，故易出汗；脾气亏虚，则口淡，肌肉松软，肢体无力，大便不成形，便后仍觉未排尽；脾虚则舌胖嫩、边有齿痕；气血生化乏源，机体失养，则面色萎黄，毛发不泽；气虚推动无力，则便秘而不结硬；气化无权，水津直趋膀胱，则小便偏多；气虚鼓动血行之力不足，则脉象虚缓。

气虚阳弱，故性格内向，情绪不稳定，胆小，不喜欢冒险；气虚卫外失固，故不耐受寒邪、风邪、暑邪，易患感冒；气虚升举无力，故多见内脏下垂、虚劳，或得病后迁延不愈。

2. 精神调摄

气虚质者多性格内向，情绪不稳定，胆小，不喜欢冒险。应培养豁达乐观的生活态度，不可过度劳神，避免过度紧张，保持稳定、平和的心态。

脾为气血生化之源，思则气结，过思伤脾；肺主一身之气，悲则气消，悲忧伤肺。所以气虚质不宜过思、过悲。

3. 饮食调养

脾主运化，为气血生化之源，气虚质者的饮食调养，可选用具有健脾益气作用的食物，如小米、粳米、糯米、黄豆、扁豆、甘薯、牛肉、兔肉、猪肚、鸡肉、鸡蛋、鲢鱼、黄鱼、菜花、胡萝卜、香菇、大枣、桂圆、豆腐、马铃薯、蜂蜜等。

由于气虚者多有脾胃虚弱，因此饮食不宜过于滋腻，应选择营养丰富而且易于消化的食物，亦宜选用补气药膳调养身体。

4. 起居调护

"脾为生气之源，肺为主气之枢。"气虚质者卫阳不足，易于感受外邪，应注意保暖。不要劳汗当风，以防止外邪侵袭。

脾主四肢，故可微动四肢，以流通气血，促进脾胃运化，改善气虚质。劳则气耗，气虚质者尤当注意不可过于劳作，以免更伤正气。

5. 运动锻炼

气虚质可选用一些比较柔缓的传统健身功法，很适合采用散步、气功、太极拳、太极剑、八段锦等运动方式进行锻炼。

气功的调息方法，有利于养气、补气，改善呼吸功能。气功行功时讲究意念配合引导，形神合一，以呼吸应于动作，达到外强肢体、内和脏腑、通畅经络的作用，从而使人体内外的各个部分得到全面均衡的锻炼。练气功可练"六字诀"中的"吹"字功，常练可以固肾气，壮筋骨，逐渐改善体质。

八段锦是传统的导引健身术，由八种不同动作组成，动作柔和，有强身益气功效，适合气虚质者。此外，经常自行按摩足三里穴位可以健脾益气，调整气虚状态。

气虚质者的体能偏弱，且过劳易于耗气，故气虚质者运动时很容易疲劳、出汗甚至气喘。因此，不宜进行强体力运动，注意"形劳而不倦"，应选择适当的运动量，循序渐进，持之以恒。锻炼宜采用低强度、多次数的运动方式，适当地增加锻炼次数，而减少每次锻炼的总负荷量，控制好运动时间，循序渐进地进行。不宜做大负荷运动和引起大出汗的运动，忌用猛力和做长久憋气的动作，以免耗损元气。

气功和太极拳运动都是轻而慢的运动，强度和负荷较小，有助于人体之气的补充和增加人体的耐久力。从现代运动生理的角度分析，气虚质者的脏腑功能状态低下，主要是心肺功能不足，慢跑、散步等也是有效加强心肺功能的锻炼方法，可适当选用。

平时可多按摩足三里穴；常自汗、感冒者，可服用玉屏风散预防。

三、阳虚质

1. 体质分析

由于阳气亏虚，机体失于温煦，故形体白胖，肌肉松软，平素畏冷，手足不温，面色㿠白，目胞晦黯，口唇色淡；阳虚神失温养，则精神不振，睡眠偏多；阳气亏虚，肌肤不固，则毛发易落，易出汗；阳气不能蒸腾、气化水液，则见大便溏薄，小便清长，舌淡胖嫩，边有齿痕，苔润；阳虚鼓动无力，则脉象沉迟；阳虚水湿不化，则口淡不渴；阳虚不能温化津液以上承，则喜热饮食。

阳虚则阴盛，故性格沉静、内向，发病多为寒证，或易寒化，不耐受寒邪，耐夏不耐冬；阳虚失于温化，故易感湿邪，易病痰饮、肿胀、泄泻；阳虚易致阳弱，则多见阳痿。

2. 精神调摄

阳虚体质的人，性格一般沉静、内向，情绪不佳，多愁善感。应因势利导，顺势而为，不可强行令其兴奋、张扬，应选择适合安静、沉静、内敛性格的工作为好。要善于调节情绪，尽量避免和减少悲伤，还要防止惊恐、大喜大悲等不良情绪的影响。

多交朋友，要多与人接触、沟通，或者玩耍，尤其老年人，更应不断充实自己的晚年生活，改变忧郁、虚弱的心理。要善于自我排遣或向别人倾诉，心胸要宽阔，做人要宽宏大量，用愉悦的心情代替悲哀、低落的心情。

3. 饮食调养

忌食生冷，多吃温热饮食。

少食或不食生冷、寒凉食物，如冰镇饮料、新鲜椰子汁、柑橘、柚子、香蕉、西瓜、甜瓜、火龙果、马蹄、梨、柿子、枇杷、甘蔗、苦瓜、黄瓜、丝瓜、芹菜、竹笋、藕、海带、紫菜、绿茶、田螺、螃蟹等。蔬菜尽量不要凉拌生吃，最好在开水中焯一焯或者炖、蒸、煮。

可多吃甘温益气的食物，比如荔枝、龙眼、刀豆、胡桃仁、栗子、方瓜（又名番瓜）、韭菜、芥菜、香菜、胡萝卜、洋葱、香菇、黄豆芽、葱、姜、蒜、茴香、花椒、韭菜、辣椒、胡椒、饴糖、咖啡等。多吃补益阳气的食物，如狗肉、鸡肉、羊肉等。

减少食盐的摄入，因阳虚体质者进食多盐饮食，易引起肥胖、肿胀、小便不利、高血压等症。

4. 起居调护

阳虚质者耐春夏不耐秋冬，秋冬季节要适当暖衣、温食，以养护阳气，尤其要注意腰部和下肢保暖。

夏季暑热多汗，也易导致阳气外泄，使阳气虚于内。要避免强力劳作，大汗伤阳，也不可恣意贪凉、饮冷。夏季要减少在空调环境中生活和工作。应在阳光充足的情况下，适当进行户外活动，不可在阴暗潮湿寒冷的环境下长期工作和生活。

除了夏季外，在上午的 9～10 点，下午的 3～4 点，在阳光下晒背，可以助益阳气，利用太阳光照还可以补钙。

5. 运动锻炼

阳虚质者以振奋、提升阳气的锻炼方法为主。肾藏元阳，阳虚质当培补肾阳。"五禽戏"中的"虎戏",有益肾阳、强腰骨作用。"虎戏"善用"爪力"和"摇首摆尾",要求意守命门。命门乃元阳之所居,精血之海,元气之根,意守此处,旨在充养元阳。

经脉中,督脉统领诸阳。古代道家养生长寿术中的核心功法"卧功",以脊柱和腹部运动调节督脉、任脉为主,滋阴养阳。现代研究认为,"卧功"可以使脊神经得到锻炼,巧妙而恰当地调整自主神经系统;还可以施功于性腺,促进性激素的分泌,保证了内脏器官的健康和发挥最佳功能,以保障人体健康。

按摩疗法中的捏脊法是改善小儿阳虚质的很好方法。按摩气海、足三里、涌泉等穴位可以补肾助阳,改善阳虚质。阳虚质者畏寒,易受风寒侵袭,锻炼时应注意保暖避寒。

阳虚质者要选择和暖的天气进行户外运动锻炼,不宜在阴冷天气或潮湿之处锻炼身体,如在水中游泳易受寒湿,一般不适宜。根据中医理论"春夏养阳,秋冬养阴"的观点,阳虚质者的锻炼时间最好选择春夏季节,一天当中又以阳光充足的上午为最好的时机,其他时间则应当在室内进行锻炼。运动量不能过大,尤其注意不可大量出汗,以防大汗伤阳。中国传统体育中的一些功法、适当的短距离跑和跳跃运动,如跳绳等,可以振奋阳气,促进阳气的升发和流通。

四、阴虚质

1. 体质分析

阴液亏少,机体失于濡润滋养,故体形瘦长,平素易口燥咽干，鼻微干，大便干燥，小便短，眩晕耳鸣，两目干涩，视物模糊，皮肤偏干，易生皱纹，舌少津、少苔，脉细。同时，由于阴不制阳，阳热之气相对偏旺而生内热，故表现为一派虚火内扰的证候，可见足心热，口渴喜冷饮，面色潮红，有烘热感，唇红微干，睡眠差，舌红脉数等。

阴亏燥热内盛，故性情急躁，外向，好动，活泼；阴虚失于滋润，故平素易患有阴亏燥热的病证，或病后易表现为阴亏症状，平素不耐受热邪、燥邪，耐冬不耐夏。

2. 精神调摄

阴虚质者性情较急躁，外向，好动，活泼，常常心烦易怒。中医学认为，五志过极，易于化火。情志过极，或暗耗阴血，或助火生热，易于加重阴虚质的偏颇，故应节制，应安神定志，以舒缓情志。学会正确对待喜与忧、苦与乐、顺与逆，保持稳定的心态。

3. 饮食调养

多吃甘凉滋润的食物，比如绿豆、冬瓜、芝麻、百合、糯米、乌贼、龟、鳖、海参、鲍鱼、螃蟹、牛奶、牡蛎、蛤蜊、海蜇、鸭肉、猪皮、豆腐、甘蔗、银耳等，少食性温燥烈的食物，如辣椒、花椒、八角、茴香等。

4. 起居调护

阴虚之质由于阴不制阳而阳气易亢。阴虚质者应保证充足的睡眠时间，以藏养阴气。工作紧张、熬夜、剧烈运动、高温酷暑的工作生活环境等，能加重阴虚倾向，应尽量避免。特别是冬季，更要注意保护阴精。肾阴是一身阴气之本，偏于阴虚质者应节制房事，惜阴保精。阴虚质者应戒烟，长期吸烟易致燥热内生，而见口干咽燥，或咳痰咯血。

5. 运动锻炼

阴虚质者由于体内津液精血等阴液亏少，运动时易出现口渴干燥、面色潮红、小便少等，只适合做中小强度、间断性身体练习，可选择太极拳、太极剑、八段锦、气功等动静结合的传统健身项目，也可习练"六字诀"中的"嘘"字功，以涵养肝气。静气功锻炼对人体内分泌的双向调节功能，能促进脾胃运化，增加体液的生成，改善阴虚质。

阴虚质者由于阳气偏亢，不宜进行剧烈运动，应避免大强度、大运动量的锻炼形式。锻炼时要控制出汗量，及时补充水分。避免在炎热的夏天，或闷热的环境中运动，以免出汗过多，损伤阴液。阴虚质的人多消瘦，容易上火，皮肤干燥等。皮肤干燥甚者，可多去游泳，能够滋润肌肤，减少皮肤瘙痒，但不宜做桑拿。

五、痰湿质

1. 体质分析

痰湿质者因痰湿泛于肌肤，故见体形肥胖，腹部肥满松软，面色黄胖而黯，眼胞微浮，面部皮肤油脂较多，多汗且黏。"肺为贮痰之器"，痰浊停肺，肺失宣降，则胸闷，痰多。"脾为生痰之源"，痰湿困脾，阻滞气机，困遏清阳，则容易困倦，身重不爽；痰浊上泛于口，则口黏腻或甜；脾湿内阻，运化失健则大便不实，小便微浑；水湿不运则小便不多。舌体胖大，舌苔白腻，脉滑，为痰湿内阻之象。

痰湿质者因痰湿内盛，阳气内困，不易升发，故性格偏温和，稳重恭谦，和达，多善于忍耐。痰湿质者多喜食肥甘，导致痰湿内阻，易患消渴、中风、胸痹等疾病；痰湿内盛，同气相求，对梅雨季节及潮湿环境适应能力差，易患湿证。

2. 精神调摄

痰湿质者多性格偏温和，善于忍耐。宜适当增加社会活动，培养广泛的兴趣爱好，增加知识，开阔眼界。合理安排休闲、度假等活动，以舒畅情志，调畅气机，改善体质，增进健康。

3. 饮食调养

肺主通调水道，脾主运化水液，肾为主水之脏，津液的运行、输布和代谢与肺脾肾三脏的关系最为密切。痰湿质之人既要科学合理摄取饮食，又要充分注意饮食禁忌。一般而言，痰湿质者饮食宜清淡，适当多摄取能够宣肺、健脾、益肾、化湿、通利三焦的食物。常可选用赤小豆、扁豆、蚕豆、花生、枇杷叶、文蛤、海蜇、胖头鱼、橄榄、萝卜、洋葱、冬瓜、海带、紫菜、荸荠、竹笋、金橘等，还可以配合药膳调养体质。

体形肥胖的痰湿质者，应少吃肥甘甜腻之品，少饮啤酒，要少食多餐，每餐只吃七八分饱为好，多运动，增强体育锻炼。

4. 起居调护

痰湿质之人以湿浊偏盛为特征，湿性重浊，易阻滞气机，遏伤阳气。平时应多进行户外活动，经常晒太阳或进行日光浴，以舒展阳气，通达气机。衣着应宽松，以运湿散气。在湿冷的气候条件下，要减少户外活动，避免受寒淋雨，保持居室干燥。

5. 运动锻炼

痰湿质的人体形肥胖，身重易倦，与高血压、高血脂、冠心病的发生具有明显的相关性。因此，一切针对单纯性肥胖的体育健身方法都适合痰湿质的人。应根据自己的具体情况，选择散步、慢跑、乒乓球、羽毛球、网球、游泳、武术等锻炼方式，以及适合自己的各种舞蹈等，循序渐进，长期坚持。

痰湿质者要促进机体的物质代谢过程，应当做较长时间的有氧运动。所有中小强度、较长时间的全身运动都属于有氧运动。运动时间应当在下午 2 时～ 4 时阳气极盛之时，此时的运动环境温暖宜人。对于体重超重、陆地运动能力极差的人，应当进行游泳锻炼。

痰湿质的人一般体重较大，当运动负荷、强度较高时，要注意运动的节奏，循序渐进地进行锻炼，保障人身安全。

六、湿热体质

1. 体质分析

湿热泛于肌肤，则见形体偏胖，平素面垢油光，易生痤疮；湿热郁蒸，胆气上溢，则口苦口干；湿热内阻，阳气被遏，则身重困倦；热灼血络，则眼筋红赤；热重于湿，则大便燥结；湿重于热，则大便黏滞；湿热循肝经下注，则阴囊潮湿，或带下量多。小便短赤，舌质偏红，苔黄腻，脉象滑数，为湿热内蕴之象。

湿热郁于肝胆，则性格急躁易怒，易患黄疸、火热等病证；湿热郁于肌肤，则易患疮疖；湿热内盛之体，对潮湿的环境或偏高的气温较难适应，尤其难以适应夏末秋初湿热交蒸的气候。

2. 精神调摄

同阴虚质。

3. 饮食调养

宜食用清利化湿的食物，如薏苡仁、莲子、茯苓、红小豆、蚕豆、绿豆、鸭肉、鲫鱼、冬瓜、丝瓜、葫芦、苦瓜、黄瓜、西瓜、白菜、苋菜、芹菜、卷心菜、莲藕、空心菜等。

湿热体质中内热较盛者，禁忌辛辣燥烈、大热大补的食物，如辣椒、生姜、大葱、大蒜等；对于狗肉、鹿肉、牛肉、羊肉、酒等温热食物和饮料，宜少食和少饮。

烟草为辛热秽浊之物，易于生热助湿。久受烟毒可致肺胃不清，或肺胃气机不利而内生浊邪，见呕恶、咳嗽、咳痰等。酒为熟谷之液，性热而质湿，《本草衍义补遗》言其"湿中发热，近于相火"，堪称湿热之最。故恣饮无度，必助阳热、生痰湿，酿成湿热。嗜烟好酒，可以积热生湿，是导致湿热质的重要成因，必须力戒烟酒。

4. 起居调护

湿热质以湿热内蕴为主要特征。此类人不要长期熬夜或过度疲劳。要保持二便通畅，防止湿热郁聚。注意个人卫生，预防皮肤病变。

5. 运动锻炼

湿热质是以湿浊内蕴、阳气偏盛为主要特征的体质状态，适合做高强度、大运动量的锻炼，如中长跑、游泳、爬山、各种球类运动、武术等。这些运动可以消耗体内多余的热量，排泄多余的水分，达到清热除湿的目的。可以将健身力量练习和中长跑结合起来进行锻炼，健身力量练习采用杠铃阻力负荷方法，在健身房由教练指导进行锻炼。

"四季长呼脾化食，嘻却三焦热难停"，气功六字诀中的"呼""嘻"字诀，也有健脾清热利湿的功效。

湿热质的人在运动时应当避开暑热环境。秋高气爽，登高而呼，有助于调理脾胃，清热化湿。

七、血瘀体质

1. 体质分析

血行不畅，气血不能濡养机体，则形体消瘦，发易脱落，肌肤干燥或甲错；不通则痛，故易发生疼痛. 女性多见痛经；血行瘀滞，则血色变紫变黑，故见面色晦黯，皮肤偏黯，口唇黯淡或紫，眼眶黯黑，鼻部黯滞；脉络瘀阻，则见皮肤色素沉着，容易出现瘀斑，妇女闭经，舌质黯，有点、片状瘀斑，舌下静脉曲张，脉象细涩或结代。对于女性来说，血液瘀积不散而凝结成块，则见经色紫黑有块；血不循经而溢出脉外，则见崩漏。

瘀血内阻，气血不畅，故性格内向，心情不快，易烦，急躁，健忘，不耐受风邪、寒邪；瘀血内阻，血不循经而外溢，易患出血、中风；瘀血内阻则易患癥瘕、胸痹等病。

2. 精神调摄

瘀血质的人常心烦、急躁、健忘，或忧郁、苦闷、多疑，可导致孤独的不良心态，有时不能参与正常的人际交往。在情志调摄上，应培养乐观的心态，保持欢乐的情绪。精神愉快则气血和畅，营卫流通，有益于瘀血质的改善。

3. 饮食调养

可多食核桃、黑豆、海带、紫菜、萝卜、胡萝卜、山楂粥、醋、绿茶、山楂、香菇、茄子、油菜、羊血、芒果、番木瓜、红糖、黄酒、葡萄酒、白酒等具有活血、散结、行气、疏肝解郁作用的食物，少食肥猪肉等。对非饮酒禁忌者，适量饮用葡萄酒，对促进血液循环有益。

4. 起居调护

瘀血质者具有血行不畅的潜在倾向。血得温则行，得寒则凝。瘀血质者要避免寒冷刺激。日常生活中应注意动静结合，不可贪图安逸，加重气血郁滞。应保持足够的睡眠。可服用桂枝茯苓丸等。

5. 运动锻炼

血气贵在流通。瘀血质的气血运行不畅，通过运动可以使全身气血运行通畅，五脏六腑调和。应多采用一些有益于促进气血运行的运动项目，坚持经常性锻炼，如易筋经、保健功、导引、太极拳、太极剑、五禽戏，以及各种舞蹈、步行健身法、徒手健身操等，达到改善体质的目的。

保健按摩可使经络畅通，起到缓解疼痛、稳定情绪、增强人体功能、改善睡眠、增加食欲的作用，并可通过整体调节，促使人体器官相互协调，使阴阳得以平衡，达到健身、长寿的目的。

瘀血质的人心血管功能较弱，不宜做高强度、大负荷的体育锻炼，而应该采用中小负荷、多次数的锻炼。步行健身法能够促进全身气血运行，振奋阳气。

八、气郁质

1. 体质分析

肝喜条达而恶抑郁。长期情志不畅，肝失疏泄，故呈忧郁面貌，心情多烦闷不乐；气机郁滞，经气不利，故胸胁胀满，或走窜疼痛，多伴善太息，或乳房胀痛；肝气受损，横逆犯胃，胃气上逆则见嗳气呃逆；肝气郁结，气不行津，津聚为痰，或气郁化火，灼津为痰，则肝气夹痰循经上行，搏结于咽喉，可出现咽部有异物感，痰多；气机郁滞，脾胃受纳、运化失司，故见食欲减退。肝藏魂，心藏神，气郁化火，热扰神魂，则睡眠较差，惊悸怔忡，健忘；气郁化火，耗伤气阴，则形体消瘦，大便偏干。舌淡红，苔薄白，脉弦细，为气郁之象。

情志抑郁不畅，故性格内向，不稳定，忧郁脆弱，敏感多疑，易患郁证、脏躁、百合病、不寐、梅核气、惊恐等病证，对精神刺激的适应能力较差，不喜欢阴雨天气。

2. 精神调摄

气郁质者性格内向，不稳定，忧郁脆弱，敏感多疑。可导致孤独的不良心态，有时不能参与正常的人际交往。在情志调摄上，应培养乐观的态度，精神愉快则气血和畅，营卫流通，有益于气郁质的改善。

偏于好动易怒者，要加强心性修养和意志的锻炼。树立科学的人生观，大度处世，宽以待人，合理安排自己的工作、学习，培养广泛的兴趣爱好，培养良好的性格。理性地克服情感上的冲动，做到"发乎情，止乎礼义"。

3. 饮食调养

多吃大麦、荞麦、小麦、高粱、刀豆、蘑菇、豆豉、柑橘、洋葱、丝瓜、海带、海藻、萝卜、金橘、山楂、玫瑰花、菊花、葱、蒜等具有行气、解郁、消食、醒神作用的食物。睡前避免饮用茶、咖啡等提神醒脑的饮料。

可以辨证服用逍遥散、舒肝和胃丸、开胸顺气丸、柴胡疏肝散、越鞠丸等调理身体。

4. 起居调护

气郁质者有气机郁结倾向，要舒畅情志，穿宽松衣服，适当增加户外活动和社会交往，以放松身心，和畅气血，减少怫郁。

5. 运动锻炼

气郁质是由于长期情志不畅、气机郁滞而形成的，体育锻炼的目的是调理气机，舒畅情志。应尽量增加户外活动，可坚持采用较大运动量的锻炼方式。气郁质的锻炼方法主要有高强度大负荷练习法、专项兴趣爱好锻炼法和体娱游戏法。

高强度大负荷练习法是一种很好的发泄式锻炼，如跑步、登山、游泳、打球、武术等，有鼓动气血、条达肝气、促进食欲、改善睡眠的作用。专项兴趣爱好锻炼法是指有意识地学习某一项体育技术，定时进行练习，从提高技术水平上体会体育锻炼的乐趣。体娱游戏法有促进人际交流、调节注意力、提高兴趣、理顺气机的作用，如下棋、打牌、气功、瑜伽、打坐、放松训练等。

抑郁的人还常伴有焦虑，宜进行太极拳、武术、五禽戏、摩面、叩齿、甩手等活动，以调息养神。气郁质者气机运行不畅，可练习"六字诀"中的"嘘"字功，以舒畅肝气。

九、特禀体质

1. 体质分析

由于受到先天禀赋不足、遗传等因素，或环境因素、药物因素等的影响，特异质在形体特征、心理特征、常见表现、发病倾向等方面存在诸多差异，病机各异。

2. 精神调摄

特禀质是由先天和遗传因素或环境、药物因素等造成的特殊体质，其心理特征因禀质特异情况而不同，但多数特禀质者因对外界环境适应能力较差，会表现出不同程度的内向、敏感、多疑、焦虑、抑郁等心理反应，可酌情采取相应的心理保健措施。

3. 饮食调养

饮食宜清淡、均衡，粗细搭配适当，荤素配伍合理。少食荞麦、蚕豆、白扁豆、茄子、辣椒、鱼、虾、蟹、牛肉、鹅肉、肥肉、浓茶、酒、咖啡等属于辛辣之品、腥膻发物及含致敏物质的食物。可辨证服用玉屏风散、消风散、过敏煎等进行身体调理。

4. 起居调护

特禀质者应根据个体情况进行身体调护。其中过敏体质者，由于容易出现水土不服，在陌生的环境中要注意日常保健，减少户外活动，避免接触各种致敏的动植物，适当服用预防性药物，减少发病机会。在季节更替之时，要及时增减衣被，增强机体对环境的适应能力。

常见疾病防治与养生保健

下篇

人到中老年，身体状况逐渐走下坡路，各个器官的功能开始减退，免疫功能逐渐减弱，一些疾病就会随之而来。

2019年，我国人均健康预期寿命仅为68.7岁，患有一种以上慢性病的老年人比例高达75%，失能和部分失能老年人超过4000万。中老年疾病以高血压病、高脂血症、糖尿病、高尿酸血症、慢性阻塞性肺疾病、颈肩腰腿痛等为常见，均为慢性病症，目前尚无法根治，大多需要长期服药控制，因此需要养生保健，以提高生存质量和生存时间。

中医药学的突出优势在于整体观念及辨证论治，强调个体化治疗，故对慢性病症的中医辨证及处方用药宜咨询专业中医师，不可盲目使用中药。一般中老年人可采用药膳进行养生保健，在判断出身体基本的寒热虚实之后，采用符合中医药基本理论的"辨证施膳"，养生保健效果会比较理想；针灸宜采用无创痛的"天灸罐、天灸贴、随身灸"等方法；推拿宜采用原始点疗法，安全有效且具有良好的可操作性，让自己成为自己的家庭针灸医生。

未病先防，既病防变，健康的饮食及适度的运动是防病治病的基本措施。预防调护得当，将为健康长寿打下坚实的基础。

第十章　高血压病

高血压是指在静息状态下动脉收缩压和（或）舒张压增高，诊断标准见表 10-1。高血压病是一种以动脉压升高为特征，可伴有心脏、血管、脑和肾脏等器官功能性或器质性改变的全身性疾病，它有原发性高血压和继发性高血压之分。高血压发病的原因很多，可分为遗传和环境两个方面。

表 10-1　2000 年中国高血压诊断标准

类别	收缩压（mmHg）	舒张压（mmHg）
正常血压	＜ 120	＜ 80
正常高值	120 ～ 139	80 ～ 89
高血压	≥ 140	≥ 90
1 级高血压（轻度）	140 ～ 159	90 ～ 99
2 级高血压（中度）	160 ～ 179	100 ～ 109
3 级高血压（重度）	≥ 180	≥ 110
单纯收缩期高血压	≥ 140	＜ 90

高血压病往往缺乏特异的临床表现，早期或轻型高血压可无症状，当病情进展时，也可表现为头晕、目眩、头痛，甚至视物旋转等症状，因而中医将其归为"眩晕""头痛"的范畴。

中老年中医药养生宝典

【临床表现】

高血压病的症状因人而异。早期可能无症状或症状不明显，仅仅会在劳累、精神紧张、情绪波动后发生血压升高，并在休息后恢复正常。随着病程延长，血压明显地持续升高，逐渐会出现各种症状，此时被称为缓进型高血压病。

缓进型高血压病常见的临床症状有头痛、头晕、注意力不集中、记忆力减退、肢体麻木、夜尿增多、心悸、胸闷、乏力等。当血压突然升高到一定程度时，甚至会出现剧烈头痛、呕吐、心悸、眩晕等症状，严重时会发生神志不清、抽搐。这就属于急进型高血压和高血压危重症，多会在短期内发生严重的心、脑、肾等器官的损害和病变，如中风、心肌梗死、肾功能衰竭等。症状与血压升高的水平并无一致的关系。

【中医治疗】

（一）辨证论治

1. 肝阳上亢

临床表现：头痛头胀，眩晕耳鸣，面红目赤，急躁易怒，口苦心烦，舌红，脉弦有力。

诊断要点：头痛头胀，眩晕，面红目赤，急躁易怒。

治法：平肝潜阳，清热息风。

方剂：天麻钩藤饮加减。

用药：天麻 10g，钩藤 10g，生石决明 30g，栀子 6g，黄芩 10g，川牛膝 10g，杜仲 15g，首乌藤 10g，桑寄生 15g，茯神 15g，龙骨 30g，牡蛎 30g。

可配用珍菊降压片、罗布麻降压片、钩藤片、降压糖浆。

2. 阴虚阳亢

临床表现：除了具有一般阳亢症状外，还有心悸，怔忡，失眠，健忘，脉弦细而数，舌质绛红，舌苔黄。

诊断要点：面红目赤，急躁易怒，心悸，失眠，脉弦细而数。

治法：滋肾养心，平肝潜阳。

方剂：知柏地黄丸（改为汤剂）加减。

用药：熟地黄 10g，山药 10g，山茱萸 10g，牡丹皮 10g，泽泻 10g，茯苓 15g，知母 10g，黄柏 15g，生龙骨、生牡蛎各 20g，龟甲 20g，酸枣仁 10g，龙眼肉 10g，远志 6g。

可配用降压养血冲剂、降压丸，或者选用知柏地黄丸、杞菊地黄丸。

3. 肝肾阴虚

临床表现：头晕目眩，腰酸腿软，五心烦热，失眠，耳鸣，舌质干红，少苔或无苔，脉弦细。

诊断要点：腰酸腿软，五心烦热，失眠，耳鸣。

治法：滋肾养肝。

方剂：杞菊地黄丸（改为汤剂）加减。

用药：熟地黄 10g，山药 10g，山茱萸 10g，枸杞子 10g，菊花 10g，制何首乌 10g，杜仲 20g，女贞子 15g，墨旱莲 15g。

可选用杞菊地黄丸。

4. 阴阳两虚

临床表现：四肢不温伴乏力，腰酸，头痛，耳鸣，五心烦热，舌淡苔白，脉弦细。

诊断要点：四肢不温伴乏力，五心烦热。

治法：育阴助阳。

方剂：偏于阳虚者，选用右归丸（改为汤剂）加减；偏于阴虚者，选用左归丸（改为汤剂）加减。

用药：偏阳虚：熟地黄 10g，山药 10g，枸杞子 10g，杜仲 20g，山茱萸 10g，肉桂（后下）3g，制附子（先煎 1 小时）10g，菟丝子 15g，当归 6g，鹿角胶（烊化）10g。

偏阴虚：熟地黄 10g，山药 10g，枸杞子 10g，山茱萸 10g，当归 6g，鹿角胶（烊化）10g，龟甲胶（烊化）10g，怀牛膝 20g。

可选用补肾丸、金匮肾气丸。

以上各证若兼内风者，可加潜降息风药，如菊花、钩藤、龙骨、牡蛎、珍珠母等；兼血瘀者，可加活血化瘀、行气通络之品，如丹参、川芎、当归、桃仁、红花、地龙等；若兼痰阻者，可加豁痰利气之属，如胆南星、半夏、陈皮、远志、天竺黄、川贝母等。

（二）针灸推拿

1. 天灸罐疗法

在颈椎到腰骶椎正中部位以及心区、肝区、肾区对应的脊柱两侧拔罐，也可用随身灸替代天灸罐，用于以上部位。另外，可用天灸片贴风池、曲池、丰隆、太冲、太溪等穴

（图 10-1）。

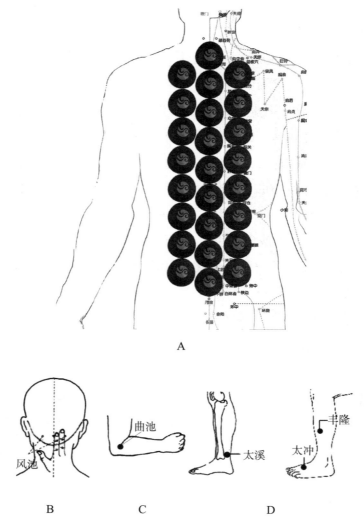

A

B　　　　　C　　　　　D

图 10-1　高血压病的天灸罐治疗穴位

2. 原始点疗法

推按头部、颈部及上背部原始痛点。如果下背部及骶椎有原始痛点，也需推按。偏寒体质者须用热源温之。

【养生保健】

（一）药食养生

1. 饮食宜忌

（1）首先要控制碳水化合物的摄入，提倡多吃复合糖类，少吃葡萄糖、果糖及蔗糖。

（2）限制脂肪的摄入。烹调时选用植物油，可多吃海鱼。

（3）适量摄入蛋白质。高血压病人每日蛋白质的摄入量以每公斤体重 1g 为宜。每周可吃 2 ～ 3 次鱼肉。如高血压合并肾功能不全时，应限制蛋白质的摄入。

（4）多吃含钾、钙丰富而含钠低的食物，如马铃薯、茄子、海带、莴笋；多吃含钙高的食物，如牛奶、酸牛奶、虾皮。少喝肉汤。

（5）限制盐的摄入量，每日应控制在 5g 以下。这个摄入量指的是食盐量，包括烹调用盐及其他食物中所含钠折合成食盐的总量。

（6）多吃新鲜蔬菜、水果。

（7）适当增加海产品的摄入，如海带、紫菜、海产鱼等。

2. 药膳食疗

（1）葛根茶：制作方法为将葛根洗净，切成薄片，每天30g，加水煮沸后，当茶饮用。经常饮用葛根茶，对治疗高血压具有明显的疗效。

（2）玉米须茶：泡茶饮用，每天数次，每次 25 ～ 30g。玉米须不仅具有很好的降血压功效，而且还有止泻、止血、利尿和养胃的功效。临床上应用玉米须治疗因肾炎引起的浮肿和高血压，疗效尤为明显。

（3）夏桑菊茶：夏枯草 6g，桑叶 10g，菊花 9 朵，冰糖适量。将前三种药材用清水冲去浮尘，放入加热容器内，加入适量水，浸泡 10 分钟，用大火烧开，再煮 5 分钟，关火，让药材在汤中浸泡冷却，过滤后，加入适量的冰糖，即可饮用。功效：清肝泻火、明目，适用于肝阳上亢引起的高血压。

（4）荷叶柠檬苦瓜茶：荷叶干品 10g，柠檬 5g，苦瓜干品 4 片。将荷叶、苦瓜清洗，把荷叶撕成小片，把全部材料放入杯中，倒入沸水，盖盖子闷泡约 10 分钟后饮用，适用于高血压伴肥胖者。

（5）天麻钩藤茶：天麻 5g，钩藤 6g，绿茶 10g。将天麻、钩藤洗净，加水适量，煎煮 2 次，去渣。用上述汁液冲泡绿茶，盖严盖子后浸泡 5 ～ 10 分钟即可。每日 1 次，代茶饮用。功效：平肝潜阳、祛风定眩，适用于肝阳上亢引起的高血压伴头晕目眩者。

（6）降压茶：杜仲 10g，怀牛膝 10g，菊花 6g，钩藤 10g。冷水冲洗去浮尘，以适量开水泡服，每日 1 份，反复泡用。功效：平肝潜阳、补益肝肾，适用于高血压伴腰酸、腰痛者。

（7）西米猕猴桃粥：西米 100g，猕猴桃 200g，白糖 100g。洗净西米，浸泡 30 分钟，沥干；猕猴桃去皮，用刀切成豆粒大小的果丁。水用大火烧开，倒入西米，水再烧开后，改成中火，将其他原料放入锅中，稍煮即成。功效：解热，止渴，通淋，适用于高血压伴口渴、烦热者。

（8）山楂粥：山楂 30 ～ 40g，粳米 100g，砂糖 10g。先将山楂入砂锅煎取浓汁，去渣，然后加入粳米、砂糖煮粥。功效：降血脂、降血压，适用于高血压伴高血脂者。

（9）桃仁粥：桃仁 10 ～ 15g，粳米 50 ～ 100g。先将桃仁捣烂如泥，加水研汁去渣，同粳米煮为稀粥。功效：活血化瘀，适用于瘀血型高血压。

（10）葛粉粥：葛根粉 30g，粳米 100g，枸杞子 10g，蜂蜜适量。将粳米洗净，浸泡 3 小时，枸杞子洗净。粳米与葛根粉、枸杞子同入砂锅内，加水适量，煮为稀粥。功效：降血脂，降血压，适用于高血压伴胸痛者。

（二）预防调护

1. 预防高血压病的九项注意

一是减少食盐的摄入量。高血压病患者每人每天摄入食盐的总量应少于 5g。

二是保证合理膳食。高血压病患者应限制脂肪摄入，少吃肥肉、动物内脏、油炸食物、糕点、甜食，多吃新鲜蔬菜、水果、鱼、蘑菇、低脂奶制品等。

三是有效控制体重，可预防高血压。控制体重最有效的方法是节制饮食，减少每天摄入的总热量。

四是戒烟。烟中含有尼古丁，能刺激心脏，使心跳加快，血管收缩，导致血压升高。

五是限酒。大量饮酒，尤其是烈性酒，可使血压升高。有些患者即使饮酒后当时血压不高，但过后几天仍可出现血压高于平常。

六是增加体力活动。适当的体育锻炼可增强体质、减肥和维持正常体重，可采用慢跑、快步走、游泳、骑自行车、练体操等活动，每次活动一般以 30～60 分钟为宜，强度因人而异。

七是注意心理因素、社会因素的影响。高血压病患者应注意劳逸结合，保持心情舒畅，避免情绪大起大落。

八是如果通过 3 个月至 6 个月的非药物治疗，血压控制良好，可继续维持。如无效，则应改用降压药物进行规范治疗，不能因为年轻或无明显症状而不用药。

九是坚持使用食疗、茶疗或其他保健方法，对于稳定高血压和调节全身功能都有良好作用。

2. 避免陷入对高血压认识的十大误区

人们对高血压的认识存在十大误区，老年人一定要加以鉴别，千万不能被错误的认识蒙蔽了头脑。现在把这些错误认识分别辨析如下：

一是老年人血压高点儿没关系。这是普遍存在的错误认识，正确的认识是：如果血压高于高血压的诊断标准，都应该治疗。

二是把血压降得越快、越低越好。这是不对的。除了高血压急症外，降压治疗应缓慢进行，不能求之过急，持续、平稳地降压才是正确的降压原则。血压达标通常需要

4～12周。普通高血压患者的血压要低于140/90mmHg，糖尿病、肾病、脑血管病和冠心病等高危病人的血压要低于130/80mmHg，但血压并非降得越低越好。因为血压过低，会导致脑血流灌注不足，增加脑缺血的风险。

三是要靠输液治疗高血压。这是对高血压治疗的一大认识误区。除了高血压急症，如高血压危象、高血压脑病，确实需要静脉点滴进行降压治疗外，一般的高血压是不需要输液治疗的。

四是保健品能治疗高血压。大多数保健品，如天然保健食品、饮品以及降压器具（如降压枕头、降压手表、降压项链、降压帽子、降压鞋垫等），不具备明确的降压作用。这些保健品的降压作用一般很轻微，不能达到治疗目标，反而会延误规范治疗。

五是一发现血压高就紧张。人的24小时血压水平是不恒定的，有波峰有波谷，不同时间段量血压，其数值有所不同，而且还受气候、心理、身体因素的影响。高血压患者不能一发现血压不稳就紧张。正确的做法是，在医生的指导下调整药量。

六是全凭感觉用药。血压高是用血压计测量出来的，即便患者没有不适感觉，也不能说明血压不高。高血压患者应定期测量血压，每周至少测量血压1次。

七是血压正常就停药。一定不能这样做。高血压病人通常需要终生服用降压药，如果盲目停药，血压会再次升高，导致血压波动过大，对心、脑、肾等靶器官的损害会更严重。

八是吃了药就不用改变生活方式。高血压是多种因素综合作用造成的结果，治疗也应该是综合的，改善生活方式和药物治疗缺一不可。

九是频繁换药。大多数长效降压药需要 2～4 周才能充分发挥降压效果，所以需要一定的观察时间，不能频繁换药。须遵医嘱，规范用药。

十是闷头吃药，不看效果。降压的目的不仅要将血压降至目标水平，而且要长期稳定。要定期测量血压，做好记录，掌握用药量与血压变化之间的关系，了解需要用多大剂量或怎样联合用药，才能使血压稳定在理想水平。

第十一章 高脂血症

高脂血症是指血浆脂质中有一种或多种成分含量超出正常，无论是胆固醇含量增高，还是甘油三酯的含量增高，或是两者皆增高，统称为高脂血症。高脂血症的检验标准：空腹血清胆固醇（TC）＞ 6.2mmol/L；甘油三酯（TG）＞ 2.28mmol/L；高密度脂蛋白（HDL–C）＜ 0.09mmol/L。高脂血症与冠心病的发生有密切的关系，尤其是胆固醇与甘油三酯皆增高者，患冠心病的危险性更大。

【临床表现】

高脂血症导致的病理变化主要是脂质在真皮内沉积所引起的黄色瘤和脂质在血管内皮沉积所引起的动脉硬化。动脉粥样硬化的发生和发展又是一个缓慢、渐进的过程，因此，在通常情况下，多数患者并无明显症状和异常体征。不少人是由于其他原因进行血液生化检验时，才发现血浆脂蛋白水平升高。

【中医治疗】

（一）辨证论治

1. 湿浊内滞

临床表现：一般没有明显症状，仅经化验发现血脂增高。患者可有家族史，或有长期高脂饮食史。形体偏胖，食欲较好，舌质淡红，苔腻，脉象细滑、沉细或弦细。

诊断要点：形体偏胖，苔腻，脉象细滑。

治法：调理肝脾，化湿消食。

方剂：三仙降脂方加减。

用药：麦芽15g，神曲12g，陈皮12g，生山楂30g，枸杞子12g，丹参15g，甘草5g。

可配用血脂康胶囊、绞股蓝总甙片（胶囊）。

2. 痰浊瘀阻

临床表现：体形肥胖，面色滞黯，肢体沉重，头晕背沉，胸中满闷，或时发心胸闷痛，困倦嗜卧，舌淡或质黯，苔白腻，脉细缓或细滑。

诊断要点：体形肥胖，面色滞黯，胸中满闷。

治法：化痰祛浊，调气活血。

方剂：化痰活血汤加减。

用药：制何首乌15g，黄芪12g，陈皮6g，苍术6g，丹参15g，赤芍10g，地龙12g，生山楂15g。

可配用脂必妥片、降脂灵颗粒（片）。

（二）针灸推拿

1. 天灸罐疗法

在上下腹部对应的背后脊柱及两侧部位拔罐，加拔肚脐及肚脐上下左右穴位各 1 个，也可用随身灸替代天灸罐用于以上部位，还可用天灸片贴丰隆、阴陵泉穴（图 11–1）。

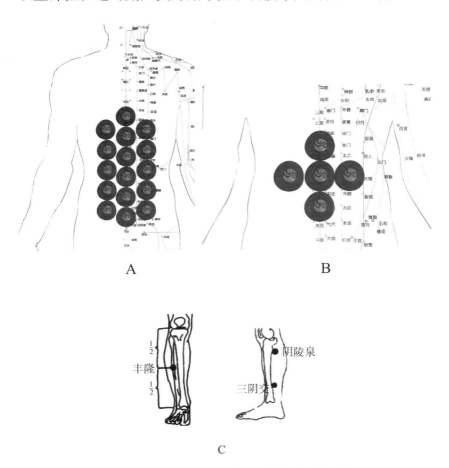

A   B

C

图 11–1　高脂血症的天灸罐治疗穴位

2. 原始点疗法

推按下背部之原始痛点，偏寒体质者须用热源温之。

【养生保健】

（一）药食养生

1. 饮食宜忌

（1）节制主食，体重超重或肥胖者尤应注意节制。忌食纯糖食品及甜食。

（2）多食用鱼类（尤其是海产鱼类）、大豆及豆制品、禽肉、瘦肉等能提供优质蛋白而饱和脂肪酸、胆固醇较低的食物。

（3）控制动物肝脏及其他内脏的摄入量，对动物脑、蟹黄、鱼子等要严格限制。

（4）用植物油烹调，尽量减少动物油脂摄入。

（5）已发现许多食物具有降血脂作用，如大蒜、茄子、大豆、茶叶、洋葱、海带及鱼类等，此外还有菌类，如灵芝、香菇及木耳；植物油，因其含有人体必需的不饱和脂肪酸，能降低血胆固醇，尤以芝麻油、玉米油、花生油等为佳；其他食物，如山楂、芹菜、冬瓜、粗燕麦、苹果等，均有不同程度的降血脂作用。

2. 药膳食疗

（1）泽泻粥：泽泻 15～30g，粳米 50～100g，砂糖适量。先将泽泻洗净，煎汁去渣，加入淘净的粳米，共煮成稀粥，再加入砂糖，稍煮即成。功效：降血脂，泻肾火，消水肿。适用于高脂血症、小便不利、水肿等。

（2）玉米粥：玉米100g，黄豆粉15g。在水快要煮开的时候，加入玉米及豆粉，一起煮成粥状，在微温时服用。功效：降低血液胆固醇浓度，防止其沉积于血管壁，防治脂肪肝。

（3）洋葱粥：洋葱（白皮）100g，粳米50g。洋葱洗净切成片，粳米淘洗干净。将洋葱、粳米煮成稀粥，作早餐食用。功效：降低人体外周血管和心脏冠状动脉的阻力，具有降低"坏血脂"、预防血栓形成的作用。

（二）预防调护

1. 控制理想体重

许多流行病学资料显示，肥胖人群的平均血浆胆固醇和甘油三酯水平显著高于同龄的非肥胖者。除了体重指数（BMI）与血脂水平呈明显正相关外，身体脂肪的分布也与血浆脂蛋白水平关系密切。一般来说，中心型肥胖者更容易发生高脂血症。肥胖者的体重减轻后，血脂紊乱亦可恢复正常。

2. 进行体育锻炼

体育锻炼不但可以增强心肺功能、改善胰岛素抵抗和葡萄糖耐量，而且可以减轻体重、降低血浆甘油三酯和胆固醇水平，升高高密度脂蛋白水平。

为了做到安全、有效，进行运动锻炼时应注意以下事项：

（1）运动强度：通常以运动后的心率水平来衡量运动量的大小，适宜的运动强度一般是运动后的心率控制在个人最大心率的80%左右。运动形式以中速步行、慢跑、游泳、跳绳、做健身操、骑自行车等有氧活动为宜。

（2）运动持续时间：每次运动开始之前，应先进行5～10分钟的预备活动，使心率逐渐达到上述水平，然后维持20～30分钟。运动完后最好再进行5～10分钟的放松活动。每周至少活动3～4次。

（3）运动时应注意安全保护。

3. 戒烟

吸烟可升高血浆胆固醇和甘油三酯水平，降低高密度脂蛋白水平。停止吸烟1年后，血浆高密度脂蛋白可上升至不吸烟者的水平，冠心病的危险程度可降低50%，甚至接近于不吸烟者。

4. 避免陷入对高脂血症认识的六大误区

人们对高脂血症认识有六大误区，以下一一列举，提醒大家避免陷入以下误区。

（1）高血脂就是甘油三酯高。许多人觉得，高血脂就是"油水"过多，也就是甘油三酯指标高。其实不然，血脂是血液中脂肪类物质的总称，其中主要包括胆固醇和甘油三酯。血脂异常一般包括三类情况，即血清中的总胆固醇或低密度脂蛋白高于正常范围、甘油三酯水平高于正常范围，或高密度脂蛋白水平低下。

（2）瘦人不会得高脂血症。高脂血症分为原发性和继发性。原发性高脂血症与环境及遗传因素相关；继发性高脂血症则继发于其他疾病，如糖尿病、高血压、肾病综合征、甲状腺功能低下、慢性阻塞性肺疾病、胰腺炎等。因此，体形偏瘦的人亦可能得高脂血症。

（3）化验单上无"箭头"就正常。一般人群与已经患有冠心病、高血压、糖尿病等的患者或者已经发生过心肌梗死、中风的患者相比，判定血脂正常值的标准是不同的。这些患病人群的血脂目标值要控制得更严格，应低于血脂化验单上的参考值，即低密度脂蛋白须低于100mg/dL或者2.6mmol/L。另外，40岁以上男性、绝经的女性、肥胖者，以及有黄色瘤、有血脂异常及有心脑血管病家族史的人，其胆固醇指标也不能仅仅参考化验单上的指标，而应该控制得更低一些，且这类人群作为患高脂血症的高危人群，应该每年检测一次血脂。

（4）没有症状就不必治疗。高脂血症如果长期得不到控制，最容易引发三类疾病：一是心脏疾病，包括心脏冠状动脉粥样硬化、冠心病、心绞痛或者心肌梗死；二是脑血管疾病，主要是脑血管硬化导致的脑栓塞、脑出血；三是肾脏疾病，肾动脉硬化很容易引发尿毒症。为了预防上述心、脑、肾疾病的出现，降血脂治疗不可忽视。

（5）夏季饮食清淡就可停药。降脂药往往有两方面作用：一是能降低血脂；二是有抗动脉粥样硬化和稳定斑块的作用。调脂、降脂是一个长期的过程，治疗期间除了要调整饮食和增强运动外，降脂药物的增减应该听取医生的意见，不要随意停药。

（6）血脂降得越低越好。研究发现，血脂过低，肿瘤的发生率会有所增加。因为胆固醇和甘油三酯都是人体必需的营养物质，太多或太少，都不利于健康。

第十二章　高尿酸血症

高尿酸血症是嘌呤代谢障碍和（或）尿酸排泄减少所引起的代谢性疾病。临床上分为原发性和继发性两大类。前者多由先天性嘌呤代谢异常所致，常与肥胖、糖脂代谢紊乱、高血压、动脉硬化和冠心病等聚集发生，后者则由某些系统性疾病或者药物引起。多种因素（年龄、性别、种族、肥胖、饮食习惯，伴有高血压、高脂血症、糖尿病、冠心病等疾病）可能是引起高尿酸血症的外部原因。因此，高尿酸血症是受遗传因素和环境因素的共同作用的。少数患者可以发展为痛风，出现急性关节炎、痛风肾病和痛风石等临床表现。

高尿酸血症诊断标准：男性和绝经后女性血尿酸＞420μmol/L（7.0mg/dL）、绝经前女性＞350μmol/L（5.8mg/dL），即可诊断为高尿酸血症。近年流行病学研究发现，高尿酸血症与2型糖尿病、冠心病、高血压及心功能不全等的发生、发展密切相关。

中医学并无"高尿酸血症"等病名的记载，根据其发病的临床症状，一般认为本病当属于中医"痛风"范畴。

【临床表现】

临床多见于40岁以上的男性，女性多在围绝经期后发病。常有家族遗传史。

（一）无症状

病人仅有波动性或持续性高尿酸血症，从血尿酸增高至症状出现的时间可长达数年至数十年，有些人可终身不出现症状。随着年龄增长，痛风的患病率增加，并与高尿酸血症的水平和持续时间有关。

（二）急性痛风性关节炎

急性关节炎多在夜间突然发生，表现为受累关节剧痛，首发关节常为拇趾关节，其次为踝、膝等关节。关节红、肿、热和压痛，全身无力、发热、头痛等。可持续 3 ～ 11 天。饮酒、暴食、过劳、着凉、手术刺激、精神紧张等均可成为发作诱因。

（三）慢性痛风性关节炎

由急性发病至转为慢性关节炎平均 11 年左右，关节出现僵硬畸形，运动受限。30% 左右病人可见痛风石和发生肾脏并发症以及输尿管结石等。晚期出现高血压、肾动脉硬化、脑动脉硬化、心肌梗死等。少数病人死于肾功能衰竭和心血管意外。

（四）肾脏病变

主要表现在两个方面：

1. 痛风性肾病。起病隐匿，早期仅有间歇性蛋白尿，随着病情的发展而呈持续性，伴有肾浓缩功能受损时夜尿增多，晚期可发现肾功能不全，表现为水肿、高血压、血尿素氮和肌酐升高。少数患者表现为急性肾衰竭，出现少尿或无尿，最初 24 小时尿酸排出增加。

2. 尿酸性肾石病。10% ～ 25% 的痛风患者肾脏有尿酸结石，呈泥沙样，常无症状，结石较大者可发生肾绞痛、血尿。当结石引起梗阻时，可导致肾积水、肾盂肾炎、肾积脓或肾周围炎，严重者可致急性肾衰竭。

（五）眼部病变

肥胖的痛风患者常反复发生睑缘炎，在眼睑皮下组织中发生痛风石，有的逐渐长大、破溃，形成溃疡而使白色尿酸盐向外排出。部分患者可出现反复发作性结膜炎、角膜炎与巩膜炎。在急性关节炎发作时，常伴发虹膜睫状体炎。眼底视神经盘往往轻度充血，视网膜可发生渗出、水肿或渗出性视网膜脱离。

【中医治疗】

（一）辨证论治

1. 湿热蕴结

临床表现：发病突然，关节活动受限，伴有发热烦渴，口苦而黏，小便黄赤，大便不爽，舌苔薄黄或薄黄而腻，脉弦滑数。

诊断要点：发热烦渴，口苦而黏，大便不爽，小便黄赤。

治法：清热通络，祛风除湿。

方剂：四妙散加减。

用药：黄柏 15g，薏苡仁 15g，怀牛膝 15g，穿山龙 15g，秦艽 10g，忍冬藤 15g，赤芍 10g，绵萆薢 10g，泽泻 10g，百合 10g，苍术 6g，络石藤 15g。

可选用二妙丸、痛风定胶囊。

2. 痰浊痹阻

临床表现：关节及其周围组织有疼痛感，关节肿胀不明显，局部皮肤发红、发热不明显，形体肥胖，胸脘痞满。舌胖，质紫黯，苔白腻，脉濡或滑。

诊断要点：形体肥胖，胸脘痞满。舌胖，质紫黯，苔白腻。

治法：健脾祛湿，化痰通络。

方剂：六安煎加减。

用药：陈皮 15g，法半夏 10g，茯苓 15g，炙甘草 10g，杏仁 10g，白芥子 9g，白术 10g，穿山龙 15g，络石藤 15g。

可选用二陈丸。

3. 瘀热阻滞

临床表现：关节红肿刺痛，局部肿胀变形，屈伸不利，肌肤色紫黯，按之稍硬，病灶周围或有硬结，肌肤干燥，皮色黯。舌质紫黯或有瘀斑，苔薄黄，脉细涩或沉弦。

诊断要点：肌肤色紫黯，病灶周围或有硬结，舌质紫黯或有瘀斑。

治法：清热凉血，活血化瘀。

方剂：凉血四物汤加减。

用药：当归 15g，黄连 6g，栀子 6g，香附 10g，川芎 10g，赤芍 15g，生地黄 15g，桃仁 10g，红花 6g。

可配用血府逐瘀口服液。

4.肝肾阴虚

临床表现：病已有年，足趾疼痛、肿胀反复出现，局部压痛明显，关节屈伸不利，口干咽燥，五心烦热，头昏目眩，疲乏无力，腰膝酸软，大便时干，夜尿频多，舌红少苔，脉细数。

诊断要点：口干咽燥，五心烦热，腰膝酸软，大便时干，舌红少苔，脉细数。

治法：滋肝补肾。

方剂：杞菊地黄丸（改为汤剂）加减。

用药：枸杞子15g，菊花10g，熟地黄10g，山茱萸10g，山药15g，茯苓15g，泽泻10g，牡丹皮15g。

可选用六味地黄丸。

（二）天灸罐及原始点疗法

1.天灸罐疗法

在上腹部和下腹部对应的背部脊柱正中督脉及两侧膀胱经部位拔罐（图12-1A），也可用随身灸替代天灸罐用于以上部位，另外在丰隆、阴陵泉、三阴交贴天灸片（图12-1B）。

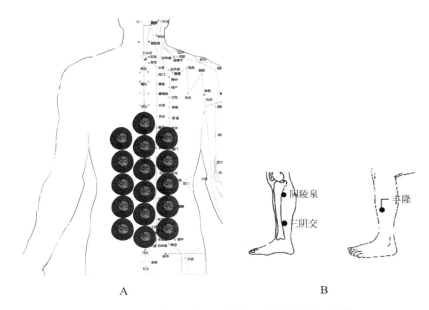

图 12-1　高尿酸血症的天灸罐治疗穴位

2. 原始点疗法

推按下背部脊柱棘突旁两侧、踝部及足背部之原始痛点，偏寒体质者须用热源温之。

【养生保健】

（一）药食养生

1. 饮食宜忌

（1）限制嘌呤摄入。禁止食用嘌呤含量高的食物。一般而言，在痛风发作期，饮食应以低嘌呤类为主，禁食中、高嘌呤类食物；高尿酸血症时，应以低嘌呤类为主，避免摄入高嘌呤类食物。

（2）多食精白米、玉米、小麦粉（如精白面包、馒头、面条、通心粉、苏打饼干等）、结球甘蓝（俗称卷心菜）、胡萝卜、南瓜（俗称倭瓜）、番茄（俗称西红柿）、萝卜、甘薯（又称山芋）、马铃薯（俗称土豆）、龙眼（又称桂圆）、各种蛋类、牛奶等食物。

（3）补充维生素。每天注意补充富含维生素 C、维生素 B 族的食物，如蔬菜、水果、海藻类产品（如海带、紫菜等），因为此类食物能够使组织内的尿酸盐溶解，同时这些食物多属碱性，可防止尿酸结晶形成，促进其溶解，增加尿酸排出量。

（4）保持适宜体重，避免超重或肥胖。因此，需要限制碳水化合物的摄入。

（5）适量摄入蛋白质。高尿酸病人每日蛋白质的摄入量以每公斤体重 0.8 ～ 1g 为宜，以植物蛋白为主，但不宜饮用豆奶；动物蛋白可选牛奶、鸡蛋。

（6）保证液体入量充足，有利于尿酸排出，预防肾结石。每日应饮水 2000mL 以上，8 ～ 10 杯水。饮料以普通开水、淡茶水、矿泉水、鲜果汁、菜汁等为宜。

（7）低盐饮食。因为钠具有促进尿酸沉淀的作用，因此建议痛风患者采用低盐饮食，每天食盐摄入量不超过 3g。

（8）禁止饮酒。因为酒类，尤其是啤酒，能够造成机体内乳酸堆积，影响尿酸排出，诱使痛风发作。

2.药膳食疗

（1）芹菜粥：芹菜 100g（包括根须），大米 30g，加水 750mL 煮粥，加调料食用。功效：清热平肝，祛风利湿，适用于高尿酸血症和高血压。

（2）栗子粥：栗子粉 30g，糯米 50g，水 750mL，煮粥食用。功效：补肾，益腰脚。

（3）葡萄粥：大米 50g，鲜葡萄 30g，水 750mL。将水煮开后放入大米，再煮开后放入鲜葡萄（将鲜葡萄去籽），共煮30 分钟。功效：补肝肾，益气血，适用于高尿酸血症和痛风初起。

（4）冬瓜海带汤：带皮冬瓜 200g，干海带 50g 发软后切成丝，共煮成汤，放少许酱油、醋调味，连冬瓜、海带一起佐餐食用，每日 1 ～ 2 剂，吃至血尿酸降至正常。适宜于高尿酸血症和痛风初起，对尿酸性肾结石和肾病，也有预防和辅助治疗的作用。

（二）预防调护

1. 预防高尿酸血症的五项注意

控制碳水化合物的摄入量和体重。肥胖是痛风病的危险因素之一，临床上常见此类病人的 BMI 超过正常范围，而肥胖的主要原因是碳水化合物摄入过多。

摄取足量水分和保证每日排尿量。每日液体摄入量应在2000 ～ 3000mL，以增加尿量，促进尿酸排出。肾功能正常的病人每日液体摄入总量应不少于 2000mL，但是禁止饮用酒类、肉汤等易造成血尿酸升高的液体，最好是饮用白开水。为了防止夜间尿液浓缩，尿酸在尿液中的浓度升高，引起尿路结石，可于睡前少量饮水。

适量运动。适量的运动可以帮助痛风患者控制理想体重，还可增强机体的防病能力，缓解关节疼痛，防止关节挛缩及肌肉失用性萎缩。但要注意避免腿部剧烈的运动，如登山、长跑等。

2. 避免陷入对高尿酸血症认识的四大误区

（1）误认为无症状的高尿酸血症不需要治疗。有些高尿酸血症病人无症状，仅表现为尿酸高，也可以称为高尿酸血症早期，随着病情发展，就可能引起痛风发作。如果不采取措施，会形成痛风石、肾结石等，甚至导致肾功能衰竭。因此，无论是否有痛风发作，都应该采取降尿酸治疗。

（2）控制饮食是针对痛风的主要治疗手段，而不用任何药物。人体内每天产生尿酸约750mg，80%来源于自身的嘌呤代谢，20%来源于食物摄取。每天排泄的尿酸量为500～1000mg，其中2/3经肾脏排泄，1/3经肠内分解。高尿酸血症主要缘于尿酸产生过多及排泄过少。严格限制高嘌呤食物对降低血尿酸浓度的作用有限，仅能降低血尿酸浓度1mg/dL。

（3）不需要控制碳水化合物的摄入。这种认识不正确。体重指数是与高尿酸血症成正相关的，因此对于肥胖或超重的患者，除了限制嘌呤含量高的食物以外，更应控制每日碳水化合物的摄入总量。

（4）将动物性食物等同于高嘌呤食物。有些蔬菜并不属于低嘌呤食物，比如豆类及其制品、芦笋、香菇、紫菜、豆苗等，嘌呤含量就比较高。因此，一些痛风患者将蔬菜等同于低嘌呤食物，坚持"宜素不宜荤"的说法是片面的。

第十三章　糖尿病

　　糖尿病是由遗传因素、微生物感染及其毒素、自由基毒素、免疫功能紊乱、精神因素等各种因素单独或者综合作用于人体，导致胰岛功能减退和（或）胰岛素抵抗等，从而引发的糖、蛋白质、脂肪、水和电解质等一系列代谢紊乱的综合征，临床上以高血糖为主要特点，典型病例可出现多尿、多饮、多食、消瘦等表现，即"三多一少"症状。以下情况可确诊糖尿病：具有典型糖尿病症状，加随机血糖 ≥ 11.1mmol/L，或加空腹血糖 ≥ 7.0mmol/L，或加糖耐量实验（OGTT）2 小时血糖 ≥ 11.1mmol/L。若无典型糖尿病症状，需再测一次才能确认诊断。

　　糖尿病一般归属于中医"消渴"的范畴。消渴是以多饮、多食、多尿、身体消瘦为特征的一种疾病。

【临床表现】

　　发生严重高血糖时，会出现典型的多饮、多尿、多食和消瘦，即"三多一少"症状，多见于 1 型糖尿病。发生糖尿病酮症或酮症酸中毒时，"三多一少"症状更为明显。

　　疲乏无力，肥胖，多见于 2 型糖尿病。2 型糖尿病患者发病前常较肥胖，若得不到及时诊断和治疗，体重会逐渐下降。

还有许多患者可无任何症状，仅于健康检查或因其他疾病就诊时经化验发现高血糖。

【中医治疗】

（一）辨证论治

1. 肺热津伤

临床表现：烦渴多饮，口干舌燥，尿频量多，烦热多汗，舌边尖红，苔薄黄，脉洪数。

诊断要点：口渴多饮，口干舌燥，尿频量多。

治法：清热润肺，生津止渴。

方剂：消渴方（《丹溪心法》）加减。

用药：生地黄、天花粉各18g，黄连、荷梗各10g，沙参、麦冬各15g，藕汁、姜汁、蜂蜜各适量。

可选用消渴丸。

2. 胃热炽盛

临床表现：多食易饥，形体消瘦，大便干燥，口渴，尿多，舌干质红，苔黄燥，脉细数。

诊断要点：多食易饥，形体消瘦，大便干燥，口渴，尿多。

治法：清胃泻火，养阴增液。

方剂：玉女煎加减。

用药：生石膏30g，熟地黄24g，麦冬、牛膝各9g，知母、黄连、栀子各6g。

可配用牛黄清胃丸。

3. 气阴亏虚

临床表现：口渴引饮，能食与便溏并见，或腹胀，饮食减少，精神不振，四肢乏力，形体消瘦，舌质淡红，苔白而干，脉弱。

诊断要点：能食与便溏并见，四肢乏力，形体消瘦。

治法：益气健脾，生津止渴。

方剂：玉泉丸（改为汤剂）加减。

用药：人参 10g，黄芪 25g，天花粉、葛根、麦冬、茯苓各 15g，炙甘草 6g。

可选用玉泉颗粒，配用生脉饮、参芪降糖颗粒。

4. 肾阴亏虚

临床表现：尿频量多，浑浊如脂膏，或尿甜，腰膝酸软，乏力，头晕，耳鸣，口干唇燥，皮肤干燥，或五心烦热，骨蒸潮热，盗汗，遗精等，舌质红，苔少，脉细数。

诊断要点：尿频量多，伴肾阴亏虚之证候。

治法：滋阴固肾。

方剂：六味地黄丸（改为汤剂）加减。

用药：熟地黄 24g，山茱萸、怀山药各 12g，牡丹皮、泽泻、茯苓各 9g。

可选用滋肾蓉精丸、杞菊地黄丸，左归丸。

5. 阴阳两虚

临床表现：小便频数量多，浑浊如膏，甚至饮一溲一，面容憔悴，耳轮干枯，腰膝酸软，四肢欠温，畏寒肢冷，阳痿或月经不调，舌质淡，苔白而干，脉沉细无力。

诊断要点：小便频数量多，伴肾阳亏虚之证候。

治法：温阳滋阴，补肾固摄。

方剂：金匮肾气丸（改为汤剂）加减。

用药：制附子（先煎）、桂枝各 10g，熟地黄 24g，山茱萸、怀山药各 12g，牡丹皮、泽泻、茯苓各 9g。

可选用桂附地黄丸。

（二）针灸推拿

1. 天灸罐疗法

从在颈椎到腰骶椎正中部位及上下腹部对应的脊柱两侧拔罐，可加拔肚脐及肚脐上下、左右各 1 个处（图 13-1A、B），也可用随身灸替代天灸罐，用于以上部位，天灸片贴丰隆、太冲、太溪（图 13-1C）。

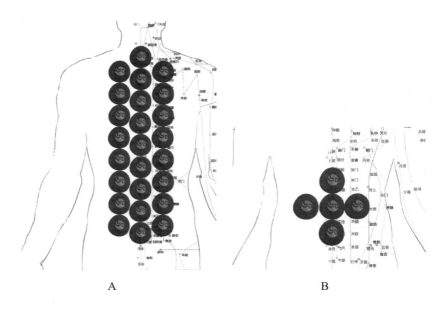

A   B

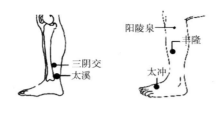

C

图 13-1　糖尿病的天灸罐治疗穴位

2. 原始点疗法

推按头部及脊柱棘突旁两侧之原始痛点，如四肢麻木者，还可推按手背部及足背部之原始痛点，偏寒体质者须用热源温之。

【养生保健】

（一）药食养生

1. 饮食宜忌

（1）控制糖类的摄入，是糖尿病患者饮食治疗的关键。除了禁食糖果、甜食外，大米、面粉、水果及含糖多的蔬菜如马铃薯、胡萝卜等也应严格限制。

（2）宜食五谷杂粮，如富含维生素 B、多种微量元素及食物纤维的莜麦面、荞麦面、燕麦片、玉米面、紫山药等，以这些低糖、低淀粉的食物为主食。豆类食品富含蛋白质、无机盐和维生素，且豆油含不饱和脂肪酸，能降低血清胆固醇及甘油三酯。此外，苦瓜、桑叶、洋葱、香菇、柚子等均可降低血糖。

（3）不宜食用各种糖果、蜜饯、水果罐头、汽水、果汁、果酱、冰激凌、甜饼干、甜面包等食物；不宜吃含高胆固醇的食物及动物脂肪，如动物的脑、肝、心、肺、肾脏、蛋黄、肥肉、猪牛羊油（包括黄油）等；不宜饮酒。

2. 药膳食疗

（1）玉米须茶：玉米须适量，新鲜品或干品均可，配枸杞子 10g，以开水冲泡后代茶饮。功能：降血糖、消水肿，适用于糖尿病口干多饮者。

（2）蚌肉苦瓜汤：苦瓜 250g，蚌肉 100g，共煮汤，加油、盐调味，熟后喝汤，吃苦瓜、蚌肉。功能：清热消暑、补肾健脾、滋肝明目，适用于糖尿病伴赤眼疼痛者。

（3）荞麦面：苦荞麦打粉，做成面条煮食，可分次代饭食用，每日总量 200g，同时减少主食量，3 个月为 1 个疗程。功能：对血糖、血脂有降低作用，适用于糖尿病伴高血脂者。

（二）预防调护

1. 生活规律

按时作息，生活有规律，不熬夜；多锻炼身体；性生活有规律。

2. 预防感染

预防感染性疾病，不要使用过量的抗生素，因为某些病毒感染或过量使用抗生素会诱发糖尿病。

3. 饮食注意不吃糖

糖尿病患者不能吃糖，是指在日常饮食中不能直接食用蔗糖和葡萄糖，也不能在短时间内吃含糖量大的食物，这样可以防止血糖在短时间内快速上升，有利于保护胰腺功能。其实果糖是可以吃的，果糖的分解不需要胰岛素的参与。蜂蜜的主要成分就是果糖，吃点蜂蜜对糖尿病患者还是有些帮助的。要多吃蔬菜。吃饭要细嚼慢咽，不暴饮暴食。

4. 限制烟酒

吸烟有害于身体健康，更不利于糖尿病的预防。烟草中含有大量的尼古丁，它可以刺激肾上腺素分泌，这是一种使血糖升高的物质。饮酒对心血管系统以及神经系统会产生不良影响，对预防糖尿病也有严重危害，应限制饮酒。

5. 适当补硒

硒是谷胱甘肽过氧化物酶的组成成分，能防止对胰岛 β 细胞的氧化破坏，使其功能正常，促进糖代谢，降低血糖和尿糖。有人称硒是微量元素中的"胰岛素"。

总之，要教育糖尿病患者懂得糖尿病的基本知识，树立战胜疾病的信心，学会控制血糖，知晓控制好血糖对健康的益处。要针对每个糖尿病患者的病情特点制订恰当的治疗方案。对 1 型糖尿病患者进行强化治疗时，每天至少监测 4 次血糖（餐前），血糖不稳定时要监测 8 次（三餐前、后，晚上睡觉前和凌晨 3 时）。强化治疗时，空腹血糖应控制在 7.2mmol/L 以下，餐后两小时血糖小于 10mmol/L，糖化血红蛋白小于 7%。2 型糖尿病患者自我监测血糖的次数可适当减少。

第十四章　冠心病

冠状动脉粥样硬化性心脏病是指冠状动脉发生粥样硬化引起管腔狭窄或闭塞，导致心肌缺血缺氧或坏死而引起的心脏病，简称冠心病。本病40岁以上人群多发，男性多于女性，常与高脂血症、高血压、糖尿病、高胰岛素血症、肥胖、吸烟、遗传因素等有关。冠心病所致的心绞痛等症状往往因天气寒冷、情志不遂、过度疲劳、进食油腻或饱餐等诱发。

冠心病属于中医学的"胸痹"范畴，以胸部闷痛，甚则胸痛彻背、短气、喘息不得卧为主症。轻者仅感胸闷如窒，呼吸欠畅，重者则有胸痛，更甚者心痛彻背，背痛彻心。后者又称"真心痛"，为胸痹之重症。

【临床表现】

（一）心绞痛

1.症状

反复出现的发作性胸骨后不适，如压迫感、紧缩感、窒息感以及胸闷胸胀等，甚至放射至左上肢、肩、背、颈部。一般持续数分钟至10余分钟，多为3～5分钟，一般不超过半小时。常在体力劳动或情绪激动时发生，休息或去除诱因后可迅速减轻，舌下含服硝酸甘油也能在2～3分钟内缓解。

2. 体检

可无阳性体征。亦可见心率增快或血压轻度升高，心尖双重搏动，第四心音或第三心音呈奔马律，心尖区闻及收缩期杂音。

3. 辅助检查

（1）常规心电图：可正常，亦可见 T 波改变，ST 段轻度压低，可见期前收缩（曾称早搏）、心房颤动等。变异性心绞痛发作时可见 ST 段抬高。

（2）心电图运动负荷试验：常用次极量踏车运动和平板运动试验，结果呈阳性。

（3）超声心电图：心室壁出现节段运动不正常，表明心肌缺血。在运动中或运动后立即进行超声心动图检查或在超声心动图药物负荷试验中，出现阳性改变，可作为辅助诊断指标。

（4）放射性核素心肌灌注显像：201T1 运动试验，99mTc– 甲氧基丁基异腈（99mTc–MIBI）的运动负荷试验或药物负荷试验有较高的诊断意义。

（5）冠状动脉造影：这是诊断冠状动脉疾病的金标准，对症状不典型且药物治疗无效者可确诊并确定治疗方案。

（6）其他：正电子发射断层显像（PET）、磁共振成像、放射性核素心脏造影。

（二）心肌梗死

1. 症状

持续性胸痛、胸闷（超过 15～20 分钟），休息或舌下含服硝酸甘油多不能缓解，亦可出现放射痛。少数患者疼痛不明显，而以胃肠道症状、心律失常、心力衰竭或休克为主要症状。

2. 体格检查

心脏正常或稍增大，第一心音减弱，可闻及第三或第四心音，少数可有心包摩擦音，多在 1～2 天内消失。发生心律失常、心力衰竭或休克者可出现血压变化及其他相应的体征。右心室梗死主要表现为低血压，无肺部啰音和肺静脉压增高。

3. 辅助检查

（1）心电图检查：超急性损伤期出现对称性高尖 T 波，随之出现 ST 段弓背样抬高，以后可有病理性 Q 波和倒置 Q 波。对于不典型者，应结合血清心肌酶的测定结果进行诊断。

（2）血清心肌酶的测定：血清肌酸磷酸激酶（CPK）及其同工酶（CK–MB）、乳酸脱氢酶（LDH）及其同工酶明显增高，$LDH1/LDH2>1$。肌钙蛋白 T 及 I（cTnT，cTnI）升高。

（3）其他：血白细胞计数在发病 1 周内可增高，红细胞沉降率加快。超声心动图与放射性核素检查多用于亚急性期。

（三）隐匿性冠心病或无症状性冠心病

1. 症状及体检

（1）无明显冠心病的症状。

（2）合并高血压、高脂血症时，可有头晕、头痛、肢体麻木感、胸闷、乏力等症状及相应体征。

2. 辅助检查

（1）心电图：可见轻度 T 波改变，ST 段轻度压低，期前收缩或房室传导阻滞，束支传导阻滞。

（2）心电图运动负荷试验：呈阳性。

（3）超声心动图：可以作为辅助诊断指标。

（4）其他：如动态心电、放射性核素检查、冠状动脉造影。

（四）缺血性心肌病

1. 症状

可有心肌梗死或心绞痛病史。常伴有高血压、心力衰竭，心律失常。

2. 体检

血压可正常或偏高，心界扩大，第一心音减弱，可闻及第三或第四心音，心尖区和三尖瓣可闻及收缩期杂音，出现心力衰竭时可有相应体征。

3. 辅助检查

（1）心电图检查：可见 T 波平坦或倒置，ST 段压低，Q-T 间期延长，QRS 波群压低或病理性 Q 波等，以及各种心律失常。

（2）超声心动图：有心肌缺血表现。

（3）放射性核素检查：如放射性核素心肌灌注显像，放射性核素心血池造影。

（4）冠状动脉造影：多为二支或三支血管明显狭窄，左前降支尤为显著。

（5）胸部 X 线检查：可见左心室扩大，或左心室、右心室均扩大。

（五）冠心病猝死

1. 症状

心脏骤停。

2. 体格检查

主要是心室颤动。有阿—斯综合征的症状和体征。

【中医治疗】

（一）辨证论治

1. 心血瘀阻

临床表现：胸部刺痛，固定不移，入夜尤甚，时感心悸不宁，舌质紫黯，脉象沉涩。

诊断要点：胸部刺痛，固定不移，舌质紫黯。

治法：活血化瘀，通络止痛。

方剂：血府逐瘀汤加减，痛甚酌加降香、郁金、延胡索等；轻症可用丹参饮。

用药：桃仁 10g，红花 10g，川芎 6g，赤芍 10g，柴胡 10g，桔梗 10g，怀牛膝 15g，当归 15g，生地黄 10g，郁金 10g。

可配用复方丹参片、复方丹参滴丸、通心络胶囊。

2. 痰浊壅塞

临床表现：胸闷如窒而痛，或痛引肩背，气短喘促，肢体沉重，形体肥胖，痰多，苔浊腻，脉滑。

诊断要点：肢体沉重，形体肥胖，痰多。

治法：通阳泄浊，豁痰开结。

方剂：瓜蒌薤白半夏汤加减。

用药：瓜蒌 15g，薤白 10g，法半夏 12g，胆南星 10g，茯苓 15g，干姜 10g，陈皮 10g，白豆蔻（后下）6g。

可配用苏合香丸。

3.阴寒凝滞

临床表现：胸痛彻背，感寒痛甚，胸闷气短，心悸，重则喘息，不能平卧，面色苍白，四肢厥冷，舌苔白，脉沉细。

诊断要点：胸痛彻背，感寒痛甚，四肢厥冷。

治法：辛温通阳，开痹散寒。

方剂：瓜蒌薤白白酒汤加减。

用药：瓜蒌 15g，薤白 10g，法半夏 12g，枳实 10g，桂枝 12g，制附子（先煎 1 小时）10g，丹参 15g，檀香（后下）6g，茯苓 15g。

可配用乌头赤石脂丸和苏合香丸。

4.心肾阴虚

临床表现：胸闷且痛，心悸盗汗，心烦不寐，腰膝酸软，耳鸣，头晕，舌红或有紫斑，脉细带数或细涩。

诊断要点：心悸盗汗，心烦不寐。

治法：滋阴益肾，养心安神。

方剂：左归饮加减。

用药：熟地黄 15g，山药 15g，枸杞子 15g，茯苓 15g，山茱萸 10g，麦冬 10g，五味子 15g，柏子仁 20g，酸枣仁 15g，当归 10g，丹参 15g，川芎 10g，郁金 10g。

可配用天王补心丸。

5. 气阴两虚

临床表现：胸闷隐痛，时作时止，心悸气短，倦怠懒言，面色少华，头晕目眩，遇劳则甚，舌偏红或有齿印，脉细弱无力或结代。

诊断要点：心悸气短，倦怠懒言。

治法：益气养阴，活血通络。

方剂：生脉散合人参养营汤加减。

用药：人参15g，麦冬15g，五味子15g，当归15g，白芍15g，白术10g，黄芪20g，陈皮15g，远志12g，生地黄15g，丹参15g，郁金10g，五灵脂（包煎）10g。

可配用参松养心胶囊、稳心颗粒。

6. 阳气虚衰

临床表现：胸闷气短，甚则胸痛彻背，心悸，汗出，畏寒，肢冷，腰酸，乏力，面色苍白。唇甲淡白或暗紫，舌淡白或紫黯，脉沉细或沉微欲绝。

诊断要点：畏寒，肢冷，腰酸，乏力。

治法：益气温阳，活血通络。

方剂：参附汤合右归饮加减。

用药：人参15g，制附子（先煎）10g，熟地黄10g，山药15g，山茱萸15g，枸杞子15g，杜仲15g，肉桂（后下）6g。

可选用右归丸、桂附地黄丸。

（二）针灸推拿

1. 天灸罐疗法

在心区对应的背后脊柱部位及其两侧拔罐，如胸部不适加拔局部（图 14-1A），也可用随身灸替代天灸罐用于以上部位。另外，可加内关及三阴交贴天灸片（图 14-1B、C）。

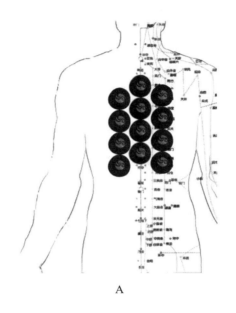

A

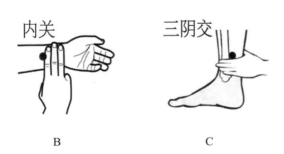

B   C

图 14-1　冠心病的天灸罐治疗穴位

2. 原始点疗法

按推上背部棘突旁两侧之原始痛点，偏寒体质者须用热源温之。

【养生保健】

（一）药食养生

1. 饮食宜忌

（1）严格控制热量摄入。宜多吃粗粮，增加纤维素的摄入，玉米、粳米、荞麦等可以作为首选。不吃肥甘厚味，慎食生冷。不吃十分饱，应少量多餐，切忌暴饮暴食。

（2）严格控制胆固醇摄入。冠心病患者应当严格限制摄入动物内脏，且每日食用半个鸡蛋为控制胆固醇的较好方案。

（3）保持摄入适量的蛋白质。优先选用牛奶、酸奶和豆制品，对预防冠心病有利。

（4）注意清淡饮食，要低盐，少油，食盐的摄入量严格控制在每人每天 3～6g。由于夏季排汗较多，因此可以适当增加食盐摄入量，而在冬季户外运动少时则应当控制摄入，减至 5g 以下最好。

（5）禁烟、禁酒及刺激性食物。

2. 药膳食疗

（1）菊楂决明饮：菊花 3g，生山楂片、决明子各 15g，用沸水浸泡半小时后饮用，功效：清肝明目、降血脂，适用于冠心病伴高血压、高血脂者。

（2）山楂饮：山楂 30～40g，或新鲜山楂 60g，煎水代茶饮，功效：活血化瘀、降血脂，适用于冠心病伴高血脂者。

（3）决明子绿茶：决明子 10 ～ 20g，绿茶 10g，煎水代茶饮，功效：清肝明目，适用于高血压伴视物模糊者。

（4）双耳汤：白、黑木耳各 15g，泡发洗净入水，加冰糖，隔水蒸 1 小时后食用，功效：滋阴润肺、补肾健脑，适用于高血压伴腰酸、健忘者。

（5）玉米粥：将适量粳米洗净，加水先煮。玉米粉适量，冷水调开，待粳米粥煮沸后，调入玉米粉，同煮为粥食。适用于高血压、高血脂、冠心病、动脉硬化患者。

（二）预防调护

1. 进行康复治疗

当病情稳定时，即患者生命体征稳定，无明显心绞痛，安静心率 < 110 次 / 分，无心力衰竭，无严重心律失常和心源性休克，血压基本正常，体温正常的情况下，可以进行康复治疗，如散步、气功、太极拳、八段锦等。在锻炼时要注意调身、调息、调心。

2. 注意心理健康

冠心病患者多有不同程度的心理障碍，家庭对患者应充分理解。患者应有规律地进行康复运动，进一步健全人格，克服不良心理和行为。

3. 适劳逸

心绞痛急性发作期应卧床休息，发作后 3 天内避免剧烈运动。心肌梗死患者 6 个月内不宜做较剧烈的运动，锻炼过程中一旦出现胸痛、心悸、疲劳等，应停止锻炼。

4. 畅情志

避免喜、怒、忧、思、悲、恐、惊等精神刺激。

5. 节饮食

饮食清淡，少食多餐。

6. 中医健康教育要点

调摄饮食起居，避风寒。和缓运动，平心静气。

7. 边康复边回归正常生活

鼓励患者恢复日常活动能力，改善并提高体力活动能力和心血管功能，保持健康的生活方式，控制危险因素，恢复发病前的生活和工作。

康复过程中还要注意：①需要避免剧烈运动及竞技类活动；②对 A 型行为类型者应进行行为矫治。

如能耐受，可进行下列活动：①家务活动：如清洗浴缸、窗户，可以提 9kg 左右的重物（若无任何不适）；②娱乐活动：平静的跳舞，外出野餐，去影院和剧场；③步行活动：每次步行 30 分钟，每天 2 次。

第十五章　中风后遗症

中风后遗症是指在脑中风发病一年后，还存在半身不遂、语言障碍或口眼㖞斜等症状。该时期也叫脑中风后遗症期，与恢复期相比，恢复速度较慢，恢复程度较低。脑中风后遗症的主要症状有偏瘫（半身不遂），肢体麻木，偏盲，失语，或者交叉性瘫痪，交叉性感觉障碍，外眼肌麻痹，眼球震颤，构语困难，语言障碍，记忆力下降，口眼㖞斜，吞咽困难，呛食呛水，共济失调，头晕头痛等。

脑中风分为出血性和缺血性两种。缺血性中风引起以上症状的原因在于脑血管出现血黏度高、血脂高、血糖高、血小板聚集等血液病变和形成动脉粥样硬化斑块等血管病变，这两种病变共同作用所形成的血栓堵塞了脑动脉，导致大脑局部的血流中断和脑组织缺血缺氧坏死。如果影响到大脑皮质运动区，就会出现偏瘫、肢体障碍等后遗症；如果影响到大脑皮层语言中枢，就会导致语言障碍甚至失语等症状。

中医认为，中风是由于阴阳失调，气血逆乱，上犯于脑所致，以猝然昏仆，不省人事，苏醒后半身不遂，口眼㖞斜，语言不利等为主症的病证。

【临床表现】

（一）麻木

患侧肢体，尤其是肢体的末端，如手指或脚趾，或偏瘫侧的面颊部皮肤有蚁爬感或针刺感，或表现为对刺激反应迟钝。麻木常与天气变化有关，在天气急剧变化时，如下雨前后，或天气寒冷，或潮湿闷热等情况下，麻木感尤其明显。

（二）口眼㖞斜

患侧面部表情肌瘫痪，表现为鼻唇沟变浅，口角下垂。露齿、鼓颊和吹哨时，口角歪向健侧，流出口水，说话时更为明显。

（三）中枢性瘫痪

中枢性瘫痪，又称上运动神经元性瘫痪，或称痉挛性瘫痪、硬瘫，是由于大脑皮层运动区锥体细胞及其发出的神经纤维——锥体束受损，导致随意运动减弱或消失，临床上主要表现为肌张力增高，腱反射亢进，出现病理反射，呈痉挛性瘫痪。

【中医治疗】

（一）辨证论治

1. 风痰瘀阻

临床表现：口眼㖞斜，舌强语謇或失语，半身不遂，肢体麻木，舌质紫黯，苔滑腻，脉弦滑。

诊断要点：肢体麻木，舌质紫黯，苔滑腻，脉弦滑。

治法：搜风化痰，行瘀通络。

方剂：解语丹（改为汤剂）加减。

用药：白附子 5g，石菖蒲 15g，远志 10g，天麻 10g，全蝎 3g，羌活 12g，胆南星 10g，木香 10g，炙甘草 6g。

可配用华佗再造丸。

2. 气虚络瘀

临床表现：偏枯不用，肢软无力，面色萎黄，舌质淡紫或有瘀斑，苔薄白，脉细涩或细弱。

诊断要点：肢软无力，面色萎黄，舌淡紫或有瘀斑，脉细涩。

治法：益气养血，化瘀通络。

方剂：补阳还五汤加减。

用药：黄芪 90g，桃仁 10g，红花 6g，地龙 10g，赤芍 10g，当归 6g，川芎 10g。

可配用人参再造丸。

3. 肝肾亏虚

临床表现：半身不遂，患肢僵硬，拘挛变形，肌肉萎缩，舌强不语，舌红，脉细，或舌淡红，脉沉细。

诊断要点：患肢僵硬，拘挛变形，肌肉萎缩，舌红脉细。

治法：滋养肝肾。

方剂：左归丸合地黄饮子加减。

用药：熟地黄 15g，山茱萸 12g，淮山药 20g，枸杞子 15g，龟甲胶（烊化）15g，鹿角霜 10g，菟丝子 10g，怀牛膝 20g，巴戟天 12g，石斛 10g，肉苁蓉 15g，五味子 5g，肉桂（后下）3g，茯苓 20g，麦冬 10g，石菖蒲 12g，远志 10g。

可选用杞菊地黄丸。

（二）针灸推拿

1. 天灸罐疗法

在从颈椎到腰骶椎正中部位及心区、肝区、肾区对应的脊柱两侧拔罐（图 15-1A），另外可加拔瘫痪肢体的肩胛区及臀部，也可用随身灸替代天灸罐用于以上部位。针对上肢及下肢功能障碍，可用天灸片贴曲池、外关、合谷、阴陵泉、三阴交、太溪、足三里、丰隆、太冲穴（图 15-1B、C）。

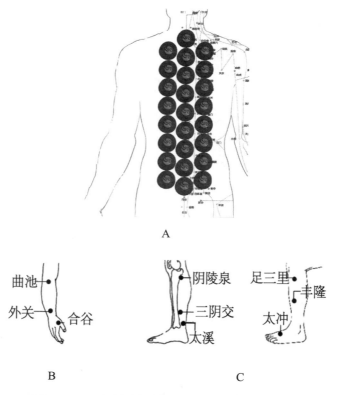

图 15-1　中风后遗症的天灸罐治疗穴位

2. 原始点疗法

推按头部、脊柱、肩部、肘部、手背部、臀部、膝部、踝部、足背部之原始痛点，偏寒体质者须用热源温之。

【养生保健】

（一）药食养生

1. 饮食宜忌

（1）主食以五谷杂粮为主，最好是各种谷类食物轮流或相兼食用。谷类淀粉和植物蛋白是预防中风、促进中风患者康复的良好食物，较蔗糖、葡萄糖及动物蛋白为佳。

（2）多食绿色蔬菜。蔬菜中富含维生素、矿物质和纤维素，可以保持大便通畅，减少肠道毒素吸收，有益于人体健康。

（3）限制肉食。动物内脏含有较高的胆固醇，应尽量避免食用。肉类、鱼类含较高的蛋白质及脂肪，属酸性食物，在一定程度上有利于中风的康复，因此饮食中可包括少量肉类，适量增加鱼类，但只宜占食物总摄入量的20%，不可无限制地多食。

（4）限制盐的摄入量。盐主要指食用盐，每日应减至6g以下。饮食中加盐过量或进食咸菜等腌制品过多，会影响人体的水钠平衡而出现浮肿，且高盐饮食是导致高血压、动脉硬化的重要因素。

（5）阴虚者，宜食甘凉食物，如绿豆、小米等；阳虚者，宜食甘温食物，如小麦粉、胡萝卜等；肝肾不足、头晕目眩者，宜多食白菜、黄瓜等；便秘者，宜食高纤维素食物，如蔬菜、水果等；高血压者，宜进低盐饮食，注意定时定量，少食多餐，戒烟酒。

2. 药膳食疗

（1）三味粟米粥：取荆芥穗、薄荷叶各 50g，豆豉 150g，水煎取汁，入粟米（色白者佳）150g，酌加清水，共煨制成粥。每日 1 次，空腹服。功效：祛风通络，适用于中风后言语謇涩、精神昏愦者。

（2）羊脂葱白粥：取葱白、姜汁、花椒、豆豉、粳米各 10g，羊脂油适量，加水共煨制成粥。每日 1 次，连服 10 日。功效：散寒、祛风，用于预防偏瘫。

（3）四味粳米粥：取天麻（以布包好）9g，枸杞子 15g，红枣 7 枚，人参 3g，加水烧沸后，用文火煎煮约 20 分钟，去天麻、枣核，下入粳米 50 ～ 100g，共煨制成粥，每日喝粥 2 次。功效：平肝、祛风、益气，用治中风后偏瘫伴高血压者。

（4）栗子桂圆粥：栗子（去壳用肉）10 个，龙眼肉 15g，粳米 50g，白糖少许。先将栗子切成碎块，与米同煮成粥，将熟时放龙眼肉，食用时加白糖少许。可作为早餐，或不拘时食用。功效：补肾，强筋，通脉，可辅治中风后遗症。

（5）枸杞羊肾粥：枸杞子 30g，羊肾 1 个，羊肉 50g，粳米 50g，葱、五香粉适量。将羊肾、羊肉片与枸杞子并入佐料，先煮 20 分钟，下米熬成粥即可。晨起作为早餐食用，功效：益气、补虚、通脉，可辅治中风后遗症。

（6）大枣粳米粥：以黄芪、生姜各 15g，桂枝、白芍各 10g，加水浓煎取汁。取粳米 100g，红枣 4 枚加水，煨制成粥。粥成后，倒入药汁，调匀即可。每日 1 次。功效：益气通脉、温经和血，用治中风后遗症。

（7）羊肚山药汤：取羊肚 1 具，去筋膜后洗净切片，加水煮烂后，下入鲜山药 200g，煮至汤汁浓稠，代粥服。功能：补益脾肾，适用于中风后体质虚弱者。

（8）黑豆汤：取大粒黑豆 500g，加水入砂锅中，煮至汤汁浓稠即成。每日 3 次，每服 15mL，含服，缓咽。功能：补肾填精，适用于中风后言语謇涩者。

（二）预防调护

1. 妥善照顾病人

对脑中风病人应妥善加以照顾，如冬天保暖，预防便秘，定期进行诊疗（高血压、糖尿病、心脏病患者应定时接受检查和治疗，以预防脑中风的发生）。

2. 生活上的注意事项

生活上要注意以下事项：①要均衡饮食：少盐、少糖、少油，定时定量，多吃蔬菜及补充水分，少吃动物性油脂与动物内脏；②情绪稳定；③减少饮酒，拒绝吸烟；④规律运动：适度运动可以促进血液循环，减少血管阻塞风险。

3. 注意发病前兆

注意观察脑中风的前兆，例如突如其来的肢体虚弱或麻木，语言或运用文字出现困难，剧烈头痛，身体失去平衡，眩晕或视力出现问题等。当发现这些异常状况时，必须立即就诊。

4. 定期进行体检

脑中风患者应定期进行健康体检，以便能及早发现问题，早期治疗。

5. 抓住脑中风急救的黄金时间

脑中风急救的黄金时间，为发病后 6 小时以内。对于突发中风的患者，一定要珍惜这个宝贵的"黄金时间窗"，及时送医接受治疗，才能把伤害降到最低。

6. 注意日常生活护理

脑中风患者遭受疾病的突然打击后，往往在心理上一时难以承受，尤其是肢体瘫痪、大小便不能自理的患者，生活上离不开他人的照顾，当回想起患病前身体健康、生活自如的状况，强烈的对比会使心理失衡和扭曲，产生悲观失望的情绪，甚至厌世。因此，日常生活护理需要安排一个舒适、安静、方便的休养环境，可减轻久病患者的心身疲惫感，减少行动不便者的烦恼和沮丧。护士和家人与患者融洽相处，保持和谐气氛，并对患者多多进行开导，是很好的心理支持。同时，耐心细致地照料患者，如洗漱、擦身、进食、饮水、使用便器、调整体位等，可减少患者的挫折感，增加患者恢复生活能力的信心。

第十六章　失眠

失眠是睡眠障碍的一种，是指患者对睡眠时间和（或）质量不满足并影响日间社会功能的一种主观体验。按病因可划分为原发性和继发性两类。

中国成年人失眠的临床表现：①入睡困难，所需入睡时间超过 30 分钟；②睡眠质量下降，睡眠维持障碍，整夜觉醒次数≥ 2 次，或早醒；③总睡眠时间减少，通常少于 6 小时。在上述症状的基础上，同时伴有日间功能障碍，包括：①疲劳或全身不适；②注意力或记忆力减退；③学习、工作和（或）社交能力下降；④情绪波动或易激惹；⑤日间思睡；⑥兴趣、精力减退；⑦工作或驾驶过程中错误倾向增加；⑧紧张、头痛、头晕，或与睡眠缺失有关的其他躯体症状；⑨对睡眠过度关注。

中医认为失眠是由于阴阳失调，阳不入阴，导致经常不能获得正常睡眠的一类病证，称为"不寐"。

【临床表现】

（一）睡眠过程的障碍

入睡困难、睡眠质量下降和睡眠时间减少。

（二）日间认知功能障碍

记忆力、注意力、计划能力下降，从而导致白天困倦，工作能力降低，在停止工作时容易出现日间嗜睡现象。

（三）大脑边缘系统和自主神经系统功能紊乱

心血管系统表现为胸闷、心悸、血压不稳定，周围血管收缩与扩张障碍；消化系统表现为便秘或腹泻、胃部闷胀；运动系统表现为颈肩部肌肉紧张、头痛和腰痛。情绪控制能力降低，容易生气或者不开心；男性容易出现阳痿，女性常出现性功能减退等表现。

（四）其他系统症状

容易出现短期内体重降低、免疫功能减退和内分泌功能紊乱。

【中医治疗】

（一）辨证论治

1. 肝火扰心

临床表现：不寐多梦，急躁易怒，可伴头晕头胀，目赤耳鸣，口干而苦，不思饮食，便秘溲赤，舌红苔黄，脉弦数。重症者彻夜不眠，伴见头痛欲裂，舌苔黄燥，脉弦滑。

诊断要点：不寐多梦，急躁易怒，舌红苔黄，脉弦数。

治法：疏肝泻火，镇心安神。

方剂：龙胆泻肝汤加减。

用药：黄芩10g，龙胆草10g，栀子6g，木通10g，泽泻10g，当归6g，生地黄12g，柴胡10g，生甘草6g，生龙骨30g，生牡蛎30g，灵磁石30g。

可配用加味逍遥丸和解郁安神颗粒。

2. 痰热扰心

临床表现：心烦不寐，胸闷脘痞，泛恶嗳气，伴口苦，头重，目眩，舌偏红，苔黄腻，脉滑数。重症者可见彻夜不寐，伴大便不通。

诊断要点：心烦不寐，胸闷脘痞，舌苔黄腻，脉滑数。

治法：清化痰热，和中安神。

方剂：黄连温胆汤加减。

用药：黄连 6g，陈皮 6g，法半夏 10g，茯苓 15g，竹茹 15g，枳实 15g，生龙骨 30g，生牡蛎 30g，灵磁石 30g。

可配用礞石滚痰丸。

3. 心脾两虚

临床表现：不易入睡，多梦易醒，伴头晕目眩，心悸健忘，神疲食少，腹胀便溏，四肢倦怠，面色少华，舌淡苔薄，脉细无力。

诊断要点：不易入睡，多梦易醒，四肢倦怠，面色不华，舌淡，脉细无力。

治法：补益心脾，养血安神。

方剂：归脾汤加减。

用药：茯神 15g，龙眼肉 10g，白术 12g，远志 6g，酸枣仁 15g，黄芪 15g，党参 12g，当归 6g，炙甘草 6g，木香 6g，百合 15g，首乌藤 15g，合欢皮 12g。

可配用柏子养心丸。

4. 阴虚火旺

临床表现：心烦不寐，入睡困难，心悸多梦，伴头晕耳鸣，腰膝酸软，潮热盗汗，五心烦热，咽干少津，男子遗精，女子月经不调，舌红少苔，脉细数。

诊断要点：心烦不寐，腰膝酸软，五心烦热，舌红少苔，脉细数。

治法：滋阴降火，交通心肾。

方剂：六味地黄丸合交泰丸（改为汤剂）加减。

用药：熟地黄15g，山茱萸2g，淮山药20g，泽泻12g，茯苓15g，牡丹皮12g，黄连6g，肉桂（后下）3g。

可配用天王补心丸。

5. 心胆气虚

临床表现：虚烦，触事易惊，终日惕惕，胆怯心悸，伴气短自汗，倦怠乏力，舌淡，脉弦细。

诊断要点：触事易惊，胆怯心悸，虚烦不寐。

治法：益气镇惊，安神定志。

方剂：安神定志丸合酸枣仁汤加减。

用药：远志6g，石菖蒲5g，茯神15g，茯苓15g，龙齿25g，党参9g，酸枣仁12g，知母12g，川芎10g，炙甘草6g。

（二）针灸推拿

1. 天灸罐疗法

在从颈椎到腰骶椎正中部位及心区、肝区、肾区对应的脊柱两侧拔罐，也可用随身灸替代天灸罐用于以上部位（图16-1A）。另外可用天灸片贴合谷、内关、神门、三阴交、太

  中老年中医药养生宝典

冲穴（图 16-1B、C、D）。

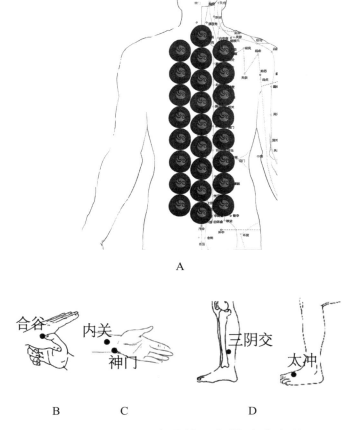

A

合谷　内关　神门　三阴交　太冲

B　　　　C　　　　　　D

图 16-1　睡眠障碍的天灸罐治疗穴位

2. 原始点疗法

推按头部及脊柱棘突旁两侧之原始痛点，偏寒体质者须用热源温之。

【养生保健】

（一）药食养生

1. 饮食宜忌

（1）三餐安排要适当。患者要吃好早餐，宜食用体积小而富含热量、色香味美的食物，如豆浆、牛奶、鸡蛋、面包等；午餐要吃饱，因为午餐前后人体消耗能量比较多，所需热量最高；最后，晚餐要吃少，因为晚餐后不久要睡觉，所需热量较少。

（2）进食应定时定量。胃肠的消化功能受生物钟控制，每天应按时吃饭，建立正常的生活节奏，将有助于睡眠。

（3）饮食应清淡而富有营养。失眠患者应多吃清淡而富有营养的食物，如奶类、谷类、蛋类、鱼类、蔬菜、水果等，保证摄入充足的维生素 C、维生素 E 等营养素。

（4）避免过饱过饥。"胃不和则卧不安"，睡觉前吃得过饱，会妨碍睡眠；饥饿时上床睡觉，则会提高人体的警觉性，从而使人难以入睡。

（5）少饮用含咖啡因的饮料。失眠患者在生活中要尽可能地少饮用含咖啡因的饮料，如咖啡、茶、可乐等，可多喝一些水果汁或蔬菜汁。

（6）补充足够水分。失眠患者在生活中要注意补充足够的水分，因为水分可维持脏腑的正常功能，润滑肠道，通利二便，促进体内有害物质的排泄。

2. 药膳食疗

（1）枣仁蜂蜜茶：每晚临睡前，取酸枣仁粉 10g，兑开水送服，也可根据自己的口味加适量蜂蜜，功效：养心安神，适用于不寐伴心悸者。

（2）炒酸枣仁 10g，麦冬 6g，远志 3g，水煎，在晚上睡前稍早顿服，功效：养心安神、滋阴清热，适用于不寐伴心烦者。

（3）酸枣树根（连皮）30g，丹参 12g，水煎 1～2 小时，分成 2 份，在午休及晚上各服 1 份，每日 1 剂。功效：安神、活血化瘀、清热除烦，适用于不寐伴胸痛、心烦者。

（4）红枣膏：取红枣 500g，加水 500mL，将枣煮烂，去枣核，再加入冰糖 100g，阿胶 150g，慢火熬成膏剂，每日早晚各食 1～2 匙。功效：养血、安神，适用于气血虚弱引起的失眠、多梦、精神恍惚。

（5）桑椹粥：桑椹 20～30g，与糯米 10g、水 500mL 一起煮粥，熟时加冰糖少许即可。每天晚饭后 1 小时吃一次。功效：补肾、养血，适用于心血不足引起的失眠、多梦。

（6）百合羹：百合 25g，大米 10g，加水 500mL 熬羹，小火熬到米烂为度，每日一剂。亦可用鲜百合 50g，加蜂蜜一匙拌和，蒸熟，睡前半个小时食用。如不能买到鲜百合，可以去药房买干百合，用量减半。功效：滋阴、除烦、安神，适用于失眠伴口干者。

（7）甘麦大枣粥：取甘草 10g，肥大枣 10 枚，陈小麦 30g，加水 500mL，小火熬羹，熬至熟透为度，每日 1 剂，晚饭前服用。甘麦大枣汤是张仲景名方，功效：养心安神，对治疗女性围绝经期失眠效果尤佳。

（二）预防调护

1. 重视心理情志调养

根据《素问·上古天真论》篇"恬惔虚无，真气从之，精神内守"的原则，治疗不寐，首要的是进行心理情志调整，克服过度的紧张、兴奋、焦虑、抑郁、惊恐、愤怒等不良情绪，做到喜怒有节，保持精神舒畅，尽量以放松的、顺其自然的心态对待睡眠，反而能较好地入睡。

2. 增强体质，生活有规律

从事适当的体力活动或体育锻炼，增强体质，持之以恒，促进身心健康。重视睡眠卫生，养成良好的睡眠习惯，建立规律的作息习惯。

3. 注意饮食，尤其是晚餐

晚餐要清淡，不宜过饱，更忌饮用浓茶、咖啡，不要吸烟。

4. 注意睡眠环境的安宁

床铺要舒适，卧室光线要柔和，并努力减少噪音，去除各种可能影响睡眠的外部因素。睡前避免从事紧张和兴奋的活动，养成定时就寝的习惯。

中老年中医药养生宝典

第十七章 阿尔茨海默病

阿尔茨海默病（AD）是一种起病隐匿、进行性发展的神经系统退行性疾病。临床上以记忆障碍、失语、失用、失认、视空间技能损害、执行功能障碍以及人格和行为改变等全面性痴呆表现为特征，病因迄今未明。65 岁以前发病者，称早老性痴呆；65 岁以后发病者，称老年性痴呆。

阿尔茨海默病的病位在脑，与肾、心、肝、脾、肺、三焦、胆等脏腑均密切相关，根据其临床表现，可归属于中医学"健忘""呆病""文痴""癫病"等疾病范畴。

【临床表现】

本病起病缓慢或隐匿，患者及其家属常难以说清何时起病。多见于 70 岁以上（男性平均为 73 岁，女性平均为 75 岁）的老年人，女性较男性多（女：男比例为 3：1）。少数患者在出现躯体疾病、骨折或精神受到刺激后，症状会迅速明朗化。主要表现为认知功能下降，精神症状和行为障碍，日常生活能力的逐渐下降。根据认知能力和身体机能的恶化程度分成三个阶段。

第一阶段（1～3 年）

为轻度痴呆期。表现为记忆减退，对近事遗忘突出；判断能力下降，不能对事件进行分析、思考和判断，因此难以处理复杂的问题；工作或家务劳动漫不经心，不能独立进行购物、经济事务等，社交困难；尽管仍能做些已熟悉的日常工作，但对新的事物却表现出茫然难解；情感淡漠，偶尔激惹，常有多疑；出现时间定向障碍和地点定向障碍，对所处的场所和人物不能进行定向，对所处地理位置定向困难，对复杂结构的视空间能力差；言语词汇少，命名困难。

第二阶段（2～10年）

为中度痴呆期。表现为远、近记忆严重受损；简单结构的视空间能力下降，时间、地点定向障碍；在处理问题、辨别事物的相似点和差异点方面有严重损害；不能独立进行室外活动，在穿衣、个人卫生以及保持个人仪表方面需要帮助；计算不能；出现各种神经症状，可见失语、失用和失认；情感由淡漠变为急躁不安，常走动不停，可见尿失禁。

第三阶段（8～12年）

为重度痴呆期。患者已经完全依赖照护者，记忆力严重丧失，仅存片段的记忆；日常生活不能自理，大小便失禁；呈现缄默、肢体僵直，查体可见锥体束征阳性，有强握、摸索和吸吮等原始反射。最终昏迷，一般死于感染等并发症。

【中医治疗】

（一）辨证论治

1. 髓海不足

临床表现：头晕耳鸣，记忆力及计算能力减退，懈怠思卧，齿枯发焦，腰酸骨软，步履不稳，舌质淡，苔薄白，脉

  中老年中医药养生宝典

沉细。

诊断要点：记忆力及计算能力减退，腰酸骨软。

治法：补肾益髓，填精养神。

方剂：补肾益髓汤加味。

用药：当归 10g，熟地黄 15g，肉苁蓉 12g，山茱萸 10g，黄精 15g，紫河车 10g，酸枣仁 15g，远志 10g，枸杞子 15g。

可配用左归丸。

2. 肝肾阴亏

临床表现：头晕耳鸣，腰膝酸软，两目无神，表情呆滞，记忆力明显减退，形体瘦弱，两颧潮红，盗汗，步履艰难，舌质红，少苔，脉弦细数。

诊断要点：头晕耳鸣，腰膝酸软，两颧潮红，盗汗。

治法：补益肝肾，滋阴养血。

方剂：杞菊地黄汤加减。

用药：熟地黄 20g，山药 15g，枸杞子 12g，白芍 15g，山茱萸 12g，茯苓 15g，黄精 15g，制何首乌 15g，阿胶（烊化兑服）10g，桑椹子 15g。阴虚火旺明显者，加知母、黄柏、鳖甲、龟甲等。

可配用杞菊地黄丸。

3. 脾肾阳虚

临床表现：表情呆滞，沉默寡言，腰膝酸软，四肢不温，记忆减退，失认失算，言语含糊，言不达意，腹胀便溏，少食纳呆，口涎外溢，舌质淡胖，苔白，脉沉细弱。

诊断要点：腰膝酸软，四肢不温，舌质淡胖。

治法：健脾补肾，醒脑开窍。

方剂：金匮肾气丸（汤）或归脾汤合真武汤加减。

用药：当归 10g，枸杞子 15g，熟附子（先煎）10g，干姜 10g，茯苓 15g，党参 12g，白术 15g，山药 20g，黄芪 15g，川续断 12g，杜仲 15g，山茱萸 10g。

可配用桂附地黄丸。

4. 心肝火盛

临床表现：性情急躁，焦虑不安，心烦不寐，头痛眩晕，记忆减退，判断错乱，口干苦，小便短赤，大便秘结，舌红，苔黄，脉弦数。

诊断要点：性情急躁，焦虑不安，心烦不寐，小便短赤，大便秘结。

治法：清热泻火，安神定志。

方剂：黄连解毒汤合龙胆泻肝汤加减。

用药：龙胆草 6g，生地黄 15g，黄连 6g，黄芩 10g，栀子 10g，夏枯草 10g，柴胡 10g，黄柏 10g，柏子仁 10g，合欢皮 10g，酸枣仁 10g。

可选用龙胆泻肝丸。

5. 痰浊阻窍

临床表现：头重如裹，表情呆滞，智力衰退，记忆力甚差，自言自语或哭笑无常，腹胀便溏，口多痰涎，倦怠嗜卧，舌淡，苔白腻，脉沉细。

诊断要点：头重如裹，口多痰涎，倦怠嗜卧。

治法：健脾化痰，豁痰开窍。

方剂：半夏白术天麻汤加减。

用药：半夏 10g，白术 15g，天麻 10g，茯苓 15g，石菖蒲 10g，远志 10g，郁金 15g，胆南星 10g，砂仁（后下）6g。

6. 气滞血瘀

临床表现：表情迟钝，言语颠倒，判断错乱，行为古怪，易怒，口干不欲饮，肌肤甲错，两目晦暗无神，伴肢体麻木不遂，舌黯红有瘀斑，苔薄白，脉弦细涩。

诊断要点：肌肤甲错，两目晦暗无神，舌黯红有瘀斑。

治法：理气活血，逐瘀通窍。

方剂：通瘀活血汤加减。

用药：桃仁 10g，红花 6g，当归 10g，川芎 10g，地龙 10g，川牛膝 15g，赤芍 10g，香附 12g，木香 6g，郁金 15g，枳壳 12g。

可选用血府逐瘀口服液。

以上证型若见肢体麻木，半身不遂，舌质紫黯，属于瘀血阻络较甚者，酌加生水蛭（研末，入胶囊，吞服）3g，地龙 10g，鸡血藤 30g，以活血祛瘀，舒筋通络；若见表情呆滞，神志昏蒙，清窍闭阻较甚者，酌加郁金 10g，以化痰活血，开窍醒神；若见倦怠懒言，乏力自汗，气虚明显者，酌加炙黄芪 30g，太子参 15g，白术 15g，以健脾益气，固表止汗；若见血压不稳，头晕目眩，时时震颤，肝风上扰者，酌加天麻 10g，钩藤 15g，刺蒺藜 15g，以平肝潜阳，镇肝息风；若见腰膝酸软，耳鸣如蝉，肾虚较甚者，酌加熟地黄 15g，桑椹 15g，黄精 15g，以加大补肾填精之力。

（二）针灸推拿

1. 天灸罐疗法

在从颈椎到腰骶椎正中部位及心区、肝区、肾区对应的脊柱两侧拔罐，也可用随身灸替代天灸罐用于以上部位（图17-1A）。另外，可用天灸片贴合谷、内关、三阴交、太冲穴（图17-1B、C、D）。

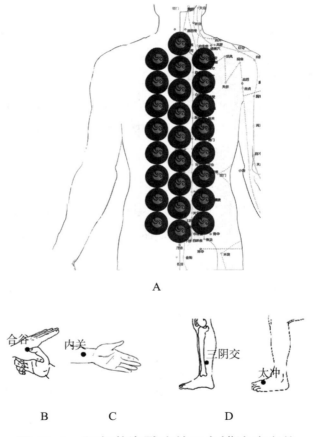

图 17-1　阿尔茨海默病的天灸罐治疗穴位

2. 原始点疗法

推按头部及脊柱棘突旁两侧之原始痛点，偏寒体质者须用热源温之。

【养生保健】

（一）药食养生

1. 饮食宜忌

（1）增加胆碱的摄入，如多吃富含胆碱的卵磷脂及蛋黄、鱼、肉等食物。适当食用富含维生素 C 的食物，如酸枣、甜枣、香椿、芥菜、菜花、油菜、甘蓝菜、小白菜、橘子、柠檬、甜橙等。钙的缺乏可能是导致老年性痴呆的病因之一，所以可适当补充含钙丰富的食物，如虾、蟹、芝麻酱、熟鱼干、鱼松、豆粉、牛奶、南瓜子、牲畜的骨头等。维生素 E 不仅可以预防阿尔茨海默病的发生，而且还可用于治疗该病。富含维生素 E 的食物主要有各种压榨植物油（如小麦胚芽油、棉籽油、米糠油、大豆油、红花油）以及鸡蛋、豌豆、红薯等，炒菜时可使用植物油，如花生油、豆油、芝麻油、红花油、玉米油、核桃油和橄榄油等。

（2）宜吃有益于大脑的食物。核桃仁是传统的健脑食物，含有大量的不饱和脂肪酸，可使人具有良好的脑力。豆类如大豆，含有丰富的蛋白质、脂肪、碳水化合物、钙、维生素 A、维生素 B、谷氨酸等大脑必需的营养物质。五谷杂粮好处多，如大米的各种营养素含量比例相当平衡；各种杂粮不能相互代替，应因地制宜，尽量多吃一些粮食品种，在一定程度上可起到保障健康、增加脑力的作用。

（3）杜绝不宜食用的食物。味精的主要成分是谷氨酸钠，也是钠盐的一种，过量摄入可引起头痛、头胀、恶心等不良反应，因此少量摄入虽无可厚非，但不宜多食。松花蛋等含铅类的食物也应当少吃或不吃。

2. 药膳食疗

（1）茼蒿汁：茼蒿 20g，洗净、切碎后，榨汁饮用，每周3次，连饮 2 个月。茼蒿所含有的黄酮类物质具有促进大脑乙酰胆碱合成的作用，可以激发脑神经传导功能，增强大脑记忆力，全面改善脑功能。茼蒿还含有挥发性精油，可改善脑部血液循环，促进脑细胞代谢，防止老年人脑部发生退行性病变。这些活性成分遇热容易挥发，因此榨汁饮用效果最佳。

（2）葵花盘茶：取干葵花盘（掰去葵花籽）30g，洗净，掰成小块，放入锅中，加水 1000mL，大火煮开后，小火煮10 分钟，取水饮用，每周 2 次，宜长期饮用。葵花盘煮水喝，可帮助人体排铅，防止记忆力下降。葵花盘中含有一种低脂果胶，可与人体内的铅结合，形成不溶性盐类沉淀物，并通过肠道和尿道排出，从而防止铅对中枢神经系统造成损伤。

（3）山药芝麻粥：山药、黑芝麻各 20g，粳米 150g，白糖 25g。将山药洗净润透，切成片，黑芝麻去杂质，粳米淘洗干净，放入锅内，加水适量，置武火上烧沸，再用文火煮 35分钟，加入白糖即成。功效：补肾、健脾，适用于脾肾两虚引起的痴呆。

（4）茯苓山药粳米粥：茯苓、山药各 20g，粳米 150g，白糖 25g。将茯苓研成细粉备用；山药洗净润透，切薄片；粳米淘洗干净，放入锅内，加水适量，置武火上烧沸，撇去浮沫，放入茯苓粉，再用文火煮35分钟，加入白糖即成。功效：补肾、健脾，适用于脾肾两虚引起的痴呆。

（二）预防调护

1. 生活护理

保证足够的休息和睡眠时间，维持良好的个人卫生习惯，长期卧床者要定期翻身、拍背，预防压疮的发生。

2. 加强功能训练

对早、中期患者可通过功能训练改善其自理能力，比如计数、玩扑克牌、做一些简单的家务、参加社会交流和文体活动等。

3. 安全护理

对中、重度痴呆患者要时时留意其安全，不要让其单独外出，以免迷路、走失，衣袋里最好放一张写有患者姓名、地址、联系电话的卡片，万一走失，便于寻找。行走时要有人搀扶，以防跌倒摔伤；床上可以加装防护栏；进食时要避免食物误入气管而窒息；药品要妥善保管，避免误服。

4. 注意预防和治疗躯体疾病

老年痴呆患者反应迟钝，往往不能自述身体不适，所以要注意观察其饮食起居，以及大小便变化，如发现异常，应及时送往医院进行检查和治疗。

第十八章　慢性胃炎

慢性胃炎是指不同病因引起的各种慢性胃黏膜炎性病变，是一种常见病，发病率在各种胃病中居首位。根据病变程度及范围不同，大致可分为慢性非萎缩性（浅表性）胃炎和慢性萎缩性胃炎。后者若进一步发生胃黏膜肠上皮化生，常累及贲门，伴有 G 细胞丧失和胃泌素分泌减少；也可累及胃体，伴有胃底腺的丧失，从而导致胃酸、胃蛋白酶和内源性因子的减少。慢性胃炎的症状无特异性，体征很少，X 线检查一般只有助于排除其他胃部疾病，故确诊要依靠胃镜检查及胃黏膜活组织检查。在我国，50% ～ 80% 患者的胃黏膜中可找到幽门螺杆菌（Hp）。

慢性胃炎一般属于中医"胃脘痛""胃痞"等的范畴。

【临床表现】

慢性胃炎缺乏特异性症状，症状的轻重与胃黏膜的病变程度并不一致。大多数病人常无症状或有程度不同的消化不良症状，如上腹隐痛、食欲减退、餐后饱胀、反酸等；慢性萎缩性胃炎患者可有贫血、消瘦、舌炎、腹泻等；个别伴胃黏膜糜烂者，上腹痛较明显，并可发生出血而导致呕血、黑便。症状常常反复发作，腹痛无规律性，经常出现于进食过程中或餐后，多数位于上腹部、脐周，部分患者疼痛部位不固定，轻者呈间歇性隐痛或钝痛，严重者为剧烈绞痛。

【中医治疗】

（一）辨证论治

1. 寒邪客胃

临床表现：胃痛暴作，恶寒喜暖，得温痛减，遇寒加重，口淡不渴，或喜热饮，舌淡苔薄白，脉弦紧。

诊断要点：胃痛暴作、得温痛减，遇寒加重。

治法：温胃散寒，行气止痛。

方剂：良附丸（改为汤剂）加味。

用药：高良姜 12g，香附 15g，艾叶 6g，紫苏 10g，延胡索 12g，白芍 15g，炙甘草 6g。

可配用理中丸。

2. 饮食停滞

临床表现：胃脘疼痛，胀满拒按；嗳腐吞酸，或呕吐不消化食物，其味腐臭，吐后痛减；不思饮食，大便不爽，得矢气及便后稍舒，舌苔厚腻，脉滑。

诊断要点：胃脘疼痛，胀满拒按，嗳腐不食，苔厚腻。

治法：消食导滞，和胃止痛。

方剂：保和丸（改为汤剂）加减。

用药：陈皮 10g，法半夏 10g，茯苓 15g，焦山楂 12g，炒谷芽 12g，炒麦芽 12g，鸡内金 10g，建曲 12g，连翘 12g，香附 12g，木香 10g，枳壳 12g，炙甘草 6g。

可配用或选用山楂丸、保和丸（口服液）、枳实导滞丸、沉香化滞丸、健胃消食片等。

3.肝气犯胃

临床表现：胃脘胀痛，痛连两胁，或攻撑走窜，遇情志不遂时则痛作或痛甚，得嗳气或矢气则痛减；胸闷嗳气，喜长叹息，大便不畅，舌苔多薄白，脉弦。

诊断要点：胃痛胀闷、攻撑连胁。

治法：疏肝解郁，理气止痛。

方剂：柴胡疏肝散加减。

用药：柴胡10g，枳壳15g，白芍15g，炙甘草6g，陈皮6g，香附15g，川芎10g，延胡索15g，川楝子6g，莱菔子10g。

可配用逍遥丸、舒肝健胃丸、胃苏颗粒、气滞胃痛颗粒（片）、三九胃泰等。

4.肝胃郁热

临床表现：胃脘灼痛，痛势急迫，嘈杂泛酸，口干口苦，渴喜凉饮，烦躁易怒，舌红苔黄，脉弦滑数。

诊断要点：胃脘灼痛，痛势急迫，吞酸嘈杂，烦躁易怒。

治法：清肝泄热，和胃止痛。

方剂：化肝煎加减。

用药：青皮10g，陈皮10g，牡丹皮10g，栀子10g，白芍15g，泽泻10g，浙贝母15g，乌贼骨20g，牡蛎（先煎）30g，煅瓦楞子（先煎）30g，鸡内金10g，木香10g，延胡索12g，黄连5g，吴茱萸2g。

可配用丹栀逍遥丸、清胃黄连丸、胃炎康胶囊、加味左金丸等。

5. 瘀血停胃

临床表现：胃脘疼痛，如针刺、刀割，痛有定处，按之痛甚，痛时持久，食后加剧，入夜尤甚，或见吐血黑便，舌质紫黯或有瘀斑，脉涩。

诊断要点：胃痛如针刺，痛有定处，舌质紫黯或有瘀斑。

治法：化瘀通络，理气和胃。

方剂：失笑散合丹参饮加减。

用药：五灵脂（包煎）10g，蒲黄（包煎）10g，丹参20g，檀香3g，砂仁（后下）6g。

可配用金佛止痛丸、沉香舒气丸、元胡止痛片等。

6. 湿热中阻

临床表现：胃脘疼痛，痛势急迫，脘闷灼热，口干口苦，口渴而不欲饮，纳呆恶心，小便色黄，大便不畅，舌红，苔黄腻，脉滑数。

诊断要点：痛势急迫，脘闷灼热，口干口苦，苔黄腻。

治法：清化湿热，理气和胃。

方剂：清中汤。

用药：黄连5g，栀子10g，制半夏10g，茯苓15g，草豆蔻5g，陈皮6g，甘草6g。

可配用甘露消毒丹、胃痛宁片等。

7. 胃阴亏虚

临床表现：胃脘隐隐灼痛，嘈杂似饥或虽饥而不能多食，口燥咽干，渴而不欲多饮，或五心烦热，消瘦乏力，大便干燥，舌红少津，苔少或光剥无苔，脉细无力或细数。

诊断要点：胃脘隐隐灼痛，嘈杂似饥而不欲食，咽干口燥，舌红少津。

治法：养阴益胃，和中止痛。

方剂：一贯煎合芍药甘草汤加减。

用药：白芍 20g，炙甘草 6g，当归 6g，生地黄 20g，枸杞子 15g，川楝子 6g，北沙参 15g，麦冬 10g。

可配用胃安胶囊、玉竹冲剂等。

8. 脾胃虚寒

临床表现：胃痛隐隐，绵绵不休，喜温喜按，空腹痛甚，得食则缓，劳累或受凉后发作或加重，泛吐清水，神疲纳呆，四肢倦怠，手足不温，大便溏薄，舌淡苔白，脉虚弱或迟缓。

诊断要点：胃脘隐痛，绵绵不休，喜温喜按，伴脾阳虚证候。

治法：温中健脾，和胃止痛。

方剂：黄芪建中汤加减。

用药：黄芪 20g，桂枝 10g，白芍 30g，生姜 3 片，炙甘草 10g，大枣 10g，饴糖 30g。

可配用理中丸。

（二）针灸推拿

1. 天灸罐疗法

在胃对应的脊柱部位及其两侧拔罐，胃部不适加拔局部，也可用随身灸替代天灸罐用于以上部位。另外用天灸片贴内关、足三里穴（图 18-1）。

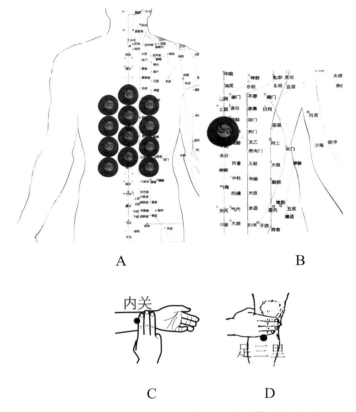

A

B

C

D

内关

足三里

图 18-1 慢性胃炎的天灸罐治疗穴位

2. 原始点疗法

推按上背部及下背部之原始痛点，偏寒体质者须用热源温之。

【养生保健】

（一）药食养生

1. 饮食宜忌

（1）吃饭时要细嚼慢咽，使食物充分与唾液混合，有利于减少对胃部的刺激，促进食物的消化。

（2）饮食宜按时、定量，营养要丰富，多吃富含维生素A、B、C的食物。

（3）忌服浓茶、浓咖啡等有刺激性的饮料，尽量避免食用过酸、过辣及生冷不易消化的食物。

2. 药膳食疗

（1）橙子蜂蜜饮：橙子1只，蜂蜜50g。将橙子用水浸泡去酸味，然后带皮切成4瓣。将橙子、蜂蜜放入锅内，加清水适量，用武火烧沸后，转用文火煮20～25分钟，捞出橙子，留汁即成，代茶饮。功效：缓急止痛。

（2）蜂蜜桃汁饮：蜂蜜20g，鲜桃1个。先将鲜桃去皮、去核后，压成汁，再加入蜂蜜和适量温开水即成，每日1～2次，每次100mL。功效：健脾胃，止痛，适用于慢性胃炎患者。

（3）木香、延胡索粉各1g，温开水调服，每日2～3次，用于胃痛偏于气滞者。

（4）乌芍散（乌贼骨、白芍、甘草按3：1：1的剂量比例配制），每日2～3次，每次3g，用温开水调服。功效：缓急止痛、制酸，用于胃痛之吐酸者。

（5）桂花心粥：粳米50g，桂花心2g，茯苓20g。粳米淘净备用，先将桂花心、茯苓放入锅内，加清水适量，用武火烧沸后，转用文火煮20分钟，滤渣，留汁。然后将粳米、汤汁放入锅内，加适量清水，用武火烧沸后，转用文火，煮至米烂成粥即可，每日1次，早晚餐服用。功效：健脾胃，止痛，适用于慢性胃炎患者。

（6）枸杞藕粉汤：枸杞子 25g，藕粉 50g。先将藕粉加适量水，小火煮沸后，再加入枸杞子，煮沸后，可食用。每日 2 次，每次 100～150g。功效：健脾益胃，养阴补血，适用于慢性胃炎、胃出血患者。

（7）橘皮粥：鲜橘皮 25g，粳米 50g。将鲜橘皮洗净后，切成块，与粳米同煮，待粳米熟后，早餐食用，每日 1 次。用于胃痛偏于气滞者。

（8）胡萝卜炒陈皮瘦肉丝：胡萝卜 200g，陈皮 10g，瘦猪肉 100g。胡萝卜切丝备用，猪肉切丝后加盐、黄酒拌匀，陈皮浸泡至软切丝。先炒胡萝卜至成熟后出锅，再用油炒肉丝、陈皮 3 分钟，加入胡萝卜丝、少许盐、黄酒，同炒至干，加水少量，焖烧 3～5 分钟，撒入香葱即成。功效：行气止痛，用于胃痛偏于气滞者。

（9）丁香鸭：公丁香 5g，肉桂 5g，草豆蔻 5g，鸭子 1 只（约 1000g）。鸭子洗净备用，公丁香、肉桂、草豆蔻用清水 3500mL 煎煮 2 次，每次 20 分钟，滤出约 3000mL 药汁。将药汁倒入砂锅，放入鸭子，加葱、姜，用文火煮至七成熟，捞出晾凉。在锅中放卤汁，将鸭子入卤汁煮熟，捞出，卤汁中加冰糖 10g 及少许盐、味精，再放入鸭子，用文火煮，边滚边浇卤汁，皮色红亮时捞出，抹麻油即成。功效：温中和胃，暖肾助阳，适用于慢性胃炎、消化不良患者。

（10）陈皮油淋鸡：公鸡 1 只（约 1500g），陈皮 20g。清水 1000～1500mL，先加入一半陈皮及姜、葱、花椒、盐少量，把洗净的鸡放入，煮至六成熟，捞出。卤汁入锅，烧沸，再入鸡，用文火煮熟，捞出待用。锅内留卤汁少许，放入10～30g冰糖及少许味精、盐，收成汁，涂抹在鸡表面。菜油入锅内，烧熟，另一半陈皮切丝炸酥。将鸡倒提，用热油反复淋烫至颜色红亮为度，再往鸡的表面抹上麻油，然后切成小块装盘，撒上炸酥的陈皮丝即成。

（二）预防调护

1. 保持精神愉快

精神抑郁或过度紧张和疲劳，容易造成幽门括约肌功能紊乱，造成胆汁反流而发生慢性胃炎。

2. 戒烟忌酒

烟草中的有害成分能使胃酸分泌增加，对胃黏膜产生有害的刺激作用；过量吸烟还会引起胆汁反流。过量饮酒或长期饮用烈性酒则会使胃黏膜充血、水肿，甚至糜烂，导致慢性胃炎发生率明显增高。所以，应戒烟忌酒。

3. 慎用、忌用对胃黏膜有损伤的药物

对胃黏膜有损伤的药物，常见的如解热镇痛类药物，长期滥用此类药物会使胃黏膜受到损伤，从而引起慢性胃炎及溃疡。

4. 积极治疗口咽鼻部的感染

积极治疗口鼻咽喉部的感染灶，勿将痰液、鼻涕等带菌分泌物吞咽入胃，否则容易导致慢性胃炎。

第十九章　便秘

　　便秘是指大肠传导功能失常，导致大便秘结，排便周期延长；或周期不长，但粪质干结，排出困难；或粪质不硬，虽有便意，但排出不畅的病症。一般两天以上无排便，可提示便秘存在。如果每天均排大便，但排便困难且排便后仍有残便感，或伴有腹胀，也应纳入便秘的范围。

　　西医学的功能性便秘，药物性便秘，肠易激综合征、肠炎恢复期、直肠及肛门疾病等所引起的便秘，内分泌及代谢性疾病引起的便秘，以及肌力减退所致的排便困难等，均属此范畴。

【临床表现】

　　便秘的主要表现是排便次数减少和排便困难。许多患者的排便次数每周少于 2 次，严重者长达 2 ～ 4 周才排便 1 次。然而，排便次数减少不是便秘唯一或必备的表现，有的患者可突出地表现为排便困难，排便时间可长达 30 分钟以上，或每天排便多次但大便排出困难，粪便硬结如羊粪状，且数量很少。

　　此外，一些便秘患者还有腹胀、食纳减少以及服用泻药不当所引起的排便前腹痛等症状。体格检查时，在左下腹可触及有存粪的肠襻，通过肛门指诊可触及粪块。

【中医治疗】

（一）辨证论治

1. 热秘

临床表现：大便干结，排出困难，伴有腹胀腹痛，面红身热，口干口臭，心烦不安，小便短赤，舌质红，苔黄燥，脉滑数有力。

诊断要点：大便干，排出难。

治法：泄热导滞，润肠通便。

方剂：麻子仁丸（改为汤剂）加减。

用药：麻子仁 20g，白芍 15g，枳实 15g，生大黄（后下）3g，厚朴 12g，杏仁 10g。

可选用麻子仁丸、麻子润肠丸、麻仁软胶囊，或配用牛黄解毒片、三黄片、当归龙荟丸。

2. 气秘

临床表现：大便干结，或不甚干结，欲便不得出，或排便不爽，肠鸣矢气，腹中胀满，伴有胸胁满闷，嗳气呃逆，纳食减少，舌苔薄腻，脉弦。

诊断要点：便秘，伴胸胁满闷、腹中胀满等气滞证候。

治法：顺气导滞。

方剂：六磨汤加减。

用药：沉香 6g，木香 6g，槟榔 12g，乌药 12g，枳实 20g，生大黄（后下）3g。

可配用逍遥丸、木香顺气丸。

3. 冷秘

临床表现：大便艰涩，腹痛拘急，胀满拒按，伴喜热怕冷，手足不温，呃逆呕吐，舌苔白腻，脉弦紧。

诊断要点：大便艰涩不畅，伴阴寒积滞证候。

治法：温里散寒，通便止痛。

方剂：温脾汤加减。

用药：制附片（先煎）6g，人参10g，生大黄（后下）3g，炙甘草10g，干姜10g。

4. 气虚

临床表现：排便困难，用力努挣则汗出、气短、乏力，粪质并不干硬，或先干后溏，平时面黄神疲，肢倦懒言，舌质淡胖，或边有齿印，苔薄白，脉细弱。

诊断要点：粪质先干后溏，排便困难，伴脾气虚证候。

治法：补气润肠。

方剂：黄芪汤加减。

用药：黄芪30g，陈皮10g，火麻仁20g，蜂蜜50mL。可配用补中益气丸、芪蓉润肠口服液。

5. 血虚

临床表现：大便干结，努挣难下，伴面色无华，眩晕心悸，健忘失眠，舌淡苔白，脉细。

诊断要点：大便干结，努挣难下，伴血虚证候。

治法：养血润燥。

方剂：润肠丸（改为汤剂）加减。

用药：当归10g，生地黄20g，火麻仁15g，桃仁10g，枳壳 15g。

可配用四物合剂。

6. 阴虚

临床表现：大便干结如羊粪球，伴有消瘦颧红，头晕耳鸣，心烦失眠，潮热盗汗，腰膝酸软，舌红少苔，脉细数。

诊断要点：大便干结如羊粪球，伴阴虚内热证候。

治法：滋阴通便。

方剂：增液汤加减。

用药：生地黄 20g，麦冬 10g，玄参 12g，沙参 12g，石斛 10g，玉竹 10g，火麻仁 15g，柏子仁 15g，瓜蒌仁 15g。

可选用增液口服液。

7. 阳虚

临床表现：大便艰涩，排出困难，伴腹中冷痛，腰膝酸软，四肢不温，面色㿠白，小便清长，舌淡苔白，脉沉迟。

诊断要点：大便艰涩，排出困难，伴阳虚内寒证候。

治法：温阳通便。

方剂：济川煎加减。

用药：泽泻 10g，怀牛膝 20g，肉苁蓉 20g，当归 10g，升麻 6g，枳壳 15g。

（二）针灸推拿

1. 天灸罐疗法

在下腹部对应的脊柱部位及其两侧拔罐，腹部不适加拔局部，也可用随身灸替代天灸罐用于以上部位。另外可用天灸片贴支沟、下巨虚穴（图 19-1）。

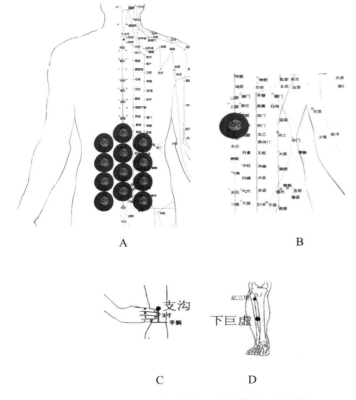

图 19-1　便秘的天灸罐治疗穴位

2. 原始点疗法

推按下背部之原始痛点，偏寒体质者须用热源温之。

【养生保健】

（一）药食养生

1. 饮食宜忌

（1）宜多吃蔬菜水果，补充膳食纤维。蔬菜和水果是膳食纤维的一个重要来源，富含膳食纤维的蔬菜、水果包括菜豆、马铃薯、番茄、柿子椒、蒜苗、青蒜、韭菜、空心菜、绿豆芽、大白菜、小白菜、苹果、梨、草莓等。

（2）忌食易胀气、不易消化的食物，常见的如甘薯、马铃薯、洋葱等；忌食柿子、莲子、高粱、石榴等收涩性食物；忌饮酒、咖啡、浓茶等刺激性饮料；忌辛辣刺激食物，如辣椒、胡椒、花椒等；少吃温热性食物，如羊肉、狗肉、牛肉、公鸡肉、海马、荔枝等。

2. 药膳食疗

（1）橘皮茶：干橘皮 6g，茶叶 6g。取等量橘皮、茶叶放入杯中，然后加盖浸泡 10 ～ 15 分钟。橘皮茶适合在饭后饮用，每天喝两次，可以多次冲泡。有健脾消积、减肥降脂的功效，适合肥胖、高血压、高脂血症患者饮用。

（2）山楂陈皮决明子茶：决明子 10g，山楂和陈皮各 6g，甘草 2 片。将陈皮和山楂洗净，并剥小块备用。先将决明子、甘草加 500mL 滚水泡开，然后再加入陈皮和山楂，焖约 5 分钟即可饮用，有润肠通便、降血脂、助消化、消胀气、护肠胃的功效。

（3）通下润肠茶：麻子仁 6g，甜杏仁 10g，蜂蜜 1 匙。将麻子仁压碎，与杏仁一同放入锅中，加入 500mL 热水，煮沸，加入蜂蜜即可饮用，适用于便秘型肥胖者。

（4）茵陈减肥茶：茵陈、金樱子、决明子、山楂、荷叶各等份，粉碎成末，每次取 3 ～ 6g，代茶饮，每日一次。有疏肝理气、清热利湿、降脂减肥的功效。

（5）桂花茶：桂花 3g，茶叶 5g。将桂花、茶叶放进茶杯里，然后倒入开水，用盖子盖住，浸泡 15 ～ 20 分钟，有减肥消积的功效。

（6）五仁粥：芝麻、松子仁、胡桃仁、桃仁、甜杏仁各 10g，混合碾碎，入粳米 200g，共煮稀粥，加白糖适量，每日早晚服用。

（7）首乌红枣粥：制何首乌 20 ～ 40g，研碎，先煎，取汁备用。将大米 100g、红枣 10 枚加水煮沸后，加入首乌汁，文火熬成稀粥，早晚各服一次，适用于老年人血虚肠燥所致的习惯性便秘。

（8）桑椹芝麻粥：取桑椹 24g，黑芝麻 15g，加入煮沸的大米粥中，再加少量水及冰糖，用文火熬成稀饭，每日 1 ～ 2 次，经常服用，适用于治疗老年人便秘。

（9）黄精柏仁粥：黄精 30g，柏子仁 10g，大米 100g。将诸药择净，捣碎，放入锅中，加清水适量，浸泡 5 ～ 10 分钟后，水煎取汁，加大米煮为稀粥即成，每日 1 剂，7 天为 1 疗程，连续食用 1 ～ 2 个疗程。可滋补肝肾，养阴润肠，适用于肝肾阴虚所致的便秘，主要表现为便秘，头晕目眩，耳鸣健忘，急躁易怒，或精神紧张，失眠多梦，五心烦热，咽干颧红，腰膝酸软，甚或遗精，舌红苔少，脉细数。

（10）肉苁蓉粥：肉苁蓉 20g，大米 100g。肉苁蓉用水煮成汁，过滤去渣。大米入锅煮粥，待粥快熟时，倒入肉苁蓉汁，再煮沸数次，即可食用，每日 1 剂。肉苁蓉既能温肾阳、补肾虚，又能润肠通腑、治便秘，适用于阳虚便秘者。

（11）参芪粥：党参、黄芪各 10g，大米 50g，白砂糖适量。将党参、黄芪切片，水煎取汁，加大米煮为稀粥，每日 1 剂，连续食用 3～5 天。适用于老年人气虚便秘，表现为临厕努挣、头晕目眩、心悸气短而面色苍白者。

（12）枳实萝卜粥：枳实 10g，萝卜、大米各 100g，白糖少许。将萝卜洗净、切粒，大米淘净备用。将枳实择净，放入锅中，加清水适量，浸泡 5～10 分钟后，水煎取汁，加大米煮粥，待沸后，下萝卜粒，煮至粥熟时，再调入白糖，煮一二沸即成，每日 1 剂，连续食用 3～5 天。可顺气导滞，适用于气机郁滞所致的便秘，主要表现为大便秘结，欲便不得，嗳气频作，脘腹胀满，甚则腹中作痛，纳食减少，舌苔薄腻，脉弦。

（13）无花果蜜糖粥：无花果 30g，大米 60g。先用大米熬粥，至粥沸后放入无花果，服时加适量蜂蜜即可。无花果清肠润燥，善疗痔疮；蜂蜜亦有良好的滋补润肠功效。此粥适用于老年人便秘而兼痔疮者。

（14）酥蜜粥：取酥油（即牛乳或羊乳提炼的油脂）20g，蜂蜜 15g，大米 50g，先将大米加水煮粥，沸后兑入酥油及蜂蜜，至粥稠即可。此粥营养丰富，能滋阴补血，润燥生津，适用于老年人阴虚劳损之便秘，如肺结核、感染性疾病后期患者。

（二）预防调护

1. 生活起居

适当运动，如餐后散步、摩腹；避免久坐、久卧。心脑血管病患者应注意避免排便时过分用力。

2. 情志调摄

保持心情舒畅，避免情志刺激、思虑过度。

3. 便秘调理方法

一是每天多喝水。便秘的原因之一就是饮水量不足，而肠道内食物残渣的水分不断被吸收，从而导致大肠蠕动变慢。早上起床补充水分有消除便秘的效果，这是因为夜间肠胃都处于休息状态，晨起空腹喝水，肠胃蠕动会比平常更快，把水分迅速输送到大肠，增加大便的含水量，使大便的质地柔软，更易排出。一般建议早上空腹时喝两杯温开水，一杯约240mL。

二是按摩小腹。起床后先排小便，再喝温开水300～500mL。站立，两脚与肩同宽，身体放松。右手掌心放在右下腹部，左手掌心放在右手背上，从下腹部开始按摩，上提至右季肋部，然后推向左季肋部，再向下按摩到左下腹部。沿顺时针方向反复按摩腹部30～50遍，按摩时不要用力过大，只需轻轻按摩即可。注意只能按顺时针方向按摩，切勿逆时针方向按摩。

三是每天吃酸奶。冰凉的饮料容易对肠胃比较敏感的人造成刺激，所以有些人喝下后就会腹泻。每天一杯酸奶，能让身体吸收到足够的益生菌。

四是平时多运动。适当的体力劳动或运动可刺激结肠蠕动，加快肠内容物的推进，有利于排便。

五是腹式呼吸。坚持腹式呼吸，能够加深呼吸，有效按摩内脏器官，增强腹肌力量，提升内脏的活力，能够有效改善便秘。

　　六是养成良好习惯。预防便秘还要摒弃不良习惯，如抑制便意；排便时看书、玩手机，导致排便时间过长；过度用力排便等。排便时间最好不要超过 5 分钟。

第二十章 慢性肠炎

肠炎包括细菌、病毒、真菌或寄生虫等引起的小肠炎和结肠炎。临床表现主要有腹痛、腹泻、稀水便或黏液脓血便。部分病人可有发热及里急后重感，故亦称感染性腹泻。

肠炎按病程长短不同，分为急性和慢性两类。慢性肠炎病程一般在两个月以上，临床常见的有慢性细菌性痢疾、慢性阿米巴痢疾、血吸虫病、非特异性溃疡性结肠炎和局限性肠炎等，属于中医"久泻"范畴。

本病是临床常见病，一年四季均可发生，夏秋两季多发。发病除与季节有关外，还与体质、饮食和地域等因素有关。

【临床表现】

慢性肠炎的临床表现为长期、慢性、反复发作的腹痛、腹泻及消化不良等。患者的腹泻程度轻重不一：轻者每日排便 3～4 次，或腹泻与便秘交替出现；重者可每 1～2 小时 1 次，可有黏液便或水样便，甚至出现大便失禁。部分患者可有夜间腹泻和（或）餐后腹泻。

直肠严重受累时，可出现里急后重感，粪质多呈糊状，混有大量黏液，常带脓血；部分患者便鲜血，其病变限于直肠，称出血性直肠炎，血液和大便分开排出，或附着于正常或燥粪表面，常被误认为是痔出血。直肠炎患者亦常排黏液血便，甚至出现大便失禁。病变若扩展至直肠以上，血液往往与粪便混合，或出现血性腹泻。查体可见脐周或下腹部轻度压痛，肠鸣音亢进，或见脱肛。

【中医治疗】

（一）辨证论治

1. 脾虚泄泻

临床表现：大便时溏时泻，迁延反复，夹有未消化的食物。饮食稍进油腻生冷，便次即增多，伴有纳呆食少，脘闷不舒，面色无华，神疲乏力，舌淡苔白，脉细弱。

诊断要点：久泻便溏，伴脾虚证候。

治法：健脾益气，化湿止泻。

方剂：参苓白术散加减。

用药：党参 15g，白术 10g，茯苓 10g，炙甘草 5g，桔梗 5g，砂仁（后下）5g，山药 15g，莲子 15g，薏苡仁 15g，白扁豆 15g。

可选用参苓白术颗粒。

2. 肾虚泄泻

临床表现：长期作泻，每于黎明之前，肠鸣脐痛，晨起即泻，泻后即安，经常夹有未消化的食物，伴有脘腹喜暖，形寒肢冷，腰膝酸软，舌淡苔白，脉沉细。

诊断要点：长期晨起即泻，脘腹喜暖，腰膝酸软。

治法：温肾健脾，固涩止泻。

方剂：四神丸（改为汤剂）加减。

用药：补骨脂 15g，肉豆蔻 5g，吴茱萸 2g，五味子 10g。

可选用四神丸，或配用附子理中丸等。

3. 肝郁泄泻

临床表现：肠鸣攻痛，矢气频作，腹痛即泻，泻后痛缓，每于恼怒抑郁、情绪紧张时发生，平素常有胸胁胀闷，嗳气食少等症，舌淡红或有瘀点，苔厚薄黄白不定，脉弦而缓。

诊断要点：肠鸣腹痛即泻，泻后痛缓，常因情绪变化诱发。

治法：疏肝健脾。

方剂：痛泻要方加减。

用药：白芍 15g，白术 10g，陈皮 10g，防风 5g。

可配用逍遥丸。

泄泻的辨治，首先应辨明暴泻、久泻，再辨明暴泻的病因，久泻的病变脏腑，然后以运脾化湿为治则，具体用药时应注意虚实的不同。需要注意，对于虚证患者，在健脾为主的同时，不宜忽视升提法的应用；亦有虚实寒热夹杂者，当随证治之。

（二）针灸推拿

1. 天灸罐疗法

在上下腹部对应的脊柱部位及其两侧拔罐，加拔肚脐及肚脐上下、左右各 1 个处，也可用随身灸替代天灸罐用于以上部位（图 20-1A、B）。还可用天灸片贴内关、足三里、阴陵泉穴（图 20-1C、D）。

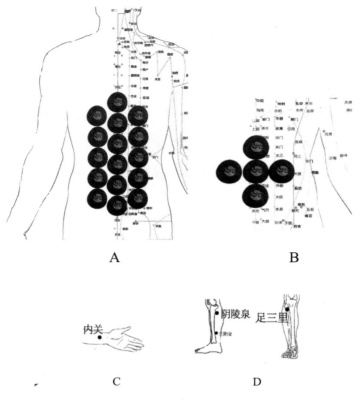

图 20-1　慢性肠炎的天灸罐治疗穴位

2. 原始点疗法

推按下背部之原始痛点，偏寒体质者须用热源温之。

【养生保健】

（一）药食养生

1. 饮食宜忌

（1）养成良好的饮食习惯，饮食宜清淡而富有营养。对腹泻病人应给予流质、半流质的新鲜、清淡、高营养且易消化的饮食；暴泻患者易伤津耗气，可给予淡盐汤、粥饭，以养胃生津；慢性肠炎患者如发生脱水时，可喝些淡盐开水、菜汤、米汤、果汁、米粥等，以补充水、盐和维生素。

（2）不暴饮暴食，少吃零食，不过食生冷瓜果，忌食辛热炙煿、肥甘厚味、油炸、油煎及高纤维食物等。排气、肠鸣过强时，应少吃蔗糖及易产气发酵的食物，如马铃薯、甘薯、白萝卜、南瓜、牛奶、黄豆等。

2. 药膳食疗

（1）乌梅茶：取乌梅 30g，加水 1500mL，煎至 1000mL，然后放入适量白糖即成。每天 1 剂，饭后代茶饮用，连续饮用 1 个月为 1 个疗程。功效：降温解暑，去烦躁，适用于慢性胃肠炎伴口干者。

（2）炮姜茶：取茶叶 10g，炮姜 3g，将炮姜切碎，同茶叶放入保温杯，沸水冲泡 5 分钟，一次饮下，可每日常饮。有暖胃消寒的功效，适用于慢性胃肠炎患者。

（3）大蒜粥：取大蒜 30g，去皮，切碎末，粳米 100g，加水 1000mL 煮粥，早、晚温服，有止痢、止泻效果。

（4）马齿苋粥：鲜马齿苋 90g（或干马齿苋 30g），加粳米 100g 煮粥，早、晚服用，可止泻。

（5）山药莲子粳米粥：山药 30g，莲子 20g，粳米 100g 共煮粥，早、晚服用，有健脾和胃及止泻之效。

（二）预防调护

1. 调畅情志

应注意调畅情志，保持良好的情绪。

2. 注意生活起居

在生活起居方面，要保持一定规律性，积极锻炼身体；注意保暖，特别是夏季，勿因热贪凉，感受外邪。

第二十一章　慢性支气管炎

慢性支气管炎，简称慢支，是严重危害人民健康的常见病和多发病，尤以老年人多见。慢性支气管炎患者的临床表现多为咳嗽、咳痰，严重者有喘息等症状，所以中医多将其归于"咳嗽""痰饮""喘证"的范畴。本病的患病率随着年龄的增长而递增，50岁以上人群的患病率高达15%或更高。

【临床表现】

慢性支气管炎起病缓慢，病程长，主要症状为咳嗽，咳痰，或伴有喘息。

（一）临床分型与分期

1. 分型

根据临床表现，将慢性支气管炎分为单纯型与喘息型两类。前者主要表现为反复咳嗽、咳痰；后者除咳嗽、咳痰外，尚有喘息症状，并伴有哮鸣音。

2. 分期

根据病程，可分为三期，治疗各有侧重。一是急性发作期，指在1周内出现脓性或黏液脓性痰，痰量明显增加，并伴有发热等症状，或1周内"咳""痰"或"喘"任何一项症状显著加剧，或重症病人的病情明显加重者。二是慢性迁延期，有不同程度的"咳""痰""喘"症状，迁延1个月以上者。三是临床缓解期，经过治疗或自然缓解，症状基本消失，或偶有轻微咳嗽和少量痰液，保持2个月以上者。

（二）诊断

本病的诊断主要依靠病史和症状。在排除其他心、肺疾病（如肺结核、尘肺、支气管哮喘、支气管扩张、肺癌、肺心病、心功能不全等）后，临床凡有慢性或反复的咳嗽、咳痰或伴喘急，每年发病至少持续3个月，并连续2年或以上者，诊断即可成立。

如每年发病持续不足3个月，而有明确的客观检查依据（如X线、肺功能等），亦可诊断。

【中医治疗】

（一）辨证论治

1. 风寒袭肺

临床表现：咳嗽声重，咳痰稀薄色白，恶寒，或有发热，无汗，舌苔薄白，脉浮紧。

诊断要点：咳痰稀薄，恶寒，脉浮紧。

治法：疏风散寒，宣肺止咳。

方剂：三拗汤合止嗽散加减。

用药：麻黄5g，杏仁10g，甘草5g，百部10g，紫菀10g，白前15g，桔梗5g，荆芥10g，陈皮10g。

可配用风寒咳嗽颗粒。

2. 风热犯肺

临床表现：咳嗽气粗，咳痰黏白或黄，咽痛或咳声嘶哑，或有发热，微恶风寒，口微渴，舌尖红，舌苔薄白或黄，脉浮数。

诊断要点：咳痰黏白或黄，咽痛或咳声嘶哑，脉浮数。

治法：疏风散寒，宣肺化痰。

方剂：桑菊饮加减。

用药：桑叶 10g，菊花 10g，连翘 10g，薄荷（后下）5g，桔梗 5g，杏仁 10g，甘草 5g。

可配用风热咳嗽颗粒。

3. 燥邪伤肺

临床表现：干咳少痰，咳痰不爽。燥邪与风热并见的温燥证，见鼻咽干燥，口干，舌尖红，舌苔薄白少津，脉细数；燥邪与风寒并见的凉燥证，见恶寒发热，头痛，无汗，舌苔薄白而干，脉浮数。

诊断要点：干咳少痰，咳痰不爽。

治法：温燥证：疏风清热，润肺止咳。凉燥证：散寒解表，温肺止咳。

方剂：温燥证用桑杏汤加减，凉燥证用杏苏散加减。

用药：温燥证：桑叶 10g，浙贝母 10g，淡豆豉 10g，栀子皮 10g，梨皮 10g，杏仁 10g，沙参 15g。

凉燥证：紫苏叶 10g，半夏 10g，茯苓 10g，前胡 15g，杏仁 10g，苦桔梗 5g，枳壳 10g，橘皮 10g，甘草 5g，大枣 10g。

4. 痰热壅肺

临床表现：咳嗽气粗，痰多稠黄，烦热口渴，舌红，舌苔黄腻，脉滑数。

诊断要点：咳嗽气粗，痰多稠黄，舌苔黄腻。

治法：清热化痰肃肺。

方剂：清金化痰汤加减。

用药：黄芩 12g，栀子 12g，知母 15g，桑白皮 15g，瓜蒌仁 15g，贝母 10g，麦冬 10g，橘红 10g，茯苓 10g，桔梗 10g，甘草 3g。

可选用清气化痰丸。

5. 肝火犯肺

临床表现：咳呛气逆阵作，咳时胸胁引痛，甚则咯血，舌红，舌苔薄黄少津，脉弦数。

诊断要点：咳时胸胁引痛，舌苔薄黄少津，脉弦数。

治法：清肺平肝，顺气降火。

方剂：加减泻白散合黛蛤散。

用药：桑白皮 10g，桔梗 5g，地骨皮 10g，甘草 5g，麦冬 10g，黄芩 15g，五味子 10g，青黛（包）3g，海蛤壳 15g。

可配用加味逍遥丸。

6. 痰湿壅肺

临床表现：咳声重浊，痰多色白，晨起为甚，胸闷脘痞，纳少，舌苔白腻，脉滑。

诊断要点：咳声重浊，痰多色白，舌苔白腻，脉滑。

治法：健脾燥湿，化痰止咳。

方剂：二陈汤合三子养亲汤加减。

用药：法半夏 10g，橘红 10g，茯苓 10g，甘草 5g，莱菔子 10g，白芥子 10g，紫苏子 10g。

7. 肺阴亏虚

临床表现：咳久痰少，咳吐不爽，痰黏或夹血丝，咽干口燥，手足心热，舌红少苔，脉细数。

诊断要点：咳久痰少，咽干口燥，舌红少苔，脉细数。

治法：滋阴润肺，止咳化痰。

方剂：沙参麦冬汤加减。

用药：北沙参 15g，玉竹 10g，麦冬 10g，天花粉 15g，扁豆 10g，桑叶 6g，生甘草 3g。

可配用麦味地黄丸。

8. 肺气亏虚

临床表现：久病，咳声低微，咳而伴喘，咳痰清稀色白，食少，气短胸闷，神倦乏力，自汗畏寒，舌淡嫩，苔白，脉弱。

诊断要点：久病，咳声低微，神倦乏力，脉弱。

治法：补肺益气，止咳化痰。

方剂：补肺汤加减。

用药：黄芪 30g，甘草 12g，人参 12g，桂枝 10g，生地黄 15g，茯苓 15g，厚朴 15g，桑白皮 15g，干姜 15g，紫菀 15g，橘皮 15g，当归 15g，五味子 15g，远志 15g，麦冬 15g，大枣 5 枚。

可配用玉屏风散。

（二）针灸推拿

1. 天灸罐疗法

在胸部对应的脊柱部位及其两侧拔罐，胸部不适加拔局部或者中府穴，也可用随身灸替代天灸罐用于以上部位（图21-1A、B）。另外，可用天灸片贴天突、人迎、尺泽、合谷穴（图21-1C、D、E）。

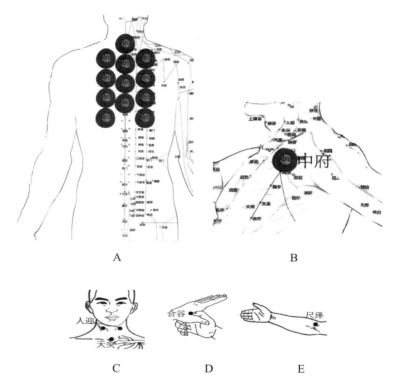

图 21-1　慢性支气管炎的天灸罐治疗穴位

2. 原始点疗法

推按上背部之原始痛点，偏寒体质者须用热源温之。

中老年中医药养生宝典

【养生保健】

（一）药食养生

1. 饮食宜忌

（1）平时多食用具有健脾、益肺、补肾、理气、化痰功效的食物，如猪、牛、羊的肺脏及枇杷、橘子、梨、百合、大枣、莲子、杏仁、核桃、蜂蜜等，有助于增强体质，改善症状。

（2）忌食海鲜及油腻之品。

（3）不吃刺激性食物，如辣椒、胡椒、葱、蒜、韭菜等；菜肴调味也不宜过咸、过甜，冷热要适度。

2. 药膳食疗

（1）沃雪汤：山药 45g，牛蒡子 12g，柿霜饼 18g。先煮山药、牛蒡子，取汤，再加入柿霜饼，泡融，早晚分食。适用于饮食懒进、虚热劳嗽，更兼肾不纳气而作喘者。

（2）枇杷叶粥：枇杷叶 10 ～ 15g，粳米 50g，冰糖适量。先将枇杷叶布包后水煎，去渣取浓汁，再加入粳米和水煮粥，粥将成时加入冰糖稍煮，每天早晚用之佐餐。功效：清热化痰，适用于痰热证。

（二）预防调护

1. 一般护理

室内保持空气流通、新鲜；冬季应有取暖设备，避免病人受凉感冒；合理饮食；鼓励病人参加力所能及的体育锻炼。对发热、气促、剧咳者，嘱其适当卧床休息；吸烟病人须戒烟，避免吸入烟尘和有害气体；开展慢性支气管炎缓解期病人的自我教育和管理。

2. 症状的观察和护理

家属应仔细观察病人咳嗽的性质、出现的时间和规律，以及痰液的颜色、性质、气味和量等，并及时告知社区全科医师。对于咳痰不畅的病人，家属应鼓励其咳嗽，护理时可轻轻拍其胸部、背部，使痰液转动，易于排出；鼓励病人多饮温开水，以使痰液稀释；必要时可选用雾化吸入治疗，使气管内的分泌物湿化，易于咳出。家庭简易雾化装置的制备如下：用一个保暖瓶盛满热水，杯口处倒置一漏斗，让蒸汽从漏斗底部的小漏管里逸出，病人徐徐吸入，但要防止烫伤。如发现病人有明显气促、发绀，甚至出现嗜睡症状，应考虑病情有变，要迅速送往医院就诊，或与社区全科医师联系。

3. 预防和行为干预

改善环境卫生，养成良好的生活习惯，合理营养，进行耐寒锻炼。平时可服玉屏风散、黄芪制剂等以增强体质，预防感冒；也可注射流感疫苗，预防感冒。

第二十二章　慢性阻塞性肺疾病

慢性阻塞性肺疾病（COPD）是一种以持续存在的气流受限为特征的肺部疾病，通常呈进行性发展，与气道和肺脏对有害颗粒或气体的慢性异常炎症反应有关。据世界卫生组织统计，2002 年全球约 274 万人死于 COPD，居世界死亡原因第四位；至 2020 年，COPD 已经成为世界第三大死亡原因，位居世界经济负担第五位。2018 年，我国 40 岁以上人群 COPD 患病率为 13.7%，其致残率和致死率也是长年居高不下。

【临床表现】

慢性阻塞性肺疾病是一种可以预防和治疗的常见疾病，其特征是呼吸系统持续存在的气流受限。气流受限常呈进行性发展，伴有有害颗粒或气体导致的气道和肺脏的慢性炎症反应增强。

（一）呼吸困难

轻者仅在体力劳动时发生，呈进行性加重，甚至在日常活动或休息时也出现呼吸困难，并逐渐恶化。

（二）慢性咳嗽

可为间歇性发作。

（三）慢性咳痰

任何类型的慢性咳痰均提示 COPD。

（四）慢性阻塞性肺疾病的合并症与并发症

慢性阻塞性肺疾病常与其他疾病并存，这对 COPD 病情及预后有重要影响。一些合并症可以独立于 COPD 而发生，而另一些合并症则与 COPD 具有相关性，这些合并症的出现亦是导致 COPD 症状加重的危险因素。

1. 心血管系统疾病是慢阻肺患者最常见和最重要的合并症，也是导致 COPD 患者死亡的首要原因。合并心血管病的 COPD 患者，其病死率高于未合并心血管病者。

2. 骨质疏松症是 COPD 的主要合并症，经常被漏诊。研究表明，COPD 的早期即可存在骨质疏松。

3. 肺癌常并发于 COPD 患者，且为轻度 COPD 患者的最常见死因。

4. COPD 患者的鼻部症状或鼻部炎症性疾病，与 COPD 病情加重及恶化存在相关性。

5. COPD 患者常发生急性和慢性下呼吸道感染。

6. COPD 患者常并发肺动脉高压。

7. 慢性阻塞性肺疾病急性加重期（AECOPD）常合并静脉血栓栓塞性疾病。严重 AECOPD 患者出现难治性低氧血症时，应考虑肺栓塞的可能性。

8. 临床上常见合并肺气肿的 COPD 患者同时合并肺纤维化，此类患者肺容积相对正常而弥散能力显著下降，肺动脉高压发生率较高。

9.COPD 患者常见骨骼肌无力，可早于恶病质。研究表明，晚期 COPD 患者的骨骼肌明显萎缩，与呼吸功能、活动耐量、健康状况和死亡率增加相关。系统性炎症是 COPD 患者体重减轻和肌肉萎缩的重要原因。

10. 抑郁也是 COPD 的常见合并症，提示预后不佳。

【中医治疗】

（一）辨证论治

1. 痰浊壅肺

临床表现：胸膺满闷，短气喘息，稍劳即著，咳嗽痰多，色白黏腻或呈泡沫样，畏风易汗，脘痞纳少，倦怠乏力，舌暗，苔浊腻，脉滑。

诊断要点：短气喘息，痰多，苔浊腻，脉滑。

治法：化痰降气，健脾益肺。

方剂：苏子降气汤合三子养亲汤加减。

用药：紫苏子 10g，前胡 10g，半夏 10g，厚朴 10g，陈皮 10g，白术 12g，茯苓 15g，甘草 6g，杏仁 9g，款冬花 10g，葶苈子 9g。

2. 痰热郁肺

临床表现：咳逆胸满，喘息气粗，目胀睛突，痰黄或白，黏稠难咳，或伴身热，微恶寒，有汗不多，口渴欲饮，尿黄，便干，舌边尖红，苔黄或黄腻，脉数或滑数。

诊断要点：喘息气粗，胸满，舌边尖红，苔黄或黄腻，脉数或滑数。

治法：清肺化痰，降逆平喘。

方剂：越婢加半夏汤合桑白皮汤加减。

用药：麻黄 10g，黄芩 10g，石膏 24g，桑白皮 10g，杏仁 10g，半夏 6g，紫苏子 10g。

3. 痰蒙神窍

临床表现：神志恍惚，表情淡漠，谵妄，烦躁不安，撮空理线，嗜睡，昏迷，肢体颤动、抽搐，咳逆喘促，咳痰不爽。

诊断要点：神志恍惚，表情淡漠，咳逆喘促，咳痰不爽。

治法：涤痰、开窍、息风。

方剂：涤痰汤加减。

用药：橘红 10g，半夏 12g，茯苓 10g，甘草 6g，胆南星 12g，枳实 10g，石菖蒲 5g，竹茹 5g，人参 5g，生姜 5 片，大枣 5 枚。

4. 阳虚水泛

临床表现：心悸，喘咳不能平卧，咳痰清稀，面浮，下肢浮肿，甚则一身尽肿，腹部胀满有水，脘痞，纳差，尿少，怕冷，面唇青紫，舌胖质黯，苔白滑，脉沉细。

诊断要点：喘咳不能平卧，咳痰清稀，舌胖质黯，苔白滑，脉沉细。

治法：温肾健脾，化饮利水。

方剂：真武汤合五苓散加减。

用药：制附子（先煎 1 小时）9g，茯苓 9g，白术 6g，生姜 9g，猪苓 10g，泽泻 15g，赤芍 10g。

5. 肺肾气虚

临床表现：呼吸浅短难续，声低气怯，甚则张口抬肩，不能平卧，咳嗽，痰白如沫，咳吐不利，胸闷心悸，形寒汗出，腰膝酸软，小便清长，或尿有余沥，舌淡或黯紫，脉沉细无力，或结、代。

诊断要点：呼吸浅短，痰白如沫，舌淡或黯紫，脉沉细无力。

治法：补肺摄纳，降气平喘。

方剂：平喘固本汤合补肺汤加减。

用药：党参 15g，五味子 6g，核桃仁 12g，沉香 6g，磁石（包煎）20g，紫苏子 10g，款冬花 12g，半夏 12g，橘红 6g，人参 12g，黄芪 30g，五味子 6g，熟地黄 15g，紫菀 15g，桑白皮 15g。

（二）针灸推拿

1. 天灸罐疗法

在胸部对应的脊柱部位及其两侧拔罐，胸部不适加拔局部或者中府穴，也可用随身灸替代天灸罐用于以上部位。另外可用天灸片贴天突、人迎、尺泽、合谷穴（图 22-1）。

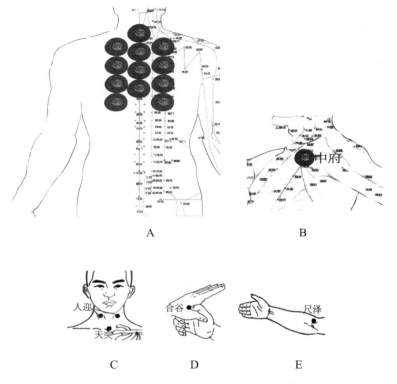

图 22-1　慢性阻塞性肺疾病的天灸罐治疗穴位

2. 原始点疗法

推按上背部之原始痛点，偏寒体质者须用热源温之。

【养生保健】

（一）药食养生

1. 饮食宜忌

（1）饮食应尽量多样化，多吃一些高蛋白、富含维生素、低动物脂肪的食物，如鸡蛋、肉类等；尽量进食清淡、易消化的食物，可以适当吃一些新鲜的蔬菜和水果，比如苹果、

中老年中医药养生宝典

梨、橘子等。

（2）避免进食辛辣、刺激性的食物，如葱、姜、蒜、辣椒等；避免吸烟饮酒；避免摄入高盐、高脂肪的食物；不喝浓茶。

2. 药膳食疗

（1）桑叶杏仁饮：桑叶 10g，杏仁、沙参各 6g，浙贝母 10g，梨皮 15g，冰糖 10g，煎水代茶饮。功效：润肺止咳，滋阴生津，适用于慢性阻塞性肺疾病伴干咳少痰、口干口渴者。

（2）核桃百合粥：核桃仁 20g，百合 10g，粳米 100g，共煮粥，每日早、晚分服。功效：补肾，滋阴，润肺，适用于慢性阻塞性肺疾病伴少气者。

（3）四仁鸡子粥：取白果仁、甜杏仁各 100g，胡桃仁、花生仁各 200g，混合捣碎，每次取 20g，加水一小碗，煮沸片刻，打入鸡蛋一个，加冰糖适量，顿服。功效：止咳平喘，适用于慢性阻塞性肺疾病的辅助治疗。

（4）莱菔子粳米粥：莱菔子粉末 15g，粳米 100g，两味同煮粥，早晚餐温热服之，每日 1 剂，有化痰平喘、行气消食之功。

（5）杏仁猪肺汤：猪肺 1 个，杏仁 10g，生姜 3 片，食盐适量。将杏仁洗净，生姜去皮、切片；从猪肺的喉部灌入清水，待其变白后，用手挤出肺内的脏物，反复多次，冲干净后，再切成块状；猪肺用盐擦洗两遍后氽水，再下锅用慢火烘干，备用。最后将全部材料一同加入汤锅中，加适量清水，煮 1 小时，可根据个人口味加入适量盐调味，有止咳平喘之功。

（二）预防调护

1. 戒烟可在最大程度上影响 COPD 的自然进程

健康保健工作者应鼓励所有患者戒烟。尼古丁替代治疗（尼古丁口香糖、吸入器、鼻腔喷雾器、舌下含片或糖果），以及含有安非他酮或去甲替林的戒烟药，可有效提高戒烟成功率。

2. 预防空气污染

应采取措施以减少或避免在通风不良的住所内为烹调、取暖而燃烧生物燃料。呼吁患者关注空气质量报告，并且根据疾病的严重程度和空气质量的优劣，安排是否出行，避免在室外进行剧烈的运动或停留在空气污染的室内。

3. 进行体育锻炼

所有 COPD 患者均可从规律的体育活动中获益，应鼓励患者适当参加体育锻炼。

第二十三章　颈椎病

颈椎病是颈椎间盘退行性改变及椎间结构继发性改变，刺激和压迫神经根、脊髓、椎动脉、交感神经等组织，出现相应的症状和体征的一种脊柱病症。临床上以颈肩臂痛、上肢无力、麻木，颈部活动受限为主，有的还伴有头痛、头晕、耳鸣、视物不清等症状。

本病好发于中老年人，属中医"项痹""颈部伤筋"范畴。中医认为，由于风、寒、湿等邪气痹阻项部经络，影响气血运行，从而引起颈项部僵硬疼痛，上肢疼痛、重着、麻木等症状。

【临床表现】

（一）颈型颈椎病

1. 颈项僵直、疼痛，可整个肩背疼痛发僵。不能做点头、仰头及转头动作，呈斜颈姿势。需要转颈时，躯干必须同时转动。也可出现头晕症状。

2. 少数患者可出现放射性肩、臂、手疼痛或胀麻，咳嗽或打喷嚏时症状不加重。

3. 临床检查：急性期颈椎活动绝对受限，颈椎各方向活动范围近于零度。颈椎旁肌、胸 1～胸 7 椎旁或斜方肌、胸锁乳突肌有压痛，冈上肌、冈下肌也可有压痛。如有继发性前斜角肌痉挛，可在胸锁乳突肌内侧，相当于颈3～颈6横突水平，扪到痉挛的肌肉，稍用力压迫，即可出现肩、臂、手放射性疼痛。

（二）神经根型颈椎病

1. 颈痛和颈部发僵常常是最早出现的症状，有些患者还有肩部及肩胛骨内侧缘疼痛。

2. 上肢放射性疼痛或麻木。这种疼痛和麻木沿着受累神经根的走行和支配区放射，具有特征性，因此称为根性臂丛神经痛。疼痛或麻木可以呈发作性，也可以呈持续性。症状的出现与缓解有时和患者颈部的位置及姿势有明显关系。颈部活动、咳嗽、喷嚏、用力及深呼吸等，都可以造成症状的加重。

3. 患侧上肢感觉沉重，握力减退，有时出现持物坠落。可有血管运动神经的症状，如手部肿胀等。晚期可以出现肌肉萎缩。

4. 临床检查：颈部僵直、活动受限。患侧颈部肌肉紧张，棘突、棘突旁、肩胛骨内侧缘以及受累神经根所支配的肌肉有压痛。椎间孔部位出现压痛并伴上肢放射性疼痛或麻木，或者使原有症状加重，具有定位意义。椎间孔挤压试验阳性，臂丛神经牵拉试验阳性。仔细、全面的神经系统检查有助于定位诊断。

（三）脊髓型颈椎病

1. 多数患者首先出现一侧或双侧下肢麻木、沉重感，随后逐渐出现行走困难，下肢各组肌肉发紧，抬腿慢，不能快走。继而出现上下楼梯时需要借助上肢拉着扶手才能登上台阶，严重者步态不稳、行走困难，双脚有踩棉感。有些患者起病隐匿，往往是在自己想追赶即将驶离的公共汽车时，却突然发现双腿不能快走。

2. 出现一侧或双侧上肢麻木、疼痛，双手无力、不灵活，写字、系扣、持筷等精细动作难以完成，持物易落。严重者甚至不能自己进食。

3. 躯干部出现感觉异常。患者常感觉在胸部、腹部或双下肢有如皮带样的捆绑感，称为"束带感"，同时下肢可有烧灼感或冰凉感。

4. 部分患者出现膀胱和直肠功能障碍，如排尿无力、尿频、尿急、尿不尽、尿失禁或尿潴留等排尿障碍，大便秘结，性功能减退。病情进一步发展，患者须拄拐或借助他人搀扶才能行走，直至出现双下肢呈痉挛性瘫痪，卧床不起，生活不能自理。

5. 临床检查：颈部多无体征。上肢或躯干部出现节段性分布的浅感觉障碍区，深感觉多正常；肌力下降，双手握力下降；四肢肌张力增高，可有折刀感；腱反射活跃或亢进，包括肱二头肌、肱三头肌、桡骨膜、膝腱、跟腱反射，髌阵挛和踝阵挛阳性；病理反射阳性，如上肢的霍夫曼（Hoffmann）征、罗索里摩（Rossolimo）征、下肢的巴宾斯基（Barbinski）征、查多克（Chacdack）征。浅反射如腹壁反射、提睾反射减弱或消失。如果上肢腱反射减弱或消失，提示病损在该神经节段水平。

（四）交感型颈椎病

1. 头部症状：如眩晕、头痛或偏头痛、头沉、枕部痛、睡眠欠佳、记忆力减退、注意力不易集中等。偶有因头晕而跌倒者。

2. 眼耳鼻喉部症状：眼胀、眼干涩或多泪、视力变化、视物不清、眼前有雾感等；耳鸣、耳朵闷堵、听力下降等；鼻塞、打喷嚏、咽部异物感、口干、声带疲劳等；味觉改变等。

3. 胃肠道症状：恶心甚至呕吐、腹胀、腹泻、消化不良、嗳气等。

4. 心血管症状：心悸、胸闷、心率变化、心律失常、血压变化等。

5. 面部或某一肢体多汗、无汗、畏寒或发热，有时感觉疼痛、麻木，但是又不按神经节段或走行分布。以上症状往往与颈部活动有明显关系，坐位或站立时加重，卧位时减轻或消失。颈部活动过多、长时间低头、在电脑前工作时间过长或劳累时明显，休息后好转。

6. 临床检查：颈部活动多正常，颈椎棘突间或椎旁小关节周围的软组织压痛。有时可伴有心率、心律、血压等的变化。

（五）椎动脉型颈椎病

1. 发作性眩晕，复视伴有眼震。有时伴有恶心、呕吐、耳鸣或听力下降。这些症状与颈部位置改变有关。

2. 下肢突然无力而跌倒，但是意识清醒，多在头颈处于某一位置时发生。

3. 偶有肢体麻木，感觉异常。可出现一过性瘫痪、发作性昏迷。

【中医治疗】

（一）辨证论治

1. 风寒湿证

临床表现：颈、肩、上肢串痛麻木，以痛为主，头有沉重感，颈部僵硬，活动不利，畏风寒，舌淡红，苔白腻，脉弦紧。

诊断要点：颈、肩、上肢串痛麻木，以痛为主，头有沉重感，脉弦紧。

治法：散寒除湿，舒经活络。

方剂：蠲痹汤加减。

用药：羌活 10g，独活 10g，桂枝 10g，当归 10g，川芎 10g，炙甘草 6g，海风藤 20g，桑枝 20g，乳香 10g，木香 10g。

2. 气滞血瘀

临床表现：颈肩部及上肢刺痛，痛处固定，伴有肢体麻木，舌质暗，脉弦。

诊断要点：颈肩部及上肢刺痛，痛处固定，舌质暗，脉弦。

治法：行气活血，通络止痛。

方剂：桃红四物汤加减。

用药：桃仁 10g，红花 10g，当归 10g，川芎 10g，赤芍 10g，生地黄 10g，熟地黄 10g，桑枝 20g。

可选用血府逐瘀口服液。

3. 痰湿阻络

临床表现：头晕目眩，头重如裹，四肢麻木不仁，舌暗红，苔厚腻，脉弦滑。

诊断要点：头晕目眩，头重如裹，苔厚腻，脉弦滑。

治法：化痰开窍，祛湿通络。

方剂：半夏白术天麻汤加减。

用药：半夏 10g，白术 10g，天麻 10g，陈皮 10g，伸筋草 30g，茯苓 10g，蔓荆子 10g，甘草 10g，生姜 15g，大枣 10g。

4. 肝肾不足

临床表现：眩晕头痛，耳鸣耳聋，失眠多梦，肢体麻木，面红目赤，舌红少津，脉弦。

诊断要点：眩晕头痛，耳鸣耳聋，面红目赤，舌红少津，脉弦。

治法：滋补肝肾，通络活络。

方剂：独活寄生汤加减

用药：羌活 10g，桑寄生 15g，杜仲 15g，牛膝 15g，细辛 3g，茯苓 10g，桂枝 5g，防风 10g，川芎 10g，人参 10g，当归 10g，白芍 10g，生地黄 10g，甘草 5g。

5. 气血亏虚

临床表现：头痛目眩，面色苍白，心悸气短，四肢麻木，倦怠乏力，舌淡苔少，脉细弱。

诊断要点：头痛目眩，面色苍白，倦怠乏力，舌淡苔少，脉细弱。

治法：补气养血、舒经活络。

方剂：八珍汤加减。

用药：人参 10g，茯苓 15g，白术 15g，川芎 10g，当归 10g，白芍 10g，熟地黄 10g，甘草 5g，威灵仙 15g，鸡血藤 20g，木瓜 15g，葛根 30g。

（二）针灸推拿

1. 天灸罐疗法

颈椎病在颈椎处拔 1～2 个罐，也可用随身灸替代天灸罐用于以上部位。另可加拔肩背及上肢不适的部位（图 23-1）。

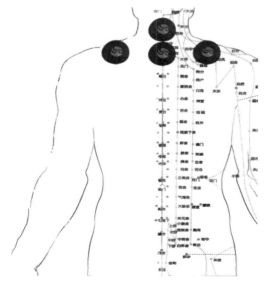

图 23-1　颈椎病的天灸罐治疗穴位

2. 原始点疗法

推按头部、颈椎部、上背部、肩部、肘部及手背部之原始痛点。

【养生保健】

（一）药食养生

1. 饮食宜忌

（1）饮食宜具有高营养、高纤维，清淡可口，易于消化。可食用豆制品，如大豆、豆腐；动物肉类，如猪、牛、鸡、鸭等，以及新鲜的蔬菜水果。

（2）风寒湿痹患者，应进食温热性食物，适当饮用药酒，忌食生冷；热痹患者，宜食清淡之品，忌食辛辣、肥甘、醇酒等食物，鼓励多饮水。

2. 药膳宜忌

（1）川芎白芷炖鱼头：川芎15g，白芷15g，鳙鱼头1个，生姜、葱、盐、料酒各适量。将川芎、白芷分别切片，与洗净的鳙鱼头一起放入锅内，加生姜、葱、盐、料酒、水适量，先用武火烧沸后，改用文火炖熟。用法：佐餐食用，每日1次。功效：祛风散寒，活血通络，适用于血瘀型颈椎病。

（2）葛根煲猪脊骨：葛根30g，猪脊骨500g。制法：葛根去皮切片，猪脊骨切段，共放锅内，加清水适量，煲汤。用法：饮汤食肉，常用有效。功效：益气养阴，舒筋活络，适用于神经根型颈椎病。

（3）桑枝煲鸡：老桑枝60g，母鸡1只（约1000g），食盐少许。将鸡洗净，切块，与老桑枝同放锅内，加适量水煲汤，调味。用法：饮汤食鸡肉。功效：补肾精，通经络，适用于神经根型颈椎病。

（4）天麻炖鱼头：天麻 10g，鲜鳙鱼头 1 个，生姜 3 片。制法：将天麻、鳙鱼头、生姜放炖盅内，加清水适量，隔水炖熟，调味即可。用法：佐餐食用，隔日 1 次，可常食。功效：补益肝肾，祛风通络，适用于颈动脉型颈椎病。

（二）预防调护

1. 一般护理

对急性发作期的患者，观察其颈项部僵硬、疼痛程度，以及麻木、感觉异常等情况。颈、肩、背疼痛及头痛、头晕时，应适当卧硬板床休息。运动功能受限、病情较重者，应去枕平卧休息，避免长时间低头。

2. 给药护理

用药期间忌生冷食物，同时避风寒，以免加重病情。风寒湿痹者，中药汤剂宜热服；热痹者，汤剂宜偏凉服。

3. 情志护理

要关心患者，给予心理安慰，减轻其痛苦，使其积极配合治疗与护理。

4. 健康指导

本病易复发，注意防风寒、防潮湿，避免居暑湿之地。加强护理及体育锻炼，增强体质。身体不适时当及时就诊。

第二十四章　腰椎间盘突出症

　　腰椎间盘突出症是因腰椎间盘劳损变性，纤维环破裂，髓核组织突出，压迫和刺激神经根、马尾神经所引起的一种综合征，是导致腰腿痛最常见的原因之一。腰椎间盘突出症好发于 20 ～ 50 岁的体力劳动者，男性多于女性。由于下腰部负重大、活动多，所以好发部位为 L4 ～ 5，L5 ～ S1，临床上发生于这两个部位的占 90% 以上。随着年龄的增大，L3 ～ 4、L2 ～ 3 发生椎间盘突出的危险性增加。

　　腰椎间盘突出症发病的基础是椎间盘的退行性变，腰部外伤或者工作、生活中反复发生的轻微损伤，导致髓核突出，造成相邻组织受压，从而产生各种相应的症状。职业、体育运动、遗传等因素与腰椎间盘突出症的发生相关，肥胖、吸烟等是促发因素。

　　临床上根据髓核突出的位置、程度、方向，髓核退变程度与神经根的关系，以及不同的影像学检查结果，有多种分型方法。目前病理上常将其分为退变型、膨出型、突出型、脱出后纵韧带下型、脱出后纵韧带后型和游离型。前三型为未破裂型，约占 73%，后三型为破裂型，约占 27%。前四个类型施以推拿等非手术治疗，可取得满意疗效。正确判断分型并采用相应的治疗手段，能提高治疗效果，防止发生意外损伤。对于有严重的马尾神经压迫症状，如鞍区麻痹，二便困难，或足下垂的患者，不能进行推拿治疗。

【临床表现】

（一）疼痛

大多数患者有腰痛，且为首发症状。当神经根受到刺激时，疼痛放射至下肢，引起坐骨神经痛。典型的坐骨神经痛表现为从腰骶部向臀部、大腿后外侧、小腿外侧至足部放射，呈放射性疼痛。在腹压增加时疼痛加重。高位腰椎间盘突出的主要表现为股神经的损害。

（二）感觉异常

感觉异常是突出的椎间盘机械性压迫神经根的本体感觉和触觉纤维引起的。少数患者自觉下肢发凉、无汗。

（三）肌无力、肌萎缩

多为患侧下肢肌力降低，较重者可伴有下肢肌肉萎缩，以拇趾背伸肌力减弱多见。

（四）马尾综合征

椎间盘向后正中突出或髓核脱出时，可压迫马尾神经，患者可出现会阴部麻木、刺痛，大小便功能障碍，阴茎勃起障碍，足下垂，双侧坐骨神经疼痛等症状。

（五）活动受限

腰椎活动受限，腰椎侧凸。

（六）跛行

当一侧下肢出现疼痛时，常呈现出此种减痛步态，以缩短患肢支撑相时间，避免足跟着地产生震动疼痛、坐骨神经牵拉。

（七）压痛

检查发现椎间隙、椎旁压痛，受累神经分支或神经干也可出现压痛。

（八）直腿抬高试验及加强试验

直腿抬高试验及加强试验对腰椎间盘突出症的敏感性较高。股神经牵拉试验的意义同直腿抬高试验，用于 L2 ～ 3、L3 ～ 4 间盘突出的检查。

【中医治疗】

（一）辨证论治

1. 气滞血瘀

临床表现：腰部有劳损或陈旧外伤，腰痛在劳累后加重，腰部强直酸痛，痛有定处，转侧俯仰不利，腰部两侧肌肉触之有僵硬感，或腘窝中常见脉络青紫，舌暗红，或有瘀斑，舌底脉络青紫，脉弦。

诊断要点：腰部强直酸痛，痛有定处，舌暗红，或有瘀斑，舌底脉络青紫，脉弦。

治法：活血化瘀，通络止痛。

方剂：身痛逐瘀汤加减。

用药：当归 10g，牛膝 15g，地龙 10g，香附 10g，川芎 10g，桃仁 10g，红花 10g，秦艽 10g，独活 10g，五灵脂（包煎）10g，没药 10g。

可配用血府逐瘀口服液。

2. 肝肾亏虚

临床表现：起病较缓，腰部隐隐酸痛，绵绵不已，喜按喜揉，神疲乏力，舌淡，苔薄白，脉弦细或弦缓。

诊断要点：腰部隐隐酸痛，神疲乏力，脉弦细或弦缓。

治法：补益肝肾，疏经通络。

方剂：独活寄生汤加减。

用药：独活 10g，秦芄 10g，桑寄生 15g，牛膝 15g，防风 10g，杜仲 15g，细辛 3g，川芎 10g，当归 10g，白芍 15g，肉桂（后下）5g，干地黄 15g，茯苓 10g，人参 10g。

3. 寒湿凝滞

临床表现：腰部冷痛、重着、酸麻，或拘挛不可俯仰，或痛连下肢，患部恶凉，每因阴雨寒冷加重，得热则缓，舌淡，苔薄白或白滑，脉弦滑或弦紧。

诊断要点：腰部冷痛、重着、酸麻，每因阴雨寒冷加重，得热则缓。

治法：散寒祛湿，温经通络。

方剂：甘姜苓术汤加减。

用药：干姜 10g，茯苓 10g，白术 15g，甘草 10g，独活 10g，牛膝 15g，薏苡仁 15g，苍术 15g。

可配用理中丸。

4. 湿热蕴结

临床表现：腰部弛痛，痛处伴有热感，每遇热天或雨天腰痛加重，遇冷痛减，兼有口渴不欲饮，口苦烦热，小便短赤，舌质红，苔黄腻。

诊断要点：腰部弛痛，痛处伴有热感，口苦烦热，小便短赤，舌质红，苔黄腻。

治法：清热利湿，疏经通络。

方剂：加味四妙散。

用药：黄柏10g，苍术15g，防己10g，当归10g，牛膝15g，木瓜15g，秦艽15g，萆薢10g，薏苡仁20g。

可配用二妙丸。

（二）针灸推拿

1.天灸罐疗法

在腰椎正中及其两侧拔罐，另可加拔臀部及下肢不适部位，也可用随身灸替代天灸罐用于以上部位（图24-1）。

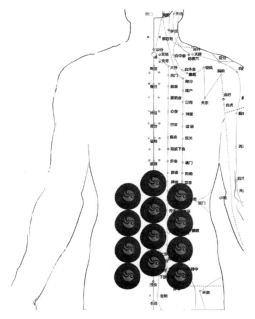

图24-1　腰椎病的天灸罐治疗穴位

中老年中医药养生宝典

2. 原始点疗法

推按下背部、荐骶椎部、臀部、踝部及足背部之原始痛点，偏寒体质者须用热源温之。

（三）其他中药治疗

1. 穴位注射

当归注射液、正清风痛宁注射液等中成药在痛点进行穴位注射，以活血化瘀、消炎镇痛。

2. 中成药口服

选用正清风痛宁片、舒筋壮骨胶囊、伤痛舒胶囊、追风透骨胶囊、壮骨关节丸、补肾健腰丸等。

【养生保健】

（一）药食养生

1. 饮食宜忌

（1）宜多吃一些钙含量高的食物，如豆类食品、虾、鱼、酸奶等，以及一些富含维生素 B 的食物，比如粗米、大豆、花生米等。

（2）腰椎间盘突出症患者的饮食摄入量要少，尽量少吃含糖量高及含脂肪量较高的食物。

2. 药膳食疗

（1）芝麻粥：芝麻 15g，大米 100g。把芝麻用清水洗干净，稍微炒黄一点后，研磨成泥，然后与大米一起煮成粥，每天一剂，当早餐吃。功效：补肾养血，此方适用于腰椎间盘突出症兼有腰膝软弱者。

（2）海带荔枝粥：海带 25g，荔枝 15g，小茴香 15g，与水一起煮成粥，每天吃一次。功效：行气止痛、散寒，适用于腰椎间盘突出症兼有怕冷者。

（3）腰花粥：猪腰子一副，粳米100g，葱白、味精、姜、盐、黄酒各适量。猪腰子洗净，去筋膜，切成小块，入沸水中略烫备用。粳米洗净，加水适量，小火熬成粥，加入腰花及上述佐料，煮沸后食用。功效：补肾强腰膝，此方适用于腰椎间盘突出症兼有腰膝软弱、步履艰难的患者。

（4）三七地黄瘦肉汤：三七12g，生地黄30g，大枣4枚，瘦猪肉300g，与水一同用大火煮沸后，再用小火煮上1个小时，将肉煮烂，再加一点盐，每天吃一剂。功效：补肾活血通络，适用于肾虚血瘀引起的腰椎间盘突出症患者。

（5）杜仲羊肾：杜仲50g，羊肾4个。羊肾去筋膜，切开洗净，将杜仲焙研细末，放入羊肾内，外用荷叶包住，再包2～3层湿纸，慢火煨熟，用少许白酒佐食。功效：补肾阳，疏通经络，适用于腰椎间盘突出症兼有腰膝软弱、步履艰难者。

（6）黑豆核桃猪肾汤：黑豆90g，核桃仁60g，猪肾1副，共煮熟后食用，有益肾填精、滋养腰椎间盘的作用。

（二）预防调护

1. 生活调护

卧硬板床，多休息，起床后围宽腰带护腰。

2. 功能锻炼方法

通过功能锻炼，可以增强腰背肌力量，矫正腰部不良姿态，增加腰椎的稳定性。具体的锻炼方法有仰卧位拱桥式背伸肌锻炼（三点式、五点式）、飞燕点水式背伸肌锻炼等。

3. 功能锻炼时间

每天进行两次功能锻炼，每次 30 分钟。

第二十五章　骨质疏松症

骨质疏松症是由于骨密度和骨质量下降，骨微结构破坏，导致骨脆性增加，以容易发生骨折为特征的全身性骨病。

骨质疏松症分为原发性和继发性两大类。原发性骨质疏松症又分为绝经后骨质疏松症（Ⅰ型）、老年性骨质疏松症（Ⅱ型）和特发性骨质疏松症（包括青少年型）三种。绝经后骨质疏松症一般发生在妇女绝经后 5 ～ 10 年内；老年性骨质疏松症一般指老年人 70 岁以后发生的骨质疏松；而特发性骨质疏松症主要见于青少年，病因尚不明。

骨质疏松症是一个世界范围内越来越引起人们重视的健康问题，其发病率已跃居常见病、多发病的第七位。特别需要强调的是，目前医学上还没有安全有效的帮助已经疏松的骨骼恢复原状的方法。因此，正确认识骨质疏松，并且进行早期预防就显得尤为重要。

【临床表现】

（一）腰背酸痛

初期，骨质疏松症患者在活动时才出现腰背痛。以后，逐渐发展为持续性疼痛，有时可伴有四肢放射性疼痛和麻木感。

（二）身材缩短

驼背，身材缩短，坐高与身高的比例缩小，是骨质疏松症的特点之一。

（三）骨折

骨折是骨质疏松症的主要不良后果。

【中医治疗】

（一）辨证论治

1. 阳虚湿阻

临床表现：腰部冷痛重着，转侧不利，虽静卧亦不减，或反加重，遇寒冷及阴雨天疼痛加剧，舌淡，苔白腻，脉沉而迟缓。

诊断要点：腰部冷痛重着，遇寒冷及阴雨天疼痛加剧，舌淡，苔白腻，脉沉而迟缓。

治法：散寒祛湿，温通经络。

方剂：肾着汤（甘姜苓术汤）加减。

用药：干姜 6g，甘草 6g，茯苓 12g，牛膝 15g，苍术 12g，淫羊藿 15g。

2. 气滞血瘀

临床表现：骨节疼痛，痛有定处，痛处拒按，筋肉挛缩，骨折，多有久病或外伤史，舌质紫黯，有瘀点或瘀斑，脉涩。

诊断要点：骨节疼痛，痛有定处，痛处拒按，舌质紫黯，有瘀点或瘀斑，脉涩。

治法：理气活血，化瘀止疼。

方剂：身痛逐瘀汤加减。

用药：秦艽 9g，羌活 12g，香附 9g，川芎 15g，桃仁 9g，没药 9g，牛膝 12g，地龙 6g，甘草 6g。

3. 脾气虚弱

临床表现：腰背酸痛，肢体倦怠无力，消瘦，少气懒言，纳少，大便溏薄，舌淡苔白，脉缓弱无力。

诊断要点：腰背酸痛，肢体倦怠无力，舌淡苔白，脉缓弱无力。

治法：健脾益气壮骨。

方剂：参苓白术散加减。

用药：人参 10g，茯苓 15g，白术 10g，山药 15g，陈皮 10g，薏苡仁 15g，莲子 15g，砂仁（后下）3g，桔梗 6g，甘草 5g。

4. 肝肾阴虚

临床表现：腰膝酸痛，膝软无力，驼背弯腰，患部痿软微热，形体消瘦，眩晕耳鸣，或五心烦热，失眠多梦，男子遗精，女子经少经闭，舌红少津，少苔，脉沉细数。

诊断要点：腰膝酸痛，膝软无力，舌红少津，少苔，脉沉细数。

治法：滋补肝肾，养阴填精。

方剂：左归丸（改为汤剂）加减。

用药：熟地黄 20g，山药 15g，山茱萸 12g，枸杞子 12g，牛膝 15g，茯苓 12g，鹿角胶（烊化）12g，龟甲胶（烊化）12g，菟丝子 12g。

5. 肾阳虚衰

临床表现：腰背冷痛，酸软无力，甚则驼背弯腰，活动受限，畏寒喜暖，遇冷加重，尤以下肢为甚，小便频多，或大便久泻不止，或浮肿，腰以下为甚，按之凹陷不起，舌淡苔白，脉沉细或弦。

诊断要点：腰背冷痛，畏寒喜暖，遇冷加重。舌淡苔白，脉沉细或弦。

治法：补肾温阳，强身健骨。

方剂：右归丸（改为汤剂）加减。

用药：熟地黄20g，制附子（先煎）9g，肉桂（后下）6g，山药12g，山茱萸12g，枸杞子12g，杜仲12g，菟丝子12g，鹿角胶（烊化）12g，补骨脂20g。

6. 肾精不足

临床表现：腰部酸楚隐痛，筋骨痿软无力，动作迟缓，早衰，发脱齿摇，耳鸣健忘，男子精少，女子经闭，舌淡红，脉细弱。

诊断要点：腰部酸楚隐痛，筋骨痿软无力，发脱齿摇，舌淡红，脉细弱。

治法：滋肾填精，养髓壮骨。

方剂：河车大造丸（改为汤剂）加减。

用药：紫河车粉（冲服）3g，熟地黄15g，杜仲12g，天冬12g，龟甲（先煎）15g，黄柏9g，怀牛膝12g。

7. 气血两虚

临床表现：腰脊酸痛，肢体麻木软弱，患部肿胀，神疲乏力，面白无华，食少便溏，舌淡苔白，脉细弱无力。

诊断要点：腰脊酸痛，肢体麻木软弱，神疲乏力，舌淡苔白，脉细弱无力。

治法：气血双补，养髓壮骨。

方剂：八珍汤加减。

用药：人参 9g，白术 12g，茯苓 12g，川芎 15g，当归 15g，白芍 15g，熟地黄 15g，炙甘草 6g。

（二）针灸推拿

1. 天灸罐疗法

采用全身保健或者全身保健加强型拔罐，以及不适部位拔罐，也可用随身灸替代天灸罐用于以上部位（图 25-1）。

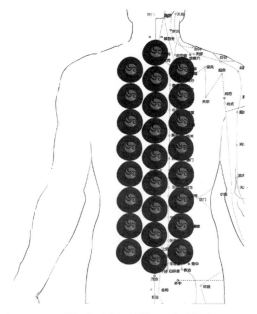

图 25-1　骨质疏松症的天灸罐治疗穴位

中老年中医药养生宝典

2. 原始点疗法

推按脊柱棘突旁两侧之原始痛点，偏寒体质者须用热源温之。

【养生保健】

（一）药食养生

1. 饮食宜忌

（1）平时要加强营养，多食用含钙、磷高的食物，如鱼、虾、虾皮、海带、牛奶（每250mL含钙300mg）、乳制品、骨头汤、鸡蛋、豆类、精杂粮、芝麻、瓜子、绿叶蔬菜等，还要补充蛋白质，如豆浆、核桃、蘑菇等。

（2）不吸烟，不饮酒，少喝咖啡、浓茶及碳酸饮料，少吃糖及食盐，动物蛋白也不宜过多摄入，忌食辛辣、刺激性食物等。

2. 药膳食疗

（1）何首乌粥：制何首乌30g，粳米100g，大枣3枚，冰糖适量。将何首乌放入锅内，加水适量，煎取浓汁，去渣备用。再将粳米、大枣、冰糖放入首乌汁中，加水适量，煎煮成粥食用。功效：补肾填精，适用于肾虚型骨质疏松症。

（2）枸杞子羊肾粥：枸杞子30g，羊肾1只，肉苁蓉15g，粳米60g，食盐适量。将羊肾剖开，去掉内部筋膜，切碎，同枸杞子、粳米、肉苁蓉一同放入锅内，加水适量，文火煎煮至粥熟，食盐调味，温食。功效：补益肝肾，适用于肝肾阴虚型骨质疏松症。

（3）参枣骨脂汤：党参20g，大枣20枚，补骨脂15g，加水适量，煎煮两次，去药渣，食枣喝汤。功效：益气、补肾，适用于脾肾阳虚型骨质疏松症。

（二）预防调护

骨质疏松症给患者的生活带来了极大不便和痛苦，且治疗收效很慢。一旦发生骨折，又可危及生命。因此，要特别强调落实三级预防。

1. 一级预防

应从儿童、青少年做起，坚持科学的生活方式，如坚持体育锻炼，多接受日光浴，尽量避开危险因素等。提倡女性晚婚、少育，哺乳期不宜过长，尽可能保存体内的钙质，丰富钙库，将峰值骨量提高到最大值，这是预防中老年阶段发生骨质疏松症的重要措施。对有遗传因素的高危人群，应重点随访，早期防治。

2. 二级预防

人到中年，尤其是妇女绝经后，骨量减少逐年加快。此阶段应每年进行一次骨密度检查，对骨量快速减少的人群，应及早采取防治措施。近年来欧美各国多数学者主张，在妇女绝经后 3 年内，即开始进行长期雌激素替代治疗，同时坚持长期预防性补钙或用固体骨肽制剂——骨肽片进行预防，以安全、有效地预防骨质疏松症。日本学者则多主张使用活性维生素 D 及钙预防骨质疏松症。

还应注意积极治疗与骨质疏松症有关的疾病，如糖尿病、类风湿性关节炎、脂肪泻、慢性肾炎、甲状旁腺功能亢进症 / 甲状腺功能亢进症、转移性骨肿瘤、慢性肝炎、肝硬化等。

3.三级预防

对退行性骨质疏松症患者，应积极进行抑制骨吸收、促进骨形成的药物治疗（如活性维生素 D、骨肽片等），还应加强防摔、防碰、防绊、防颠等措施。

对中老年骨折患者，应积极手术，实行坚强内固定，鼓励早期活动，进行体疗、理疗、心理治疗、营养、补钙、止痛、提高免疫功能及整体素质等综合治疗，促进骨生长，抑制骨丢失。

退行性骨质疏松症符合骨骼发育、成长、衰老的基本规律，但受着激素水平、营养状态、物理因素（日照与体重）、免疫状况（体质与疾病）、遗传基因、生活方式（是否吸烟、饮酒、喝咖啡，运动以及饮食习惯，精神情绪等）、经济文化水平、医疗保障等八个方面的影响。若能及早增强自我保健意识，提高自我保健水平，积极进行科学干预，退行性骨质疏松症是可能延缓和预防的，这将对提高我国亿万中老年人的生活质量具有重要的现实意义。

第二十六章　围绝经期综合征

围绝经期综合征，在中医学称为"经断前后诸证"，多因妇女将届经断之年，先天肾气渐衰，任脉虚，太冲脉衰，天癸将竭，导致机体阴阳失调而出现一系列脏腑功能紊乱的证候。若肾阴不足，阳失潜藏，可见月经不调，颜面潮红，烦躁易怒或忧郁，头晕耳鸣，口干便燥等症，为肾阴虚证；若肾阳虚衰，经脉失于温养，可见月经不调，面白神疲，畏寒肢冷，腰脊酸痛，阴部重坠，纳呆便溏等症，为肾阳虚证；若月经不调，兼见颧红面赤，虚烦少寐，潮热盗汗，腰膝酸软，头晕心悸、血压升高等，为肾阴阳俱虚证；此外，尚有心肾两虚证。

中医认为，围绝经期综合征是由肾气不足，天癸衰少，以至阴阳平衡失调所造成。因此，在治疗时以补肾气、调整阴阳为主。具体用药时要注意，清热不宜过于苦寒，祛寒不宜过于辛热，更不要随便使用攻伐之药。

【临床表现】

围绝经期综合征最典型的症状是潮热、潮红，大多数妇女可出现轻重不等的症状，多发生于 45 ～ 55 岁。有的人在绝经过渡期已开始出现相关症状，并一直持续到绝经后 2 ～ 3

年；少数人可持续到绝经后 5～10 年，症状才有所减轻或完全消失。人工绝经者往往在手术后 2 周即可出现围绝经期综合征，在术后 2 个月达到高峰，可持续 2 年之久。

（一）月经改变

月经周期改变是围绝经期出现最早的临床症状，分为 3 种类型：

1. 月经周期延长，经量减少，最后绝经。

2. 月经周期不规则，经期延长，经量增多，甚至大出血或出血淋漓不断，然后逐渐减少而停止。

3. 月经突然停止后就不再行经，此种情况比较少见。

妇女绝经后，由于卵巢无排卵，雌激素水平波动，易发生子宫内膜癌。因此，如果出现阴道不规则出血，应行诊断性刮宫，排除恶性病变。

（二）血管舒缩症状

临床表现为潮热、出汗，是血管舒缩功能不稳定的表现，也是围绝经期综合征最突出的症状。潮热起自前胸，涌向头颈部，然后波及全身，少数妇女仅局限在头、颈和乳房。在潮红的区域，患者先感到灼热，紧接着暴发性出汗。这个过程持续数秒至数分钟不等，发作频率在每天数次至 30～50 次，夜间或应激状态下易促发。此种血管功能不稳定可历时 1 年，有的长达 5 年或更久。

【中医治疗】

（一）辨证论治

1. 肝肾阴虚

临床表现：头晕耳鸣，心烦易怒，阵阵烘热，汗出，兼有心悸少寐，健忘，五心烦热，腰膝酸软，月经周期紊乱，经量或多或少，或淋漓不断，色鲜红，舌红苔少，脉弦细数。

诊断要点：头晕耳鸣，五心烦热，腰膝酸软，月经周期紊乱，舌红苔少，脉弦细数。

治法：滋补肝肾，育阴潜阳。

方剂：一贯煎合六味地黄汤加味。

用药：生地黄、山药、枸杞子、女贞子、山茱萸、白芍、制何首乌各15g，牡丹皮、茯苓、泽泻各10g，生龙骨（先煎）、生牡蛎（先煎）各30g。

可选用杞菊地黄丸。

2. 心肾不交

临床表现：心悸怔忡，虚烦不寐，健忘多梦，恐怖易惊，咽干，潮热盗汗，腰酸腿软，小便短赤，舌红苔少，脉细数而弱。

诊断要点：心悸，腰酸腿软，小便短赤，舌红苔少，脉细数而弱。

治法：滋阴降火，交通心肾。

方剂：黄连阿胶汤加减。

用药：黄连、黄芩、甘草各6g，白芍、酸枣仁各15g，阿胶（烊化）、百合、知母各10g，鸡子黄2枚。

3. 肝气郁结

临床表现：情志抑郁，胁痛，乳房胀痛或周身刺痛，口干口苦，喜叹息，月经或前或后，经行不畅，小腹胀痛，悲伤欲哭，多疑多虑，尿短色赤，大便干结，舌质红，或青紫或有瘀斑，苔黄，脉弦或涩。

诊断要点：情志抑郁，胁痛，喜叹息，经行不畅，脉弦或涩。

治法：疏肝理气，清热养阴。

方剂：丹栀逍遥散加减。

用药：柴胡、白术、茯苓、赤芍、白芍各10g，当归、牡丹皮、郁金各10g，川芎、陈皮、甘草、薄荷（后下）各6g。

可选用加味逍遥丸。

4. 脾肾阳虚

临床表现：月经紊乱，量多色淡，形寒肢冷，倦怠乏力，面色晦暗，面浮肢肿，腰酸膝冷，腹满纳差，大便溏薄。舌质嫩，苔薄白，脉沉弱。

诊断要点：月经紊乱，量多色淡，形寒肢冷，腰酸膝冷，腹满纳差，舌质嫩。

治法：温补脾肾。

方剂：无比山药丸（改为汤剂）加减。

用药：炮附子（先煎1小时）、炮姜各6g，党参、白术、茯苓、猪苓、泽泻各10g，炙甘草6g。

可配用附子理中丸。

5. 肾阴阳俱虚

临床表现：颧红唇赤，虚烦少寐，潮热盗汗，头昏目眩，耳鸣心悸，敏感易怒，形寒肢冷，腰膝酸软，月经闭止，性欲减退，舌质淡，脉沉无力。

诊断要点：颧红唇赤，潮热盗汗，形寒肢冷，腰膝酸软，月经闭止，脉沉无力。

治法：益肾阴，温肾阳，泻虚火，调冲任。

方剂：二仙汤加减。

用药：仙茅、淫羊藿、巴戟天、山药、太子参、女贞子、菟丝子、桑椹各 10g，熟地黄、制何首乌各 15g，知母 10g。

可配用桂附地黄丸。

（二）针灸推拿

1. 天灸罐疗法

在从颈椎到腰骶椎正中部位及脊柱两侧拔罐，加拔肚脐及肚脐上下、左右各 1 个处，也可用随身灸替代天灸罐用于以上部位。另用天灸片贴三阴交穴（图 26-1）。

2. 原始点疗法

推按头部及脊柱棘突旁两侧之原始痛点，偏寒体质者须用热源温之。

【养生保健】

（一）药食养生

1. 饮食宜忌

（1）宜吃一些富含蛋白质的食物，如牛奶、豆浆、蛋类、肉类等。多吃新鲜的水果和蔬菜，如苹果、梨、香蕉、草莓、

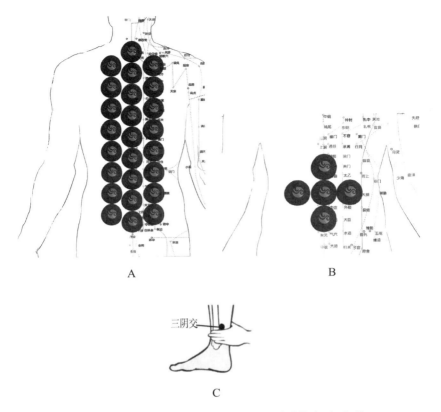

A   B

三阴交

C

图 26-1　围绝经期综合征的天灸罐治疗穴位

猕猴桃、白菜、青菜、油菜、香菇、紫菜、海带等。

（2）避免吃油炸、油腻的食物，如油条、奶油、黄油、巧克力等。因为这些食物有助湿增热的作用，不利于疾病的治疗。

2. 药膳食疗

（1）甘麦饮：小麦 30g，红枣 10 枚，甘草 10g，水煎，每日早晚各服 1 次。功效：养心安神，适用于绝经前后伴有潮热出汗、烦躁心悸、忧郁易怒、面色无华者。

（2）杞枣汤：枸杞子、桑椹、红枣各等份，水煎服，早晚各1次；或用淮山药30g，瘦肉100g炖汤喝，每日1次。功效：补血、安神，适用于围绝经期有头晕目眩、饮食不香、困倦乏力及面色苍白等症状者。

（3）附片鲤鱼汤：制附片15g，鲤鱼1尾（重约500g）。先用清水煎煮附片2小时，将鲤鱼收拾干净，再以药汁煮鲤鱼，食用前加入姜末、葱花、盐、味精等。功效：温阳、利水，适用于围绝经期有头目眩晕，耳鸣腰酸或下肢水肿，喜温恶寒，小腹冷痛及面色无华等症者。

（4）莲子百合粥：莲子、百合、粳米各30g，同煮粥，每日早晚各服1次。功效：养心安神，适用于绝经前后伴有心悸不寐、怔忡健忘、肢体乏力、皮肤粗糙等症状者。

（5）薏苡仁红枣粥：赤小豆、薏苡仁、粳米各30g，红枣10枚，每日熬粥食之，1日3次。功效：利水消肿，适用于围绝经期有肢体水肿、皮肤松弛、关节酸痛等症状者。

（6）枣仁粥：酸枣仁30g，粳米60g。洗净酸枣仁，水煎取汁，与粳米共煮成粥，每日1剂，连服10日为1个疗程。功效：养心安神，适用于围绝经期有精神失常、喜怒无度、面色无华、食欲欠佳等症者。

（二）预防调护

围绝经期是妇女从中年向老年过渡的转折阶段。该阶段可表现出一系列自主神经功能紊乱症状，如情绪波动大、焦虑、多疑、思想不稳，易冲动等，甚至可出现癔症样发作。

本病的主要预防调护措施如下：

1. 正确认识围绝经期的生理特点

应有充分的思想准备，及时发现围绝经期的"信号"，并采取必要的干预措施。此外，还应特别注意月经变化，如果经期延长，经量过多，或停经后又出现阴道不规则出血，或白带增多，应尽快请医生检查，以便及早发现宫颈息肉、宫颈癌等器质性病变。

2. 讲究心理卫生

俗话说"人到中年百事多"，工作的繁忙，家庭的负担，以及孩子的升学、就业和婚姻问题，都会带来许多烦恼。在这种情况下，大脑皮层长期处于紧张状态，就会加重内分泌以及内脏功能的紊乱，使原有的围绝经期症状加重和复杂化。因此，应当努力保持情绪的稳定，陶冶自己的情操，遇事不烦、不急、不怒，切不可焦虑不安。

3. 坚持适当的体育锻炼

中年人，尤其是中年知识分子，往往是脑力劳动过多、体力活动过少。而体育活动能增强体质，使人精神舒畅，是缩短围绝经期、减轻各种不适症状的有效措施。女性在进入中年后，要根据自己的身体条件，选择合适的运动项目进行锻炼，并做到循序渐进、量力而行和持之以恒。

4. 注意个人卫生和生活起居

妇女进入围绝经期后，阴道酸性降低，黏膜变薄，局部抵抗力减弱，容易受到细菌、滴虫和霉菌感染，所以更应注意阴部卫生，保持外阴清洁。饮食起居要有规律，劳逸适度，保持充分的睡眠时间，并要节制性生活，以每周不超过一次为宜。

中老年中医药养生宝典

主要参考书目

1. 王玉川 . 中医养生学 [M]. 上海：上海科学技术出版社，1992.

2. 马烈光，蒋力生 . 中医养生学 [M]. 北京：中国中医药出版社，2016.

3. 骆继军，何秀堂 . 中医学 [M]. 武汉：华中科技大学出版社，2014.

4. 方泓 . 中医饮食养生学 [M]. 北京：中国中医药出版社，2020.

5. 谢梦洲 . 中医药膳学 [M]. 北京：中国中医药出版社，2013.

6. 汪安宁，易志龙 . 针灸学 [M]. 北京：人民卫生出版社，2018.

7. 甄德江 . 针灸推拿学 [M]. 北京：中国中医药出版社，2015.

8. 王琦，靳琦 . 亚健康中医体质辨识与调理 [M]. 北京：中国中医药出版社，2012.

9. 林果为，王吉耀，葛均波 . 实用内科学 [M]. 北京：人民卫生出版社，2017.

10. 吴勉华，王新月 . 中医内科学 [M]. 北京：中国中医药出版社，2012.